河出文庫

快感回路

なぜ気持ちいいのか　なぜやめられないのか

デイヴィッド・J・リンデン
岩坂彰 訳

河出書房新社

目次

プロローグ　9

第1章　快感ボタンを押し続けるネズミ　17

快感（報酬）回路の発見／不道徳な実験／若干の科学的解説／薬物の働き／ドーパミンとパーキンソン病／パーキンソン病患者のギャンブル依存症／動物の快感（報酬）回路／すべては快感回路に還元できるのか

第2章　やめられない薬　41

文化による薬物の好み／ローマ時代のアヘン／一九世紀アイルランドのエーテル／ペルーのアヤワスカ／二〇世紀の処方薬パーティ／酩酊への本能的欲求／向精神薬の分類／向精神薬と脳内の受容体／快感のタイプ

と依存症／依存症の進行／長期増強（ＬＴＰ）の発見／長期増強と依存症の形成／依存症の進行につながる神経化学的変化／依存症の遺伝要因／遺伝がすべてではない／依存症者の責任

第3章　もっと食べたい　93

肥満度を脳に伝えるホルモン／満腹感を脳に伝える仕組み／身体の仕組みはダイエットに抵抗する／摂食行動と快感回路／肥満の遺伝要因／肥満とドーパミンの関係／外食産業の戦略／安全な痩せ薬の開発に向けて／ストレスが引き起こす肥満／ストレスと依存症／薬物依存と過食の共通性

第4章　性的な脳　129

人間は性的に特殊な動物／動物の多様な性行動／恋愛する脳／脳における恋愛と性的興奮の違い／同性愛者と異性愛者の脳／女性の脳と身体反応のズレ／オーガズム時の脳／快感のないオーガズム／薬物とオーガズム／セックス依存症？／セックスに余韻をもたらすオキシトシン／単婚

型と乱婚型のハタネズミ／ハタネズミから人間へ

第5章　ギャンブル依存症　169

ギャンブル依存のリスク要因／不確実性の快感／脳が報酬の価値を調整する／ギャンブル依存症者も快感に鈍感／ゲームが引き出す快感／人間はどんなものでも報酬にできるのか

第6章　悪徳ばかりが快感ではない　199

ランナーズハイ／身体的な痛みと感情的な痛み／痛みと快感回路／瞑想状態の脳／神秘体験／慈善の快感／社会的評価を受ける快感／隣人との比較が快感回路に影響する／情報そのものが快感を導く／快感を変容させる人間の能力

第7章　快感の未来　229

カーツワイルの予測／カーツワイルのシナリオはいつ実現するか／遺伝

子スクリーニングで依存症リスクを予測／快感回路スキャンの応用／対症療法的な薬物治療／これからの依存症薬物治療／電極埋め込み法の限界／ニューロンを操作する光学的技法／もしニューロンの操作が可能になったなら／快感の社会環境

謝辞 258
訳者あとがき 261
文庫版訳者あとがき 265
原注 297

快感回路

なぜ気持ちいいのか　なぜやめられないのか

人間にとって、快感はまっとうに得られるものではない。天から貸し出されるのだ。非常な高利で。

——ジョン・ドライデン『オイディプス』

フィルはたぶん、どこかにトリップしてたんだろう。父親の遺産に満足して。俺にもバルビツールを遺してくれる親戚がいればなと思ったが、俺をそんなに愛してくれていそうな人は一人も考えつかなかった。おじさんなんかいつも、自分の遺産はメールレディに遺すんだとか言ってたし。

——ドナルド・レイ・ポロック『バクティーン』

プロローグ

タイ、バンコク。一九八九年。午後の雨も上がり、いっとき、夕暮れ時の空気からスモッグが消える。明るさの戻った通りを、タイ独特のあの香り、フランジパーヌにかすかに下水の臭いが混じった香りが漂ってくる。

私はタクタク（三輪タクシー）を止めて跳び乗る。年端もいかない運転手が営業用の笑顔で振り返り、男性旅行者向けのありふれた会話を始める。

「で、……女の子、欲しい？」

「いいや」

「そう……」しばし沈黙。やがて眉を上げて「男の子か！」

「違う違う」

もっと長い沈黙。エンジンはアイドリングのままだ。「ニューハーフ？」

「違うよ」そんな相手を欲しがっている印象を与えてしまったという思いにとまどいながら、少し強い調子で否定した。

「安いタバコもあるし……ジョニーウォーカーも……」

「いや、けっこう」

運転手はひるまず、手持ちの次の札を出してきた。低い声で「マリファナだね？」

「いや」

「コカイン？」

「いや」

「ヤ・バー（覚醒剤）？」

「違う」

ささやくように「ヘロインとか？」

「いいや」

運転手の声は普通に戻った。「闘鶏があるよ。ギャンブルだ」

「興味ない」

少し苛ついてきたようだ。「じゃあ、お客さん、何が欲しい」

「プリッキーヌ。あのかわいい〈ネズミの糞〉唐辛子だよ。僕が欲しいのは、辛くてうまいディナーなんだ」

思ったとおり、運転手は残念そうな様子を見せた。

水たまりを跳ね飛ばしながらレストランへと一直線に向かうタクタクの中で、私はひとり考え込んでいた。さっきの運転手の誘いの数々は、どれもちょっと後ろ暗いのはともかくとして、何か共通している気がする。何だろう。つまるところ、堕落のもととは何かということじゃないだろうか。

＊＊＊

人間と快感との関係は、複雑かつ微妙なものだ。私たちは、快感を追い求めることに、とてつもない時間と費用と労力を注ぎ込んでいる。私たちが何かをしようとするとき、その動機づけの鍵となるのは快感である。たとえば学習に際しては、快感が中心的な役割を果たす。そもそも人類が生存し、遺伝物質を次世代に伝えていくためには、食べ物、水、セックスが〈報酬〉的なものと感じられなければならない。

快感の中には、私たちにとって特別な種類のものもある。とくに重要な儀式には、祈りや音楽や舞踏や瞑想が伴い、多くは超越的な快感を生み出す。そのような快感は、人間の文化活動の奥底に深く根付いている。

いっぽう、これほどまでに影響力の強い快感を前に、私たちはそれをコントロールしようとする。快楽について明確に定義された概念や規則は世界中の文化で見られるし、それは人類の歴史を通じて実にさまざまな表現で語られてきた。曰く

快は節制の中で求めなければならない
快は努力をして得なければならない
快は自然に得られるものでなければならない

快は一時で過ぎ去る
快を捨てれば精神を成長させられる

私たちが作り上げてきた法律や宗教や教育制度はどれも、快楽のコントロールと深く関わる。セックス、ドラッグ、食べ物、アルコール、そしてギャンブルに至るまで、人類はこまごまとした規則や慣習を作り上げてきた。刑務所は、特定の快楽を禁ずる法を侵した者たち、あるいは他人にそのような法を侵させることで利益を得た者たちであふれている。

人間の快楽とその規制については、文化人類学的、社会史学的に説明をつけることができる。快楽に関わる観念や習慣には文化が深く影響しているため、そのような理論化の努力は間違っていないし、役にも立つだろう。しかし本書では、それとはタイプの異なる理解を試みようと思う。人間臭くはないかもしれないが、もっと根本的な、文化の差異を超えた生物学的な解明である。

本書の主張は以下のようなものとなる。

非合法な悪習であれ、エクササイズ、瞑想的な祈り、慈善的な寄付行為といった社会的に認められた儀式や習慣であれ、私たちが生活の中で「日常から外れた」と感じる経験はほとんどの場合、脳の中の、解剖学的にも生化学的にも明確に定義される「快感回路」（報酬系）を興奮させるものである。買い物、オーガズム、学習、高カロリー食、ギャンブル、祈り、激しく続くダンス、オンラインゲーム、これらはいずれも、脳の中で互いにつながり合ったいくつかの決まった領域へと収束する神経信号を生み出す。この一群の脳領域は、まとめて内側前脳《ないそくぜんのう》快感回路と呼ばれている。人間の快感は、この小さなニューロンの塊の中で感じられている。

快感回路は人間に生来備わるものだが、コカインやニコチンやヘロインやアルコールなどの刺激物によってこの回路を意図的に乗っ取ることもできる。人類の進化は私たちに、コカインでも大麻でも、瞑想でもマスターベーションでも、ボルドーワインでも牛肉でも、あらゆる経験から夢心地の快感を引き出せる身体を与えてくれたのだ。

快感をこのように見ると、人間の身体の中で社会がいちばん熱心に取り締まろうとしている部分はどこかということについての考え方が変わってくる。法律や宗教や社会道徳が最も厳密にコントロールしようとする器官は、生殖器か、口か、声帯かと考えられるかもしれないが、実は内側前脳快感回路こそがそれなのだ。社会としても個人としても、私たちは快楽を手に入れ、かつそれをコントロールすることに全力を傾けている。その努力の中心にあるのが、私たちの脳の奥深くに潜むこの快感回路なのである。

この回路はもう一つの戦いの場でもある。快感のダークサイド、そう、依存症だ。今日では、依存症が内側前脳快感回路内のニューロンやシナプスの電気的、形態的、生化学的機能の長期的変化に関係していることが明らかになりつつある。依存症の特徴である耐性（ハイになるための必要量がどんどん増えていく）や渇望、離脱症状、再発といった恐ろしい側面の根底には、おそらくこうした神経機能の変化が存在するのだ。腹立たしいことに、神経のこのような持続的変化は、どうやら脳のほかの部分で記憶を貯蔵するときに用いられる、経験や学習による神経回路の変化とほぼ同じものであるらしい。〈記憶〉と〈快感〉と〈依存症〉はこのように密接に絡み合っている。

依存症だけではない。経験を通じて快感回路に変化を起こす現象はほかにもある。それは、連合学習と快感との組み合わせによる、まさに認知的な奇跡と言っていい。私たち人間は、本能から離れたまったく〈任意の〉目標の達成に向けて快感回路を変化させ、その快感によって自らを動機づけることができるのだ。その目標が、進化上、適応的な価値を持つか持たないかは問題ではない。テレビのリアリティ番組でも、カーリング競技でもかまわない。もっと言えば、単なる観念でさえ、人間の快感回路を（そしておそらく他の霊長類や鯨類の快感回路も）活性化できるのだ。快感に関する限り、人間の持つこの節操のなさは、私たちを素晴らしく豊かで、そして複雑な存在にしてくれている。

快感研究の意味

脳研究は今まさに黄金時代を迎えているのだから、今こそ仕事の始めどきだ——研究室の学生には常々こう話している。安っぽい励ましにも聞こえるだろうが、これは真実なのだ。神経機能に関する知識が積み重なるいっぽうで、脳を非常に精密に計測・操作する技術が開発されている。その結果私たちは、人間の行動や認知現象を生物学的プロセスのレベルで洞察し、まったく新しい、ときには直感に反するような知見を獲得してきた。とりわけ快感をめぐる神経生物学の分野での進展が著しい。

一例を挙げよう。多くの人は、薬物依存症者が依存症になるのは、そういう人はハイになることで他の人よりも大きな報酬を得るからだと考えている。読者もそうお考えだろうか。しかし生物学が出す答えは、ノーだ。実際には、依存症者は他の人よりも薬物を欲しがるけれども、他の人ほど薬物が好きではないように見える。

生物学的レベルでの快感研究は、学問的な関心対象であるだけではない。快感の生物学的な基盤を理解することは、ドラッグや食べ物やセックスやギャンブルへの依存症に関わる道徳的あるいは法的な側面や、こうした快楽の市場を操る産業について、根本的に考え直す契機ともなる。同時に、ものの分かち合いや我慢や勉強といった、社会的に是認され、価値があるとされる行動に対する考えも見直されることになる。これはきわめて重要な点だが、慈善活動をしたり、税金を納めたり、未来の出来事について情報を得たりといった行動はみな、ヘロインやオーガズムや脂肪たっぷりの食品に喜ぶ快感回路と同じ神経回路を活性化することが、脳の画像研究からわかっているのだ。なかでも最も重要なことは、脳の快感回路に生じる持続的な変化を分子レベルで分析することで、さまざまな依存症の（薬物依存症も行動上の依存症も含めて）治療薬や治療法を開発する見通しが開けてくるという点である。

一九九〇年代の初め、ロシュ分子生物学研究所の博士研究員だった私は、幸いなことに脳の生化学のパイオニアであり、人間的にも素晴らしい人物であるシド・ユーデンフレンドと共に仕事をする機会を得た。シドはお酒を飲むと、よくこんなふうに諭してくれた。「少しばかり化学のことを知っておいて損はないよ」。今の私も本当にそう思う。脳の快感回路について、分子レベルの話や基本的な脳の構造について一切触れずに解説本を一冊書くこともできるだろう。しかし、そんな、赤ん坊にスプーンで食事を与えるようなやり方では、いちばん面白くていちばん大切な部分を省かなくてはいけなくなる。本書は、そのような簡略な本ではない。基礎的な神経科学について少しばかりご一緒に頑張って学んでいただくことになる。しかし読者にそうしていただけるなら、そこから楽しく愉快に、人間の快感と非日常体験と依存症について細胞や分子のレベルで探究していけるよう、私も頑張って精一杯書いていこうと思う。

第1章　快感ボタンを押し続けるネズミ

快感（報酬）回路の発見

一九五三年、モントリオールでの出来事だ。マギル大学の博士研究員だったピーター・ミルナーとジェイムズ・オールズの研究が思いどおりに進まなかったことが彼らに幸いした。ミルナーとオールズはそのとき、著名な心理学者ドナルド・ヘッブの指導のもと、ラットの脳深くに電極を差し込んで、いくつかの実験を行っていた。

電極は外科的に脳に埋め込む。ラットに麻酔をかけ、二個の電極を〇・五ミリほどの間隔で差し込み、頭蓋骨に固定するのだ。数日後、ラットが手術から回復して元気になったら、二個の電極のそれぞれに長い伸縮性のある電線をつなぎ、反対の端を電気刺激の発生器につなぐ。こうして、脳の中の特定の部分に電気刺激を与えられるようになる。

ある秋の日、オールズとミルナーはこの実験で、中脳網様体と呼ばれる構造に電極を差し込もうとしていた。中脳網様体は脳の正中線上、脳の基部が脳幹へと細く降りていく部分にある。他の研究から、この領域が睡眠と覚醒のサイクルを司っていることがわかっていた。ところが、このとき二人の電極は標的を外れ、やはり正中線上だがもう少し前方の中隔《ちゅうかく》と呼ばれる部分に固定されてしまった。

そのラットは大きな長方形の箱の中に入れられた。箱の四隅にはそれぞれABCDというラベルが付いている。ラットは箱の中を自由に動き回ることができた。オールズは、ラットがAの隅に近づいたときにボタンを押し、電極を通して短時間の弱い電気刺激を与えた（身体と異なり脳の組織は痛みを検出する感覚器を持たないため、このような電気刺激は頭の中で痛みを引き起こさない）。何度か刺激を与えると、ラットはAの隅へとたびたび足を向けるようになった。その日はラットは別の場所で眠った。

翌日、そのラットの様子を見ていると、どうやらほかの隅に比べてAの隅に強い興味を抱いているようだった。オールズとミルナーは興奮した。刺激をすると基本的な好奇心を喚起する脳領域を見つけたと思ったのだ。しかし、このラットを使ってさらに実験を重ねると、すぐにそうではないことがはっきりした。ラットは、刺激を得るために頻繁にAの隅に向かう習慣を身に付けていたのだった。二人はこのラットをAの隅から引き離そうと、今度はBの隅に向かうたびに電気刺激を与えてみることにした。作戦は見事にはまった。五分もしないうちにラットはお気に入りの場所をBに変えた。

その後の研究で、タイミングを計って刺激を与えてやれば（目的地に近づいたら短い刺激を与え、目的地に到達したらもっと長い刺激を与える）、ラットを箱の中のどの場所にでも向かわせられることがわかった。

この実験に先立つこと数十年、B・F・スキナーという心理学者が、スキナー箱と呼ばれるオペラント条件づけの実験箱を考案した。スキナー箱の中にはレバーがついており、動物がそのレバーを押すと、強化刺激（食べ物や水など）か罰刺激（足に痛みを与える電気ショックなど）が与えられる。ラットをスキナー箱に入れてやると、食べ物を出すレバーを押すことと、電気ショックを与えるレバーを避けることをすぐに学習する。

オールズとミルナーはこの箱に細工を施し、レバーを押すと、埋め込まれた電極を通じて直接自分の脳に電気刺激が届くようにした。その結果生じたのは、おそらく行動神経科学実験史の中でも最もドラマチックな出来事だった。ラットは自分の脳を刺激するために、一時間に七〇〇〇回ものハイペースでレバーを押し続けたのだ。ラットが刺激していたのは「好奇心中枢」などではなかった。そこは快楽中枢、報酬回路であり、ここを活性化させることは、他のどんな自然な刺激よりもはるかに大きな力を発揮したのである。

その後行われた一連の実験から、ラットは食べ物や水以上に、快感回路の刺激を選ぶことが判明した（空腹でも、喉が渇いていても、レバーを押し続けた）。自分の脳を刺激しているオスは、近くに発情期のメスがいても無視したし、レバーにたどり着くまでに足に電気ショックを受ける場所があっても、そこを何度でも踏み越えてレバーのところまで行った。子どもを産んだばかりのメスのラットは、赤ん坊を放置してレバーを押し続けた。なかには他の活動を一切顧みず、一時間二〇〇〇回のペースで二四時間にわたって自己刺激を続けたラットもいた。そのようなラットは、放っておくと餓死してしまうので、装置から外してやらなければならないほどだった。そのラットにとって、レバーを押すことが世界のすべてになってしまっていたのだ(図1－1)。

次の段階として、電極の位置を順番に変えていき、脳の中の報酬回路の場所を探る研究が行われた。その結果、新皮質(感覚や運動の処理が主に行われる脳の外表面)を刺激しても、報酬感は生み出されないことがわかった。そのラットは、偶然押してしまうとき以外にはレバーを押さなかった。しかし逆に脳の奥深くを探っても、報酬感を支える特定の一つの領域というものはなかった。報酬回路は複数の構造が互

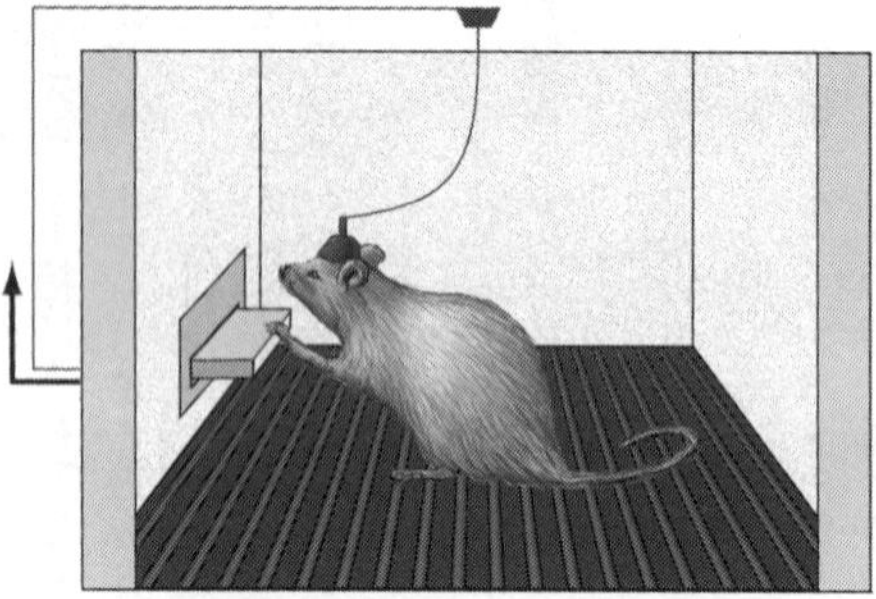

図1－1　自分の快感回路を刺激するラット。ラットがレバーを押すと、短時間の電気刺激が電線を伝わって自分の脳に埋め込まれた電極に達する。電極は、内側前脳快感回路の中のさまざまな場所に埋め込まれた。この装置を使って実験にバリエーションをつけることもできる。たとえばラットが一回の刺激を得るために複数回レバーを押さなければならないような細工も可能だ。電極と別に注射針を埋め込み、快感回路に直接薬物を注入することもできる。(イラストレーション：Joan M. K. Tycko)

いにつながり合って構成されていた。腹側被《ふくそくひ》蓋《がい》野《や》、側坐《そくざ》核《かく》、内側前脳束《ないそくぜんのうそく》、中隔、視床《ししょう》、視床下部など（これらの領野については後に詳述する）、すべて脳の基部、正中線に沿って分布する構造である。内側前脳快感回路を構成するこれらの領域は、みな同等に報酬感を生み出すわけではない。その中には、一時間当たり七〇〇〇回の自己刺激を引き出す領域もあれば、一時間に二〇〇回の反応しか引き起こさない領域もある。

現在では想像しがたいことだが、一九五三年当時、脳内のどこかに、動機づけ、つまり快感／報酬のメカニズムが存在するという考え方は、激しい議論の対象となった。それまでずっと支配的だった主流の考え方では、脳の興奮は常に懲罰的であり、学習や行動の発達は罰の回避のみで説明できるとされていたのだ。オールズはこの〈動因低減説〉の特徴を、「苦痛が行動を後押しし、苦痛の低減に基づく学習がそれに方向性を与える」とまとめている。報酬や快感は必要ない。鞭だけあればアメはいらないというモデルだ。

オールズとミルナーによる先駆的な実験で、罰のみに頼るモデルは明確に否定され、快楽を視野に入れた包括的なモデル、つまり「行動は苦痛に後押しされるだけでなく、快感に引っ張られる」という考え方が支持されるようになった[1]。

不道徳な実験

読者はおそらく、快感回路を電極で刺激されるというのはどんな感じなのだろう、それはひょっとするとおいしい食べ物やセックスや睡眠や『となりのサインフェルド』〔訳注　一九九〇年代にアメリカで放送された大ヒットコメディ〕の再放送なんか目ではない、ものすごい快楽を生むのだろうか、と思いをめぐらせていることだろう。この疑問への答えを、実は私たちは知っている。ただ、残念ながら、その答えの一部は、かなり道徳にもとる実験から得られたものだった。

ロバート・ガルブレイス・ヒース博士は、ニューオーリンズにあるチューレーン大学の精神医学・神経学部を創設した人物で、一九四九年から一九八〇年まで学部長を務めていた。その間、ヒース博士の研究の中心は、精神科の入院患者の頭に外科的に埋め込んだ電極を使い、脳を刺激することにあった。被験患者の多くはアフリカ系アメリカ人だった。脳を刺激して鬱病や統合失調症などの精神疾患症状を軽減させようという博士の目的自体は立派なものだった。しかし、博士は患者から適切なインフォームド・コンセントを得ることなく、現在の倫理委員会ならば絶対に承認しないような実験を行った。

なかでもおそらく最悪と言える実験の例は、「同性愛の男性に異性愛行動を起こさせる中隔刺激」という論文に見られる。この論文は、一九七二年に『行動療法・実験心理学ジャーナル』に掲載された。(2) 実験の理由として挙げられているのは、以下のような推測だった——中隔野の刺激は快感を引き起こす。したがって、その刺激と異性愛的イメージを結びつければ「明確な同性愛の男性に異性愛行動を引き起こす」ことができるだろう。

こうして患者B－19は手術室に運び込まれた。この患者は平均的な知能を持つ二四歳の同性愛の男性で、鬱病を患い、強迫性障害の傾向を見せていた。患者の脳の深部、九カ所に電極が埋め込まれた。電気刺激は、患者が手術から回復するまで三カ月待ってから行われた（**図1－2**）。まず、九つの電極に順番に刺激が与えられた。快感を引き起こしたのは中隔に埋め込まれた電極だけだった。最終的にB－19本人に電気刺激の発生器の操作を任せると、彼はまるでテレビゲームに夢中になった八歳の子どものようにボタンを叩き始めた。論文から引用しよう。

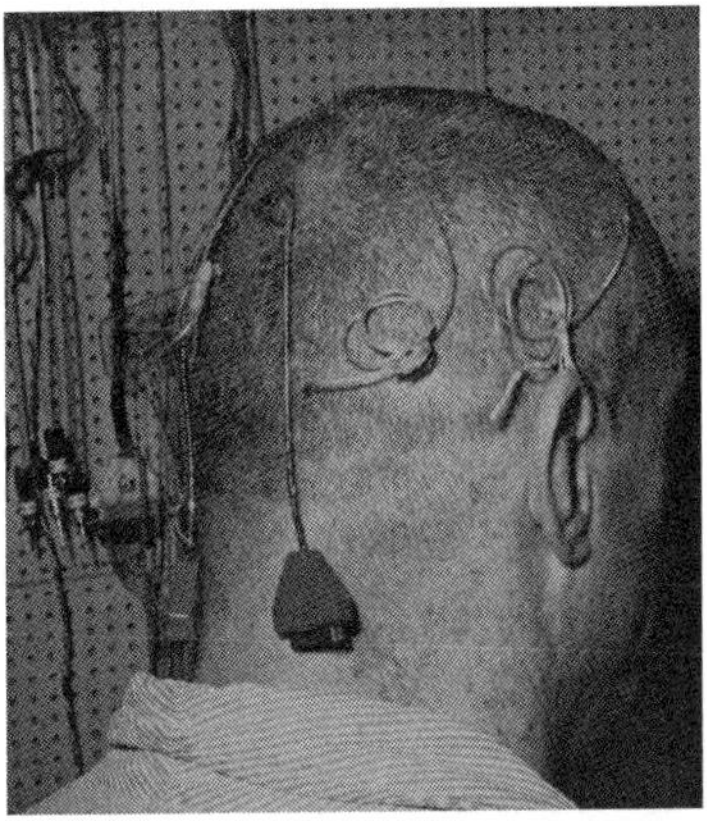

図1－2　ロバート・ガルブレイス・ヒース博士の患者。電極が常時挿入されている。このうちの一つは中隔を通る内側前脳束（快感回路の中核部）を刺激する。Robert G. Heath, "Depth recording and stimulation studies in patients," in Arthur Winter, ed., *The Surgical Control of Behavior* (Springfield, Il. : Charles C. Thomas, 1971), 24ページより。許可を得て転載。

こうしたセッションの間にB－19は自己刺激を続け、ついには、行動上も、内省的にも、圧倒的な多幸感と至福感を経験するに至った。そのため、電極への接続を──本人は激しく抵抗したが──切らなければならなかった。

つまり、ヒース博士の患者は、露骨に言ってしまうと、オールズとミルナーのラットと同じ反応を示したのだ。患者は、可能ならば、他のすべてを犠牲にしてでも自分の快感回路を刺激し続けただろう。

このような反応を示すのが、根源的な衝動を有する男性だけだと思われるといけないので、女性の例も挙げておこう。別の研究グループが、慢性痛のコントロールのため、ある女性の脳の中隔に近い視床に電極を埋め込んだ。痛みがひどく、薬物療法で十分にコントロールできない患者では、このような治療技法が有効な場合があることがわかっている。しかし、この患者の場合、刺激が標的の周辺領野に広がり、激しい性的快感を呼び覚ましてしまった。

患者は、最も多いときには一日中、自分の健康も家族のことも気に掛けずに自分を刺激し続けた。刺激の強度調整ダイヤルを回す指先には慢性の潰瘍ができ、刺激の強度を高めようと、装置をいじくり回すこともたびたびだった。ときには、装置を遠ざけてくれと家族に懇願し、取り上げられてしばらくすると必ず、返してくれと要求した(3)。

患者B－19に話を戻そう。脳の刺激を開始する前に、B－19には「男女間の性交および関連する活動を映した一五分の〈ポルノ〉フィルム」が見せられた。当然と言うべきか、B－19はこのような映像には性的関心を示さず、むしろこれを見せられたことに少々腹を立てていた。ところが、自分の快感回路を刺激した後、B－19はフィルムの再鑑賞に簡単に同意した。「……そして上映中に性的に興奮し、勃起し、自慰行為を行い、オーガズムに達した」。性的な要素を一切欠いた実験室という環境で、このような事態が生じたのだ。患者が異性愛的な傾向を示し始めたのを見た研究者たちが次に取るべき手段は、B－19が実際に女性と性的関係を持てるかどうかの確認、ということになる。患者のためにということをまず第一に念頭に置き、あらゆる選択肢を慎重に検討した結果、ヒース博士とチャールズ・E・モーン博士は、ごく真面目に、一つの医学的、科学的結論に達した。ルイジアナ州検事総長の承認を得たうえで、チューレーン大学の研究室に売春婦を呼び、B－19を誘惑させたのだ。誘惑は成功し、二人の間で性交渉が持たれた。論文では、二時間に及ぶ性的行為が詳細すぎるほどに延々と記録され、最後に次のように書かれていた。「こうして、この環境と邪魔な電線の存在にもかかわらず［あわれなB－19はずっと脳波計につながれたままだった］、彼は［女性の膣の中に］射精することに成功した」

患者B－19は本当に異性愛者になったのだろうか。退院後、B－19はある既婚女性と数カ月にわたり性的関係を持った。モーン博士とヒース博士はこの状態は非常に良好だと考え、おおいに喜んだ。その間、同性愛的行動は減少したが、完全になくなったわけではなかった。B－19は、お金を稼ぐためにやはり進んで男性客を取っていたのだ。この患者について、長期的な追跡調査は行われていない。

モーン、ヒース両博士は論文の中で、この治療法の見通しについて熱を込めて考察している。「B－19の症例で最も注目すべきは、より適応的な新しい性的行動に伴う快感の刺激が有効だということである」。患者B－19が脳の刺激に強烈な快感を覚えたことは明らかだ。だが私は、B－19が本当に異性愛者になったとは確信できない。一時的に異性愛者になったとさえ考えない。もう一つ、この報告が一人の個人を対象にしているだけで、集団（対照群を伴った）を扱っていないという点にも注意を向ける必要がある。

この研究には道徳的な面でも厭うべきところが数多くある。人の性的指向を「正そう」という傲慢さ、不当な脳外科手術に伴う医学的リスク、プライバシーと人間の尊厳に対する深刻な侵害などだ。幸いなことに、脳手術と快楽中枢刺激による同性愛治療はすぐに行われなくなった。

さて、少し冷静になって、こうしたいくつかの研究が私たちに何を残したのかを考えてみよう。ここから理解できるのは、脳の快感回路に対する直接的電気刺激は、少なくとも短期的には、人の行動に影響するほど強力だということである。

若干の科学的解説

ここで若干のページを割いて、快感回路について重要な点をやや詳しく見ていくことにする。読者を神経解剖学的な情報で煩わせるのは本意ではないが、読者にほんのわずかの予備知識があれば、快感の経験についての説明がずいぶんと違ってくる。

実例としてラットの脳を使うが、これはラットの快感回路の構造が人間に非常によく似ているからである（図1－3）。

まず、腹側被蓋野（VTA）のニューロンが活動するとき、短い電気的パルス（スパイク）がニューロン

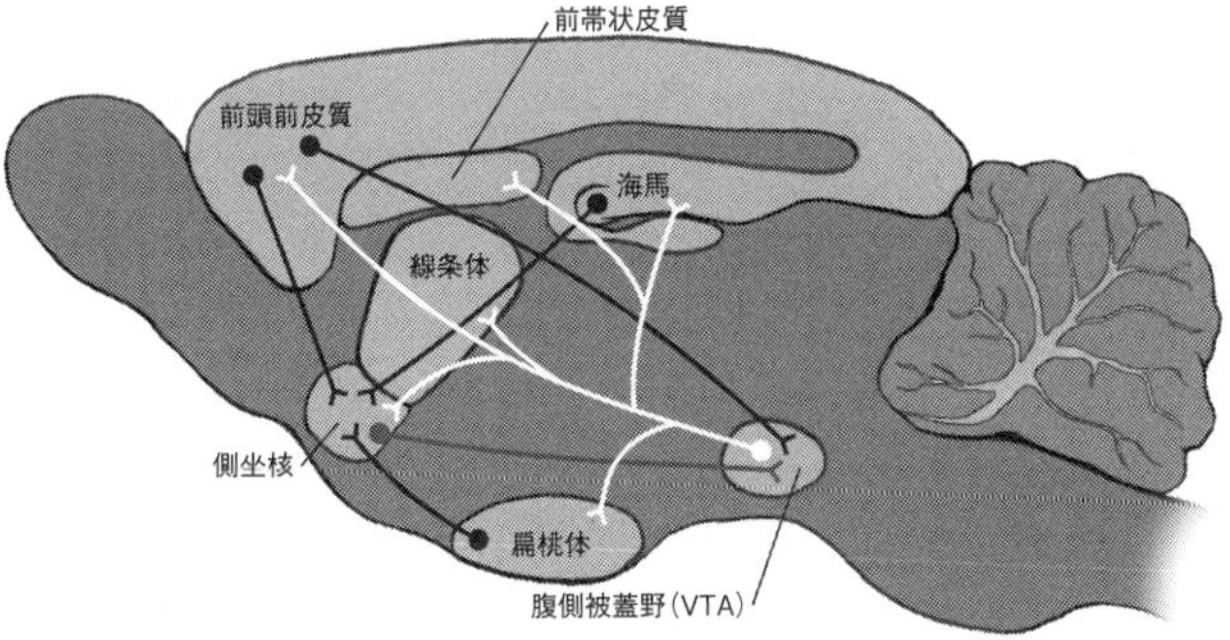

図1－3　ラットの脳の快感回路。図は、脳を正中線に沿って縦に切ったときの断面を示す。左が鼻、右が尻尾の方向になる。快感回路の中軸は腹側被蓋野（VTA）のドーパミン・ニューロンとその軸索で、図では白く描かれている。この軸索は側坐核に投射している。VTA ニューロンは、前頭前皮質、背側線条体、扁桃体、海馬へも、ドーパミンを放出する軸索を伸ばしている。VTA ニューロン自体は、前頭前皮質から興奮性の信号（黒）を、側坐核から抑制性の信号（灰色）を受け取っている。（イラストレーション：Joan M. K. Tycko）

の細胞体（これはVTAの中にある）から発し、軸索と呼ばれる細長い繊維を伝わっていく。軸索の反対の端には軸索端末と呼ばれる特別な構造がある。一部のVTAニューロンの軸索端末は、VTAから遠く離れた側坐核と呼ばれる領域に達している。
電気的なスパイクが軸索端末に達すると、端末内にある膜でできた小さな袋、シナプス小胞に蓄えられていた神経伝達物質ドーパミンの放出が促される。詳しく言うと、スパイクが軸索端末に届くと、電気的、化学的に複雑な一連のプロセスが生じ、シナプス小胞の膜が軸索端末の膜と融合して、ドーパミンなど、小胞に含まれていた中身が、シナプス間隙と呼ばれる液体で満たされた隙間に放出されるのだ。次に、放出されたドーパミン分子が拡散して、間隙の反対側にある標的ニューロンの表面のドーパミン受容体と結合する。するとそちら側で、また一連の化学的信号伝達が開始される（**図1－4**）。

VTAのニューロンはドーパミンを放出する軸索を脳の他の領域にも伸ばしている。たとえば扁桃体《へんとうたい》と前帯状皮質《ぜんたいじょうひしつ》（情動の中枢）、背側線条体《はいそくせんじょうたい》（ある種の習慣の学習形式に関係する）、海馬《かいば》（事実や出来事の記憶に関係する）、前頭前皮質《ぜんとうぜんひしつ》（判断や計画を司る。ヒトではここがほかの哺乳類よりもとくに大きい）といった領域だ。

VTAのニューロンは、信号を送り出すだけでなく、他の脳領域からも電気化学的情報を受け取る。とくによく知られているのは、内側前脳束と呼ばれる、前頭前皮質などから（中隔と視床を通って）VTAにつながる軸索の集まりだ。内側前脳束の軸索は、興奮性の神経伝達物質グルタミン酸をVTA内に放出する。VTAのニューロンはこの

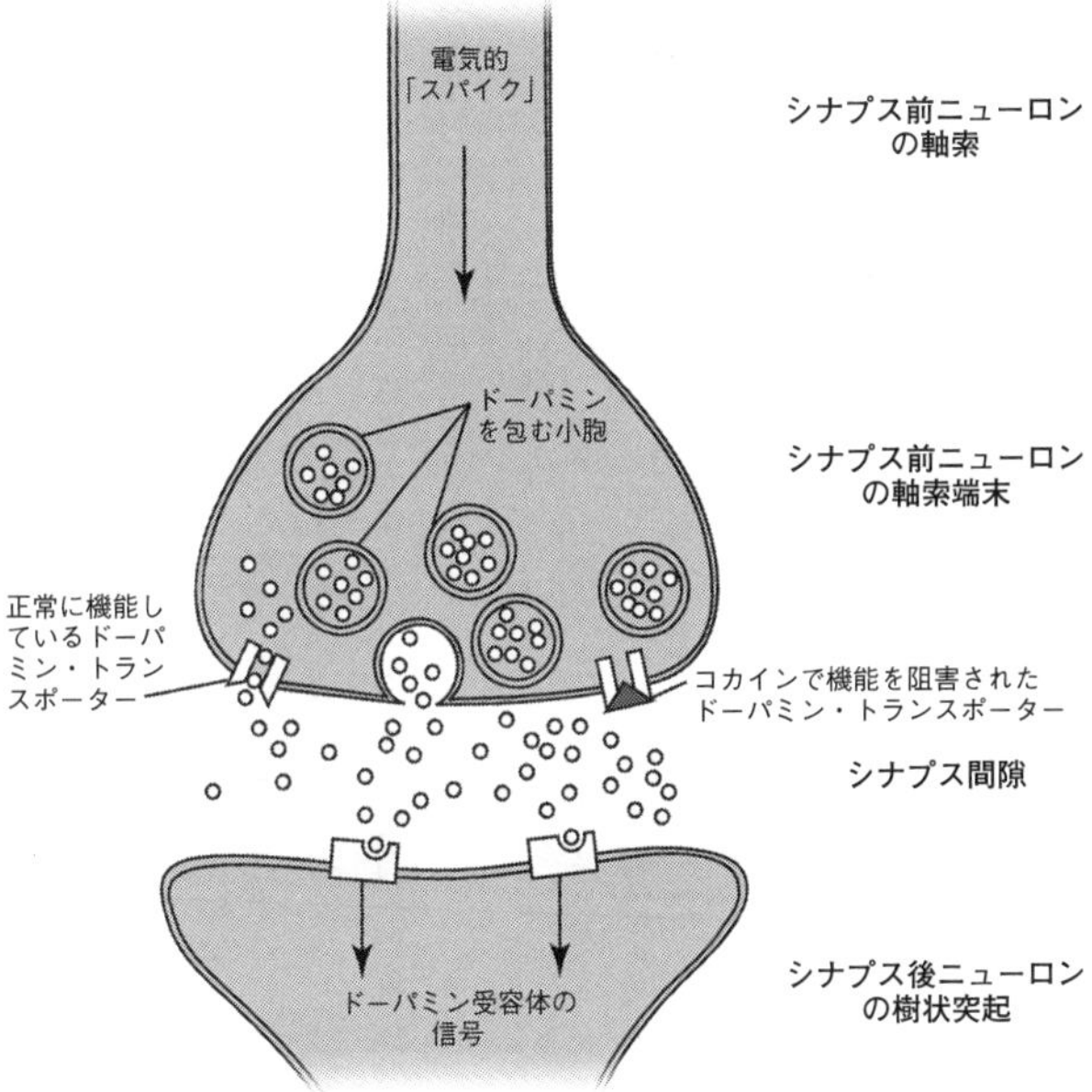

図1－4　神経伝達物質のドーパミンが働くシナプスの模式図。ドーパミンは、シナプス前ニューロン（情報を送る側）の中のシナプス小胞の膜に包み込まれている。電気的スパイクが軸索を伝わってきて軸索端末に到達すると、それを合図にドーパミンを含むシナプス小胞がシナプス前ニューロンの細胞膜と融合し、液体で満たされたシナプス間隙にドーパミンが放出される。放出されたドーパミンは、シナプス後ニューロン（情報を受ける側）の樹状突起表面にあるドーパミン受容体と結合してそこで作用するか、あるいはシナプス前ニューロンの軸索端末にあるドーパミン・トランスポーターを通じて「再取り込み」され、次の放出に備えてリサイクルされる。コカインやアンフェタミン（覚醒剤）はこの再取り込み過程を阻害し、シナプス間隙にドーパミンが残るようにして、受容体活性化の効率を高める。（イラストレーション：Joan M. K. Tycko）

信号を受け取るとスパイクを発火する。そのスパイクが軸索を伝わって投射先の領域に達し、そこでドーパミンが放出される。

このほか、VTAのドーパミン・ニューロンは側坐核のニューロンからも信号を受け取る。しかし側坐核の軸索が放出するのは、抑制性の神経伝達物質であるGABA（ギャバ、ガンマアミノ酪酸）だ。この物質はVTAニューロンの活動を抑え、ドーパミンの放出を阻害する。[4]先に述べたように側坐核のニューロンへはVTAからドーパミン軸索が届いているが、側坐核はこのほかに、前頭前皮質、扁桃体、海馬からもグルタミン酸を含む興奮性の軸索が届いている。

さて、このような脳の回路図は、快感にとってどのような意味を持つのだろうか。ポイントは以下の点にある。ある経験がVTAのドーパミン・ニューロンを活動させ、その結果、投射標的（側坐核、前頭前皮質、背側線条体、扁桃体）にドーパミンが放出されるとき、その経験は快いものと感じられる。そして、このような快い体験に先立つ（あるいは伴う）感覚や行動が手がかりとして記憶され、ポジティブな感情に関連づけられる。

オールズとミルナーがラットの脳に快感回路を直接刺激する電極を埋め込んだとき、その位置は、VTAのドーパミン・ニューロンを興奮させる軸索の集まりである内側前脳束を効果的に刺激する場所だった。実際、ラットがレバーを押す頻度と持続時間から見て最も強い快感を生み出した電極位置は、最も効果的にVTAのドーパミン・ニューロンを活性化する位置だったのだ。モーンとヒースの患者B－19をはじめ、直接的な脳刺激で快感を与えられた人々も、やはりVTAのドーパミン・ニューロンの興奮を引き起こす位置に電極を埋め込まれていた[5]。

では、VTAのドーパミン・ニューロンの活性化は、具体的にどのように快感を生み出すのだろうか。いくつかの証拠からすると、電極で快感回路を直接活性化したときに快感を得られるかどうかは、VTAドーパミン・ニューロンの投射先でドーパミンの放出がどうなっているかに関係する。標的領域で放出されたドーパミンはシナプス間隙（ニューロンとニューロンの間の液体で満たされた隙間）に拡散し、標的ニューロンの受容体を活性化して作用を引き起こす（**図1－4**）。このとき、放出されたドーパミンは拡散しきってしまうわけではない。大半はドーパミン・トランスポーターと呼ばれるタンパク質の作用で元の軸索端末に再び取り込まれ、次の放出に備えて小胞に再貯蔵される。このため、ドーパミン・トランスポーターの働きを阻害すると、標的ニューロンの受容体へのドーパミン本来の作用が拡大強化され、信号がより強く、長時間伝わることになる。

薬物の働き

アンフェタミン（覚醒剤）やコカインは、ドーパミン・トランスポーターの働きを阻害する薬物だ。電極を埋め込んだラットに少量の覚醒剤やコカインを与えておくと、内側前脳束の刺激を得るためにレバーを押す回数が増える。この効果は、電気刺激の強度を少し落として最大の快感ではなくなるようにして実験すると、明瞭に観察できる。

反対に、ドーパミン受容体の働きを阻害する薬物（ドーパミン受容体アンタゴニスト、神経遮断薬）を投与したり、VTAのドーパミン・ニューロンを外科的に傷つけたりすると、快い刺激を求めて活発にレバーを押していたラットも、レバーを押すのを止めてしまう。

これが意味するのは、向精神薬は、少なくとも部分的には、快感回路を乗っ取って作用するということだ。向精神薬は、VTAからのドーパミン放出の作用を人為的に高める（これについては次章で詳説する）。

人間と同じように、ラットも機会さえあればある種の薬物を自分で摂取する。ラットをスキナー箱に入れ、レバーを押すとコカインかアンフェタミンが与えられる（静脈注射あるいは脳内に直接）ようにしてやると、やはり繰り返しレバーを押すようになる。たとえ望ましい結果を得るために大変な労力が課されているとしても、たとえばレバーを一〇〇回押してようやくほんのわずかな薬物が一回与えられるだけだとしても、ラットはレバーを押し続ける。快感回路に電極を埋め込まれたオールズとミルナーのラットのように、あるいは脳に電極を埋め込まれ、快感回路への刺激を無制限に許された人間のように、コカインとアンフェタミンを自分で得られる環境のラットは、水も食べ物も交尾も衛生状態も、自分の赤ん坊さえも気に掛けずに薬物を優先するのだ。このような行動を取る「依存症ラット」は、人間の薬物依存症者の荒廃した生活を恐ろしいほど正確に再現してみせてくれる。

ドーパミンとパーキンソン病

ここまで、電極やある種の向精神薬で人為的にドーパミン快感回路を活性化するとどうなるかを見てきた。その激しい快感は、ときに深刻な依存症を引き起こすもととなり、自分自身を損なうことさえある。では逆に、快感回路のドーパミン・ニューロンが傷ついたり死んでしまったりしてドーパミンの放出量が減り、快感が抑えられたらどうなるのだろう。

パーキンソン病は、多くは五〇歳以上で発症する神経系の病気で、女性より男性のほうが罹患しやすい〔訳注　日本では男女差はない〕。特徴的な症状は運動障害で、手足や顎など顔の一部が震えたり、筋肉が硬直したり、素早い動作ができなくなったり、バランスがとれなくなったり、体のあちこちを協調して動かせなくなったりする。パーキンソン病は慢性的な病気で、病状が進行する。通常はわずかな震えから始まるが、症状が進むにつれて急速に悪化することが多く、ついには歩いたり話したり食べたり（ものを飲み込むこと、嚙むこと）といった基本的な身体機能にも困難が生じる。同じ家系で多発することもあるが、ほとんどは家系とは関係なく発症する。根本的な原因は不明だが、直接的な病因は解明されている。ドーパミンを含む脳細胞、とくに黒質と呼ばれる部位とＶＴＡ（快感回路の中核部分）の二カ所のドーパミン・ニューロンが減少した結果、このような症状が生じるのだ。

現在のところ、パーキンソン病の根本的な治療法は確立していないが、数々の対症療法は実施されている。基本的には、ドーパミンの働きを高めてドーパミン・ニューロンの減少を補おうという治療だ。たとえばレボドーパ（Ｌ－ドーパ）という治療薬がある。これはドーパミンの前駆物質だ。生き残っているドーパミン・ニューロンがレボドーパを取り込むと、より多くのドーパミンが生産・放出されるようになる。しかしこの治療のためには、十分な数のドーパミン・ニューロンが生き残っていなければならない。一つも残っていなければ、レボドーパによる治療は効果を発揮しない。

ドーパミン受容体アゴニストと呼ばれるタイプの薬もある。こちらはドーパミン受容体と結合し、ドーパミンに近い作用を引き起こす[6]。治療ではたいていレボドーパとドーパミン受容体アゴニストが併用される。多くの患者で、震えなどの運動障害が大幅に改善し、長期にわたって症状が軽減される。しかし残念なことに病気の進行に伴いドーパミン・ニューロンの数は減り続けるため、投薬量を増やし続けないと症状をコントロールできなくなる。

パーキンソン病患者のギャンブル依存症

パーキンソン病の名前の由来となったジェイムズ・パーキンソンが一八一七年に初め

てこの病気を「振戦麻痺」という病名で紹介したとき、パーキンソン自身はこれを純粋な運動障害と分類し、「感覚と知能に障害は及ばない」と記述した。しかしこの評価は間違っていた。それもおそらく当然で、驚いたことに、パーキンソンがこの論文を書くにあたり実際に診療所で診察した振戦麻痺の患者は一人だけで、論文の根拠とされた他の五例は、ロンドンの街を歩き回って何度か話をしただけの観察に基づくものだったというのだ。(7)

一九一三年には、すでに一部の神経学者は、パーキンソン病には認知症状や気分症状も伴い、これらはしばしば運動障害よりも早く現れるということをはっきりと認識していた。パーキンソン病患者は総じて内省的で、頑なで、禁欲的で、あまり怒りを表に出さず、一般に新奇な経験を求めることには無関心な人が多い。アルコールやタバコや向精神薬の使用は一般人の平均よりもかなり少ない。実際そのパーソナリティや行動は、典型的な薬物依存症者の対極にあると言える。依存症者は全体に衝動的で、怒りっぽく、新奇なものを求める傾向がある。この特徴を考えると、パーキンソン病患者の間でギャンブル依存症（病的賭博）が異常な高率で発生しているという報告が出てきたのは不思議なことだった。

二〇〇一年一月、イタリア北部で六四歳の男性がギャンブル依存を訴えて外来治療施設を訪れた。この男性はスロットマシンに入れあげて三年間で五〇〇〇ドル相当を失い、妻に捨てられ、老いた母の元にころがり込んでいた。一二年前にパーキンソン病と診断されてから、男性はレボドーパとドーパミン受容体アゴニストの併剤によるドーパミン補充療法を受けていた。治療施設の精神科医は認知行動療法（ギャンブル依存症には有効なことが多い）を実施し、抗鬱薬（SSRI）を処方したが、治療はうまくいかず、患者はまもなく通院を止め、再びギャンブルに病的にのめり込むようになった。二〇〇二年九月に再来院した患者を診察した担当の精神科医は、ある疑いを持った。そして患者の娘に、父親の薬の飲み方をこっそりと観察してほしいと頼んだ。その結果わかったのは、患者は自分で勝手に処方量よりもかなり多くのレボドーパとドーパミン受容体アゴニストを服用していたということだった。これについて問いただされると、患者はあっさりと薬の量を増やしていたことを認め、そうしたときの幸せな気分を楽しんでいたと告白した（患者はたしかにギャンブルを楽しんでもいた。ただ、全財産を失うことだけは心配していた）。服薬量を処方どおりにさせると、数日でギャンブルはおさまった。近年、これと同様の報告が医学文献に数多く現れてきている。(8)

これらの報告を分析してみると、面白いことがわかる。レボドーパだけの治療を受けた患者では、病的ギャンブルの率は非常に低い（全体の一％程度）。ところがドーパミン受容体アゴニストの治療を受けたパーキンソン病患者では、八％がギャンブル依存症になるのだ。しかもギャンブル依存は最も多く見られる症状にすぎず、他にもさまざまな衝動制御障害が現れる。たとえば、けっして多くはないが、食事や買い物（ときには万引き）やリスクの高いセックスに病的にのめり込む患者もたしかに増える。これらは普通のパーキンソン病患者にはほぼ見られない行動だ。ほとんどすべての症例で、衝動制御障害はドーパミン受容体アゴニストの処方を増やした直後に始まり、処方を減らすことで解消できる。

これらの事実を説明するには、次のように考えるのがいちばんだろう。パーキンソン病が治療されていないときは、慢性的にドーパミンレベルが低く、その結果、快感／報酬回路の活動も低く、新しい体験に積極的ではなく、依存症のリスクは低い。これに対して高用量のドーパミン受容体アゴニストで治療されたパーキンソン病患者では、ドーパミンの作用が快感回路でも関連する組織でも高まり、快感回路の機能が活性化する。このため、衝動制御障害や依存症になりやすくなる。

動物の快感（報酬）回路

ここまで、快感回路が薬物に乗っ取られたり、埋め込まれた電極で刺激されたりして、人為的に活性化される様子を見てきた。また逆に、パーキンソン病で快感回路（および関連する組織）の機能が弱まる事例も詳しく見てきた。これらの事例は、快感回路の存在をわかりやすく明確に示している。しかしここではもう一歩踏み込んで、人為的な操作がないとき、つまり自然で健康な状態であるときに快感回路がどのように機能するかを考察しておく必要がある。言うまでもないが、快感回路は埋め込まれた電極や薬物で活性化されるように進化してきたものではないのである。

私たちが生き続け、子孫を残すためには、食べたり飲んだりセックスをしたりといった経験を、快い（報いられる）ものと感じる必要がある。これは人間だけのことではない。実際、原初的な快感（報酬）回路は、進化のごく早い段階で見られる。C・エレガンスと呼ばれる土中に生息する線虫は、体長一ミリほどで、全身合わせてニューロンが三〇二本しかないが、それでも基礎的な快感回路を持っている。C・エレガンスの餌はほとんどバクテリアで、匂いを手がかりにバクテリアの塊をうまく見つけることができる。ところが、八本の中心的なドーパミン・ニューロンを働かないようにしてやると、たいてい（匂いは感知できるのに）好物の餌に見向きもしなくなる。擬人的に言えば、この線虫はもはやバクテリアの食事をあまり楽しめないようなのだ。このことから、快感を構成する生化学のある部分は生命の進化を通じて何億年も変わらず維持されてきたものと考えられる。C・エレガンスのような現在の線虫（古代の身体設計を保っている）とヒトの両方でドーパミン・ニューロンが快感回路の中心的に位置を占めている。線虫からヒトへの進化を通じてこれが変わっていないという事実が、行動の発達において快感が中心的な役割を果たしていることを証明している。

ヒトやネズミなどの哺乳類では、報酬回路はさらに複雑化している。哺乳類の報酬回路は、判断、計画、情動、記憶の保持などと関係する脳の中枢と絡み合っているためだ。私たちが何かの経験をしてそれを快いと思うとき、時間的なスパンの異なるいくつかのプロセスが開始される。（a）その経験が気に入る（直接的な快感）。（b）外界からの感覚的手がかり（光景、音、匂いなど）と内的な手がかり（そのときの考えや感覚）をその経験と結びつけ、そのつながりから、それを繰り返すためにどうすべきかを予測できるようになる。（c）快い経験を値踏みする（「少し快い」から「非常に快い」まで）。これにより将来、複数の快い経験の中からどれを選ぶか、その経験をするためにどの程度の努力を払う気になるか、どの程度のリスクを進んで負うかを決められるようになる（私の古い友人、シャロンが、こんな表現をしたことがある。「サワークリームをかけたベークトポテトと同じくらい興奮させてくれる男には会ったことがないわね」）。

すべては快感回路に還元できるのか

人間の社会は、快感を伴う活動を厳しく規制する。たいていの社会は、食事やセックスや薬物やギャンブルにだらしなく耽溺することを〈悪徳〉とする概念を持ち合わせている。

現在では脳スキャンにより、生きている脳の中で快感回路が活性化している様子を観察することができるようになった。当然のことながら、この回路は〈悪徳〉的な刺激で活性化する。オーガズム、甘くて脂肪たっぷりの食べ物、金銭的報酬、ある種の向精神薬などだ。しかし驚くべきことに、〈美徳〉とされる行動の中にも、同じ効果をもたらすものが多い。趣味のエクササイズ、ある種の瞑想や祈り、社会的な評価を受けること、慈善的な寄付行為さえも、快感回路を活性化しうるのだ。美徳と悪徳は神経から見れば一つであって、どちらを向こうとも、快感が私たちを導いていることに変わりはない。

後に見るように、神経生物学的な快感の一般モデルにはしっかりとした根拠があり、研究が進むにつれその根拠は強まるばかりだ。だとすると、私たちの生活に命を吹き込んでくれているこの快楽（美徳も悪徳も含めて）について、どう考えればよいのだろう。素敵な食事、祈りの中で神とつながっていると感じる至福の感覚、極上の夜の営み、土曜の朝の「ランナーズハイ」、友人と酒場で過ごすほろ酔い気分の愉快な夜、それらが全部、内側前脳回路の活動とドーパミンの増加に還元できるというのだろうか。その答えは、イエスでもあり、ノーでもある。イエスというのは、私たちが何かを快いと感じるとき、ほとんどすべての場合に内側前脳ドーパミン回路に関係する報酬の神経調節器が働いていると思われるからだ(9)。ノーというのは、快感回路が単独で活動しても、色合いも深みもない無味乾燥な快感が生じるだけだからである。快感が私たちにとってこれほど力を持つのは、快感回路と脳の他の部分との相互連絡によって、記憶や連想や感情や社会的意味や光景や音や匂いで飾り立てられているからだ。脳の回路レベルでのモデルは、快感を生じさせるのに必要な条件を教えてくれるが、それだけでは十分ではない。快感が持つ非日常的な感覚やその感触は、快感回路と関連する感覚や感情がつながり合った網の目の中から生じてくる。

次章以下では、これらの一つ一つが脳のなかでどのように働いているかを探究することにしよう。

第2章　やめられない薬

わたしの民の向精神薬は超越的で高尚なものである。お前たちの薬は卑しく粗野で穢れに満ちている。わたしの薬は知恵を与え、創造力と霊的洞察を育む。お前たちの薬はただのひ弱な杖にすぎず、お前たちの心の弱さと意思の欠如を露わにするだけである。それはお前たちを怠惰にし、厭わしい生き物に変える。その薬のせいでお前たちは獣のように振る舞うようになる。

文化による薬物の好み

脳に影響を及ぼす薬物を使用する文化は古今東西どこにでもある。使われる薬物は、カフェインのような軽い刺激物からモルヒネのような激しい至福感を導くものまでさまざまだ。非常に依存症リスクが高い薬物も、それほどでもない薬物もある。知覚に影響するもの、気分に影響するもの、両方に影響するものもある。いくつかは、過剰に摂取すると死に至る。

このように薬物文化は普遍的であるとはいえ、向精神薬に対する姿勢や法規制は文化によって大きく異なる。その結果（冒頭に旧約聖書風に要約したような）、自分たちの薬物使用は認められるが、よその薬物は呪われていて、そのような薬物を使う者たちは動物以下だというような観念が固定化される。かつて大帝国が他文化を征服しながら築かれてきた過程の中に、そうした態度が明瞭に見て取れる。イギリスの博物学者モーディカイ・クックはこの点について一八六〇年に、当時としては珍しいほど透徹した洞察を記している。

アヘンへの耽溺というのは、結局のところまさに〈非英国的〉な行為なのである。われわれはタバコのパイプをふかし、もうもうとした煙の中で過ごしているにもかかわらず、中国や他の国の人たちがアヘンにふけるのを見ると、驚きの表現を抑えきれない。……普通の英国人が喜んで使う種類ではない麻薬を好む人は、相応の軽蔑の対象となる。(1)

他文化の向精神薬に関するこのような考え方は、ヴィクトリア朝のイギリスに特有の珍しいものではなく、今日でも世界中で見られる。クックから一〇〇年近く後のアメリカ人作家で薬物使用に熱心だったウィリアム・S・バロウズも、よく似た考えを披露している。「われわれの国民的薬物はアルコールで、他の薬はどれも恐ろしいと思いがちだ」

向精神薬の働きを生物学的に見ていく前に、歴史上のさまざまな文化が薬物をどのように用いてきたか、二、三の例を挙げながら考察しておこう。そうすることで、薬物使用について文化を越えた「生物学的」な定式化を試みることになり、ある程度広い見方が得られる。考え方を整理するのに役立つだろう。

ローマ時代のアヘン

ローマ、紀元一七〇年。

ローマ人貴族にとって、申し分のない時代だった。大ローマ帝国は繁栄し、帝国軍は無敵だった。皇帝位に就いていたのは、後に五賢帝の最後の一人に数えられるようになるマルクス・アウレリウス・アントニヌス。その典医は、高名なギリシャ人医師ガレノスだった。

アヘンは自由に手に入った。いっぽうマルクス・アウレリウス・アントニヌス帝は、今日では後期ストア派の古典『自省録』の著書として知られる人物だ。ストア派の哲学では、感情を否定することが物質的世界の災いと苦悩を超克する鍵とされる(2)。おそらく、薬物でハイになっている間はストア的になりやすかったのではないか。というのは、この皇帝は折り紙付きのアヘン常用者だったのだ。毎朝、戦争中でさえ、ワインの中にアヘンを一かけら溶かして飲んでいたという。ガレノスの記録によると、皇帝は実際に依存症になっていたようだ。ドナウ川流域での戦役中、皇帝は短期間アヘンなしで過ごした時期があり、その間にガレノスが描写した皇帝の様子は、まぎれもなくアヘンの離脱症状を示している。

ケシ（学名 *Papaver somniferum*）から作られるアヘンは、ローマ帝国よりはるか昔から存在していた。考古学的史料によると、その起源は紀元前三〇〇〇年のメソポタミア（現在のイラク）にまで遡る。古代エジプト人はアヘンを医療用または儀式用として広く用い、そのまま食べたり、ワインに溶かして飲んだり、直腸に挿入したりした。ギリシャ人もすぐにこれにならった。紀元前一五五二年に書かれた古代エジプトの医学書『エーベルス・パピルス』も、アヘンを小児用睡眠導入剤として推奨している。投薬法の一例として、乳母の乳首にアヘンを塗りつけるという方法まで紹介されている。

アヘンはガレノスが一般ローマ市民に広め、貴族の間でも広く使われるようになったが、アヘンの流通規制が撤廃されたのはそれから何年か後、セプティミウス・セウェルス帝の治世のことだった。これをきっかけにローマでは娯楽用としてアヘンが一般に用いられるようになる。以後、ケシはローマの象徴的な植物となり、硬貨に刻印され、寺院の壁に刻まれ、宗教儀式にも取り込まれた。三一二年の調査によるとローマ市内にアヘンを扱う店が七九三店あり、アヘン販売にかけられた税金が、皇帝が受け取る金額のかなりの部分を占めていた。

一九世紀アイルランドのエーテル

アイルランド、デリー州、一八八〇年。

一八三〇年代のアイルランドは、いわばアルコール漬けだった。その酒の多くは地元で製造されたものだった。当時アイルランドを支配していたイギリス政府が酒類に高額な輸入税を課したため、住民たちはじゃがいもや大麦麦芽での密造酒造りにいそしんだのである。

その反動で禁酒運動も拡大した。アイルランドの禁酒運動を中心となって推し進めたのはシアボールド・マシューというカトリックの神父で、この神父が一八三八年にトータル・アブスティナンス・ソサエティという禁酒協会を設立した。協会の信条は単純だった。協会員は単に節度ある飲み方を約束するのではなく、その日から一切のアルコールを完全に断つという誓いを立てるのだ。この単純さが力を発揮した。ティペラリー州のニナの町では、一日の間に二万人が完全禁酒の誓いを立てたと伝えられる。一八四四年までに、推定でなんと約三〇〇万人、つまりアイルランドの成人の約半分がこの誓いを立てた。

驚くようなことでもないが、誓いを立てた人の中には、誓いの文言を守りつつ、その精神に反する道を探る者もいた。たとえばデリー州ドレイパースタウンのケリー博士は、アルコールではない飲み物としてエーテル（ジエチルエーテル）が十分に酒の代用となることに気づいた。

エーテルは揮発性の液体で、硫酸とアルコールを混ぜて作る。この製造法は一五四〇年頃にドイツの化学者、ウァレリウス・コルドゥスにより発見されていた。[3] 気化したエーテルを吸入すると、多幸感が得られたり、知覚が麻痺したり、意識を失ったりする。実際、エーテルは一八四二年に手術用の麻酔として用いられた初めての薬物だった。ジョージア州ジェファーソンの医師クロフォード・ロングが患者の首の腫瘍を切除する際にこれを用いたのだ。ロングはペンシルヴェニア大学の医学生だった頃、「エーテル・パーティ」の娯楽用として使われていたこの薬品に出会い、そこから手術に利用するという着想を得たという。

ケリー博士は、完全禁酒の誓いを守りながら、抜き差しならないエーテル中毒になってしまった。博士は気化したエーテルを吸い込むだけではなく、液体のエーテルを飲用してもよいことに気づいた。一八四五年ごろ、ケリー博士は小さなグラスでエーテルを飲むようになり、患者や友人たちにも〈ノンアルコール酒〉として分け与えるようになった。これが一般的な飲み物になるまでに時間は掛からなかった。ある聖職者は、エーテルは「意識を明瞭に保ったまま飲める酒」であるとまで言い切った。ある意味では、エーテルの摂取は重度のアルコール中毒よりも害が少ない。エーテルは室温では液体だが体温では気化する。この揮発性が劇的に効果を促進する。一九世紀の英国の医学誌編集者アーネスト・ハート博士は、「エーテル飲用の直接的効果はアルコールによるものに近いが、すべてが速く進行する。興奮、心的混乱、筋肉のコントロール喪失、意識喪失が短時間に連続して起こるため、各段階が明瞭に区別できないほどだ」と書いている。

回復も早い。路上でエーテルを飲んで警官に捕まっても、交番に着く頃には完全に醒めていることが多いし、二日酔い状態もない。

エーテルを飲む習慣は瞬く間に北部を中心にアイルランド中に広まり、食料品店や薬局やパブで買えるようになった。行商人まで現れた。エーテルは工業用に大量生産されていたため、非常に安く手に入るということもあった。値段が安く、すぐに効果を発揮することから、最貧民層の人々でさえ一日に何度も酔うことができたのだ。一八八〇年代までに、イングランドやスコットランド製のエーテルが輸入され、アイルランドの隅々にまで行きわたるようになっていた。

アイルランドの市場町の多くでは市の立つ日に「この薬品の不快なにおいが満ち……その臭いはしばらくの間、家々や生け垣から抜けないように感じられた」。当時のアイルランドでエーテル中毒が浸透している様子を、ノーマン・カーという人物が一八九一年の『米国医師会雑誌』（JAMA）に事細かに報告している。

アイルランドでは、この国独特のウィットに富んだ逞しい若者たちや美しい娘たちが、……エーテル酔いの奴隷となっている。和気あいあいとした「エーテル会」には母親と娘の、あるいは近所の女性どうしの姿が見られる。エーテルの飲用習慣はあまりにも当たり前になっているため、町の商店主がおつかいに来た子どもたちへのお駄賃代わりに少量のエーテルを与えたりするほどだった。一〇歳から一四歳の（あるいはもっと年少の）子どもたちが登校すると、教師は生徒たちの息の中にエーテルのにおいを嗅ぎ取った。[4]

興味深いことに、アイルランドでエーテル飲用騒ぎがピークに達した時点でさえ、エーテルの所持や販売や私的使用はずっと合法だった。エーテル飲用の抑制のために最初に試みられた方法は、工業用エーテルにナフサを混ぜることだった。ナフサを混ぜると、純粋エーテルよりも味もにおいも刺激的になる。ところがこの試みは完全に失敗に終わる。アイルランドの人々はこの味を誤魔化すために、砂糖やスパイスを混ぜ、鼻をつまみ、一息に飲み込んだ。

一八九一年にイギリス政府がエーテルを毒物に指定し、販売と所持を厳しく取り締まってその流通と使用を大きく制限するようになると、アイルランドのエーテル飲用習慣もようやくすたれていく。その後もしばらくは残るものの、一九二〇年代までには完全に使用されなくなった。

エーテルは安価で利き目が速く、二日酔いもない。人気が出たのもうなずける。しかし、さっそくどこかで手に入れようとお考えの方には、二、三の欠点もお知らせしておくほうがいいだろう。ともかくにおいと味がひどい。お腹に落ちていくまで焼けるような感覚がある。加えて、真夏のセントバーナード並みによだれが垂れる。そして、半端ではないゲップとおならだ。ただのゲップやおならではない。そこには可燃性の気化エーテルがたっぷりと混じっている。エーテルを飲んだ人がパイプに火をつけてゲップをしたり、たき火の脇に座っておならをしたりするとどうなるかおわかりだろうか。口や肛門に大やけどというのは、当時ありふれた災難だった⑤。

ペルーのアヤワスカ

ペルー、イキトス。一九三二年。

エミリオ・アンドラーデ・ゴメスは、ペルーのアマゾン流域で、白人の父親と先住民の母親の息子として生まれた。一九三二年、一四歳のとき、エミリオは病後の回復のため、土地のシャーマンからアヤワスカという幻覚作用を持つ植物性の飲み物を与えられた⑥。するとエミリオは幻覚を見た。シャーマンはそれを、飲み物の中の植物によってエミリオが選ばれたことの啓示であると説明した。エミリオは植物の持つ知識を受け継ぐべき者として認められたのである。

エミリオは伝統的な医術を学び、自身もシャーマンとなった。シャーマンになるためには、複雑で長期にわたる手順が必要だった。そのうちの三年間は、ジャングルの中でほとんど孤独で過ごさなければならなかった。その間、エミリオが食べていたのは、プランテーン（料理用バナナ）と魚が中心の伝統的な料理だけだった。ジャングルに棲む一部の鳥は食べることができたが、左の胸肉だけで、それ以外の部分を食べることは認められなかった。アルコールと性的接触は絶対禁止だった。エミリオのために調理をして料理を運んでくるのは少女か閉経後の女性だけで、食べ残したものは、他の人や動物がけっして口にできないよう、すべて慎重に集めて廃棄された。

エミリオは三年間、儀式的なこの食事をとりながら、ジャングルの中をさまよい歩いて植物を研究し、二週間に一度アヤワスカを調合して飲んだ。すると、彼の目には善霊と悪霊に満ちた超自然的な世界が見えてきた。悪霊は彼の身体に魔法の矢を突き通そうとする邪悪なシャーマンの霊だった。その矢が当たると力を吸い取られ、死んでしまうかもしれなかった。善霊は、善いシャーマンの霊であることもあったが、普通はジャングルの植物の霊だった。エミリオはこの頃のアヤワスカの夢の中で植物の霊から六〇もの歌を学んでいる。

こうして通過儀礼が完了した後、エミリオは年老いたシャーマンの監督の下で医術の修業を開始した。エミリオは、自分が調合した薬草の効果を高めるために植物に教えられた魔法の歌イカロスを使った。薬は、病気を治すことのほか、誰かのために獲物や魚を引き寄せたり、邪悪なシャーマンの攻撃を撃退したり、人の愛を引き寄せたりするために使われた。

アヤワスカがいつ頃からどこで儀式に使われるようになったか、正確にはわからない。しかし、ヨーロッパ人がこの地を植民地化したときには、この風習はすでに数百年の歴史を持っていた可能性が高い。アヤワスカは、一八五一年にイギリスの植物学者、リチャード・スプルースによるアマゾン探検の後にヨーロッパでも知られるようになった。

スプルースはブラジルのウアウペス川流域に暮らすトゥカノ族が飲んでいるのを見てこの飲み物を知ったのだが、後にアマゾン川上流域、現在のペルー、エクアドル、ブラジル、コロンビアにあたる地域のさまざまな先住民族の間でアヤワスカが広く用いられていることが明らかになった。

アヤワスカの製法は民族により異なるが、一般的な方法は次のようなものだ。シャーマンがある種のつる植物（*Banisteriopsis caapi*）を集め、三〇センチ程度に切って潰した茎を三〇本ほど約一五リットルの水に浸ける。ここにチャクルーナ（*Psychotria viridis*）の葉を二〇〇枚ほど入れ、この枝と葉のシチューをゆっくりと煮立てていくと、約一二時間で一リットルほどにまで煮詰まり、油っぽく濃厚なじゃりじゃりする茶色い液体になる（図2－1）。これで一二回分くらいだ。飲み物としてはたいへん臭い。

これを飲んで三〇分くらいすると幻覚が見え始める。その状態はたいてい三時間から六時間ほど続く。基本的には幻視だが、ときに幻聴もある。恐ろしい幻覚であることが多い。ほとんどの人にとってアヤワスカは内省的で偏執的で恐ろしく、しかし同時に洞察に富み己を知ることのできる体験となる。たいてい嘔吐を伴うが、その吐瀉物を見ることで治療の効果などについての手がかりが得られると言われている。

植物由来の向精神薬は世界中で見られるが、アヤワスカの作用は、それぞれ異なる植物に由来する二種類の化合物の働きを必要とするという点で独特なものだ。幻覚はチャクルーナの葉に含まれるジメチルトリプタミン（ＤＭＴ）による。ＤＭＴ分子は有名な合成幻覚剤LSDと化学構造がよく似ているが、LSDと異なり口から入ったDMTは消化管内でモノアミン酸化酵素により完全に分解されてしまい、脳に達して精神活性効果をもたらすことはない。もう一方の原料のつる植物はβカルボリン化合物類を含んでいる。その化合物の一つとしてハルマリンがある。ハルマリン類は強力なモノアミン酸化酵素阻害薬（MAOI）だ。アヤワスカ一杯分に含まれるハルマリンだけを摂取しても幻覚は生じない（激しい震えと運動の協調失調は生じる）。しかしアヤワスカの場合のように、つる植物とチャクルーナからの抽出液を同時に飲むと、ハルマリンが消化管のモノアミン酸化酵素の働きを抑え、チャクルーナのDMTが分解されずに脳に達する。これは興味深い事実だ。というのは、このことからして、アヤワスカの調合を最初に発見したアメリカ先住民が、たまたま食べ物を調理していてこの混合物の性質に気づいたというのはありそうに

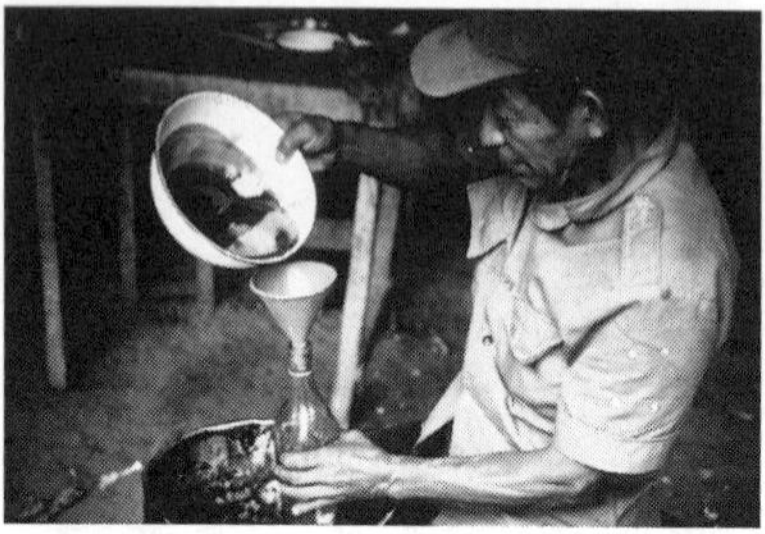

図2－1　アヤワスカを作るドン・エミリオ・アンドラーデ・ゴメス。ペルー、イキトス近くで1981年撮影。できあがった飲み物を瓶に移しているところ。写真はルイス・エドゥアルド・ルナ博士による。許可を得て転載。

ないと言えるからだ。アマゾン流域にいた古代の伝統医療の治療者が、植物抽出液の組み合わせによる薬効を体系的に研究していた可能性は高い。

二〇世紀の処方薬パーティ

バークレー。一九八一年。

私が大学生だった頃、金曜の夜のお楽しみとしてきわめて危険でユニークな遊びを考えた連中がいた。ビールを一〇杯ほど飲んだ後、大きな金魚鉢の周りに集まる。金魚鉢は半分くらい、さまざまな処方薬で埋まっている。たいていは向精神薬で、クオルード（メタカロン）、バリアム（ジアゼパム）、亜硝酸アミル、デキセドリン（デキストロアンフエタミン）、ペルコダン（オキシコドン・アスピリン）、ネンブタール（ペントバルビタール）のほか、抗ヒスタミン剤、下剤、市販の鎮痛剤や訳のわからない薬まで全部いっしょくたにされていた。

参加者は金魚鉢に手を突っ込んで適当に二錠取り、その色と形をメモしてすぐに飲み込む。そして効果が現れるのを待つ。金魚鉢の横には分厚い本が置いてある。製薬会社が製造するすべての錠剤がカラー写真付きで掲載されている『フィジシャンズ・デスク・レファレンス』だ。参加者はこの本を開き、自分が何を飲んだかを確認して、声を出してその項目を読み上げる。忘れられないのが、ぼさぼさの金髪の巨漢だ（『初体験／リッジモンド・ハイ』のジェフ・スピコーリが太ったところを想像してほしい）。辛抱強く副作用の項目まで読み進めたところで、彼は薬漬けのサーファーのような平板な声でつぶやいた。「へえ、脳内出血だって。たまんないね」

酩酊への本能的欲求

さて、以上四つの事例からわかることは何だろうか。第一に、向精神薬はさまざまな社会的文脈で使われるということだ。治療薬にもなれば、宗教的な儀式の品にもなり、純粋な娯楽としても、服用者を特定の社会集団（エリート、よそ者、反逆者など）に帰属させるものとしても使われる。第二に、このような文脈は変化しうるし、重なり合うこともある。古代ローマのアヘンと一九八〇年代のクオルードの錠剤は、どちらも本来は医薬品だったものが主に娯楽目的に転用された。アマゾン流域のアヤワスカは、治療薬でもあり宗教的な祭品でもある。第三に、宗教的戒律や法律が、薬物使用に思わぬ形で大きな影響を及ぼすことがある。一九世紀アイルランドのエーテル乱用は、かなりの部分で、イギリス政府に押しつけられた重い酒税と、マシュー神父による完全禁酒運動の影響により引き起こされたものだった。ローマ時代にアヘンが爆発的に流行したのも、セプティミウス・セウェルス帝が、主に税収を増やして軍事費にするためにアヘン販売を解禁してからのことだった。

しかし、これらの事例から学べるいちばんの教訓は、もっと単純なことだ。どんな文化であれ、どんな時代であれ、人間は自らの脳の機能を変容させる方法を必ず見つけ出し、いっぽう、統治者や宗教制度といった文化的な強制力を持つものは、常にとは言わないまでも、そうした薬物の使用を規制しようとしてきたということである。

一九世紀初頭のイギリスで活躍したロマン主義風刺詩人、バイロンは、「人は、合理的存在として、酔わずにはいられない。酩酊こそが人生の最良の部分である」と書いた。バイロンが言っているのは酒のことだが、これは一般に精神に影響を及ぼす薬物すべてについて真実だと言える。大半の向精神薬は、植物から抽出されるか（大麻、コカイン、カフェイン、イボガイン、カート、ヘロイン、ニコチン）、植物や菌類を単純に加工することで得られる（アルコール、アンフェタミン、メスカリン）ため、どこでも手に入り、広く使用される。

それどころか、向精神薬に夢中になる性癖を持つのは人間に限らない。野生の動物も精神活性効果を持つ植物や菌類を習慣的に喜んで口にする。地面に落ちた果実が自然に発酵してアルコール混じりになったものを、鳥やゾウやサルが熱心に探していたという報告がある。アフリカ西部の赤道直下の国ガボンでは、イノシシ、ゾウ、ヤマアラシ、ゴリラが夾竹桃のなかまで陶酔感をもたらし幻覚作用を持つイボガの木（*Tabernanthe iboga*）を食べることが報告されている。若いゾウが同じ群れの年長のゾウの行動からイボガを食べることを学ぶという証拠もいくつかある。エチオピアの高地では、ヤギが、まるでスターバックスにでも通うように、野生のコーヒーの実をむしゃむしゃと食べてはカフェインの快感を味わっている。(7)

しかし、その動物たちは本当に好んで薬物の向精神作用を求めているのだろうか。それともただ貴重な食料の副作用に頑張って耐えているだけなのか。熟した果実はともかくおいしいものだし、栄養もある。そうした動機を分けて考えることは難しい。それでも、いちばんの目的が精神効果だと示唆する事例は多い。摂取される植物や菌類がごく少量であることは珍しくない。この場合、栄養面ではほとんど無に等しいが、精神には大きな影響がある。

栄養にならないものを食べて酔う動物の実例としては、おそらく家畜化されたトナカイの話がいちばんわかりやすいだろう。シベリアでトナカイの放牧をして暮らすチュクチ人は、儀式の際に幻覚作用のある真っ赤なベニテングタケ（*Amanita muscaria*）を食べるが、彼らが飼うトナカイも同じだ。トナカイは樺の木の下に生えている野生のベニテングタケを見つけると丸呑みし、方向感覚を失ってふらふらと歩き回り、頭をひくつかせながら数時間群れを離れてさまよう。ベニテングタケの薬効成分はイボテン酸で、体内に入るとその一部がムッシモールという化合物に変化する。これが実際に幻覚を生み出す成分だ[8]。イボテン酸は、面白いことに、体内でごく一部だけがムッシモールに変化し、八割方はそのまま尿として排出される。トナカイは、このイボテン酸を含む尿をなめるとベニテングタケを食べたときと同じように酔えることを知っている。実際、この薬混じりの尿は遠くからでもトナカイを引きつけ、その魅力的な黄色い雪のしみをめぐってトナカイ同士で争いが起きるほどだ。

もちろんチュクチ人もこの事実に気づいている。彼らはベニテングタケを食べたシャーマンの尿を溜めておく。理由は二つある。一つは単に倹約のためだ。ベニテングタケは珍しいキノコなので、汚いという大きな欠点はあるものの、尿を再利用すれば、一度キノコを食べるだけで五回幻覚剤として使える。もう一つの理由はトナカイ集めだ。トナカイは自分たちのイボテン酸入りの尿と同じように人間のイボテン酸入り尿にも引き寄せられるため、柵の中に少量これを撒いておくだけですぐに集まってくる。いずれにせよ、シベリアのトナカイが薬混じりの尿を巡って争うのが、尿に栄養価があるからではないことだけは間違いない[9]。

こうした多くの事例から、このような疑問が浮かび上がる。向精神薬はなぜこれほどまでに広く使われるのか。

楽しみのためか？　その一瞬、エネルギーをほとばしらせるためか？　不安を鎮めて気を楽にし、心配事を忘れるためか？　このときでなければ社会的に容認されない行動をとるためか？　創造性を刺激して経験したことのない知覚を探るためか？　儀礼を補うためか？

答えは、もちろん右のすべてだ。精神科医のロナルド・K・シーゲルに言わせると、すべての生き物は、精神活性作用のある植物を囓る昆虫から、ぐるぐる回転して目が回る遊びに興じる人間の子どもまで、みな生まれつき酔った状態への欲求を持っているのだという。「こうした行動は非常に強力で持続的であり、飢えや渇きやセックスといった動因と同じような機能を果たす」とシーゲルは書いている。[10] 私たちは本当に生まれつき、脳の機能を変容させたいという欲求を抱えているのだろうか。もしそうならば、なぜなのだろう。

向精神薬の分類

人類は、さまざまな効果を発揮するさまざまな向精神薬を見つけ出してきた。大雑把に分けると、興奮剤、鎮静剤、幻覚剤、麻酔剤、そして混合的な作用を持つ薬剤といったところだろう。興奮剤となる化合物には多くの種類があるが、いずれも覚醒度を高め、一般に精神機能を強化する。たとえばコカイン、カート、アンフェタミン（アデラル、リタリンなど）、カフェインといったものだ。興奮剤は基本的に気分に好影響を与えるが、ときに不安や焦燥を引き起こす。

鎮静剤は、言うまでもなくその反対の作用を及ぼす。気分を落ち着かせ、睡眠を導き、運動協調を阻害し、反応を遅くする。鎮静剤としてはアルコール、エーテル、バルビツール酸、ベンゾジアゼピン系安定薬（ハルシオン、ソラナックス、コンスタン、ロヒプノール、サイレース、アチバンなど）、γ-ヒドロキシ酪酸（ＧＨＢ）などがある。

幻覚剤（ＬＳＤ、メスカリン、ＰＣＰ、ケタミン、アヤワスカなど）の第一の作用は知覚の混乱だ。視覚や聴覚などの感覚を歪める。また、認知や気分にも複雑な変化をもたらす。「宇宙との合一」という不思議な感覚を伴うことも多い。

麻酔剤（植物由来のアヘン、モルヒネ、ヘロインや、合成麻薬のオキシコンチン、フェンタニルなど）は鎮静剤でもあるが、独特の強力な多幸感（および鎮痛作用）を生み出すことから独立した分類とされる。これらの作用は他の鎮静剤には見られず、化学的作用も異なる。

もちろん、私たちの体験から言っても、このような分類はそれほど明確なものではない。たとえばコカインは普通、幻覚剤には分類されないが、高用量では幻覚を引き起こすこともある。広く使われているいくつかの薬物について考えてみると、やはりこの分類が曖昧であることがわかる。アルコールを大量に（命に関わるほど）飲用すると、必ず鎮静効果が生じる。しかし少量の飲酒は、とくに特定の社会的状況にあるときには、興奮作用をもたらす。この興奮状態から、会話が弾んだり、カラオケで下手な歌を披露したり、酒場で喧嘩が始まったりする。ニコチンも精神に対して複雑で微妙な作用を及ぼす。興奮と鎮静と軽い多幸感が混ざったような作用だ。アメリカのクラブで違法に乱用されることの多いエクスタシー（ＭＤＭＡ）は、興奮剤であると同時に弱い幻覚作用もあり、それが他人との親密感を生み出す。大麻は鎮静剤だが、軽い多幸感をもたらす（ニコチンより強いがヘロインには遠く及ばない）。抗鬱薬のＳＳＲＩ（デプロメール、ルボックス、パキシル、ジェイゾロフトなど）やＳＮＲＩ（トレドミン、サインバルタなど）は、鬱病患者であろうとなかろうと、多くの場合気分を明るくするが、右の五分類にはあてはまらない。

向精神作用には、こうした単純な分類法では捉えきれない側面がある。その中で最も重要な側面は、おそらくそれが用いられる社会的状況だろう。薬の化学作用は常に同じでも、その作用はそのときの脳の状態の影響を受け、それが薬の効果を左右する。鎮痛薬としてモルヒネを投与された人は、痛みは大幅に和らいだが多幸感はそれほどでもないと言うのが普通だ。しかし同量のモルヒネを娯楽目的で摂取した人は、はるかに大きな多幸感を報告する。

最近行われた実験で、二つの被験者グループに平均的な強さの同じ大麻を吸わせ、片方のグループには非常に強い種類の大麻だと告げ、もう片方には非常に弱い大麻だと告げた。どちらのグループも同量の大麻を同じ時間吸わせた。すると、とても強い大麻だと言われたグループのほうが、主観的な多幸感が有意に高かった（これはさほど驚くにはあたらない）だけでなく、手で正確にものに触れる課題で測定してみると、反応が鈍くなり、運動協調がうまくできなくなっていた。イギリスの依存症専門家グリフィス・エドワーズの言葉を借りるなら、「薬が心に及ぼす作用の多くは、心の中にある」のだ。(11)

ずいぶん昔のことだが、私は個人的に、心の状態と社会的状況と薬物の効果の間の相互関係を思い知らされるかなり劇的な体験をしたことがある。それは大学の学期末最後の週で、二人の友人がＬＳＤを飲むから「見守って」いてくれと頼んできたのだ。一人（ネッド）は最後の試験を終えたばかりで、肩の重荷がすっかりおりたように感じていた。もう一人（フレッド）は数日後に最後の試験、それも苦手な物理の試験を残していた。

ネッドとフレッドは同じ量のLSDを飲み、ピンク・フロイドのレコード（なにしろ一九七八年のことだ）をかけ、ソファーに腰を落ち着けてトリップを始めた。ネッドは典型的なハッピートリップだった。天井に移りゆく色を眺めながら笑い、至福のひとときを過ごしていた。反対にフレッドは地獄を味わっていた。フレッドは最初黙り込み、それからひどく妄想的になった。しばらくすると泣き始め、のたうち回り、物理公式やらキルヒホッフの法則やら、どうしても弱い核力が理解できないことやらをわめき立てた。妄想の中でニールス・ボーアの化け物が牙から血をしたたらせながら襲ってきたという。典型的なバッドトリップで、その後フレッドは二度とLSDに手を出さなかった。

向精神薬と脳内の受容体

話を快感に戻そう。私たちはすでに、ある経験がVTAのドーパミン・ニューロンを活性化し、ニューロンが投射している領域にドーパミンが放出されるとき、その経験が快く感じられるということ、そして、電極を埋め込んでニューロンを直接刺激するという方法でそのプロセスを横取りできることを知っている。そこで、薬物使用に関しても、一つの単純な仮説を立てることができる。人類が見つけ出してきたさまざまな向精神薬は、興奮剤であれ鎮静剤であれ麻酔剤であれ幻覚剤であれ混合作用を持つものであれ、すべて内側前脳快感回路を活性化するものだ、という仮説である。

興奮剤（コカインとアンフェタミン）については、これらがどのようにVTAニューロンのドーパミン放出を強化するかということをすでに見た（図1－4）。これらの薬物の働きで軸索端末へのドーパミン再取り込みが阻害され、結果としてVTA標的領域でのドーパミンの作用が長引き、快感回路が刺激されるのだ。

ドーパミン系を標的にしない他の薬についてはどうだろうか。たとえば、麻酔剤のモルヒネやそれに類する薬物（ヘロインやフェンタニル）は大きな多幸感をもたらすけれども、ドーパミン信号には直接影響しないことがわかっている。

麻酔剤の作用を説明するために、少し脇道にそれて、薬物の作用について少し一般的な話をしておく必要があるだろう。

向精神薬の中には人間に多様な影響を及ぼすものがある。たとえばアルコールやエーテルは、ニューロンの化学的・電気的機能の多くの面に働きかける。カフェインもやはりニューロンに幅広い影響を及ぼす。興奮剤としてのカフェインの作用は、一つの薬効機序に帰することはできない。しかし大半の向精神薬は、天然のものであれ合成されたものであれ、脳の特定の神経伝達物質に働きかけることで作用する。たとえばコカインとアンフェタミンはドーパミンの再取り込みを阻害することで、アチバンなどベンゾジアゼピン系の安定薬は抑制性の神経伝達物質GABAの受容体に結合し、その自然な働きを補うことで、また抗鬱薬のSSRIは放出されたセロトニンの再取り込みを阻害することで作用を現す。

薬物がどのような効果を持つかは昔から知られていたが、多くの場合、その薬物の標的となる脳内の神経伝達物質システムが特定されるようになったのは最近のことだ。ソル・スナイダーとキャンデイス・パートが一九七三年にモルヒネ受容体の生化学的機能を明らかにしたとき、体内に本来存在する物質の中で、この受容体を活性化するものは知られていなかった。しかしこれは奇妙なことだった。特定の種のケシを食べない限り活性化しない受容体が進化によって脳内に産み出されるなどということはありそうにない。はたしてそれから二年後に、ジョン・ヒューズとハンス・コスターリッツが脳内でモルヒネ受容体と結合してそれを活性化する化学物質をいくつか特定した。このような天然のモルヒネは、エンドルフィン〔訳注　エンド（内部の）＋モルフィン（モルヒネ）〕と呼ばれる。それ以降、さまざまな生化学的作用を持つオピオイド（アヘン様物質）の受容体が数多く発見され、それに対して数多くのエンドルフィンが対応づけられた。エンドルフィン／オピオイド・システムの役割は多面的であり、痛みの知覚をはじめ、気分、記憶、食欲、消化器系の神経制御まで、さまざまな機能に関係している。

大麻とタバコについても同様のことが言える。大麻の主な有効成分はテトラヒドロカンナビノール（THC）という化合物だが、これが脳内のいくつかの特定の受容体と結合し、それを活性化する。その受容体にはCB1とCB2の二つのタイプがあり、脳に本来存在するTHCに似た分子により活性化する。エンドルフィンが脳自身が持つモルヒネであるというのと同じ意味で、脳自身が持つ内因性の大麻は、「エンドカンナビノイド」〔訳注　エンド（内部の）＋カンナビノイド（大麻様物質）〕と呼ばれる。今日では、2アラキドノイルグリセロールとアナンダミドの二種類のエンドカンナビノイドが知られている(アナンダミドという名称は、サンスクリットで「法悦」を意味するアーナンダに由来する)。タバコの有効成分はニコチンだが、これは脳がもともと持っている内因性の神経伝達物質アセチルコリンに対応する受容体を活性化する。[12]

大麻に酔うときに感じられる多幸感は、間接的な信号伝達によって生じる(**図2-2上**)。THCがシナプス前端末のCB1受容体と結合し、それを活性化すると、この端末からVTAドーパミン・ニューロンに向けての抑制性の神経伝達物質GABAの放出が抑えられる。すると、VTAニューロンの抑制が解かれてVTAの投射先領域でのドーパミン放出が増加する。

アルコールはさらにもう少し複雑な働き方をする。アルコールはエンドルフィンとエンドカンナビノイドの両方の分泌を促し(そのメカニズムはまだ不明な点が多い)、それによりVTAドーパミン・ニューロンの抑制を解除する。[13]

ニコチンもモルヒネやTHCと同じような効果を導くが、働き方は正反対だ。ニコチンはグルタミン酸を含む軸索端末上の受容体と結びつき、それを活性化する。この端末はVTAドーパミン・ニューロンと接している(**図2-2下**)。ニコチンがこの特殊な受容体(α7を含むニコチン性アセチルコリン受容体)を活性化すると、グルタミン酸の放出が増え、VTAニューロンの興奮を高めて、ドーパミンの放出を増加させる。

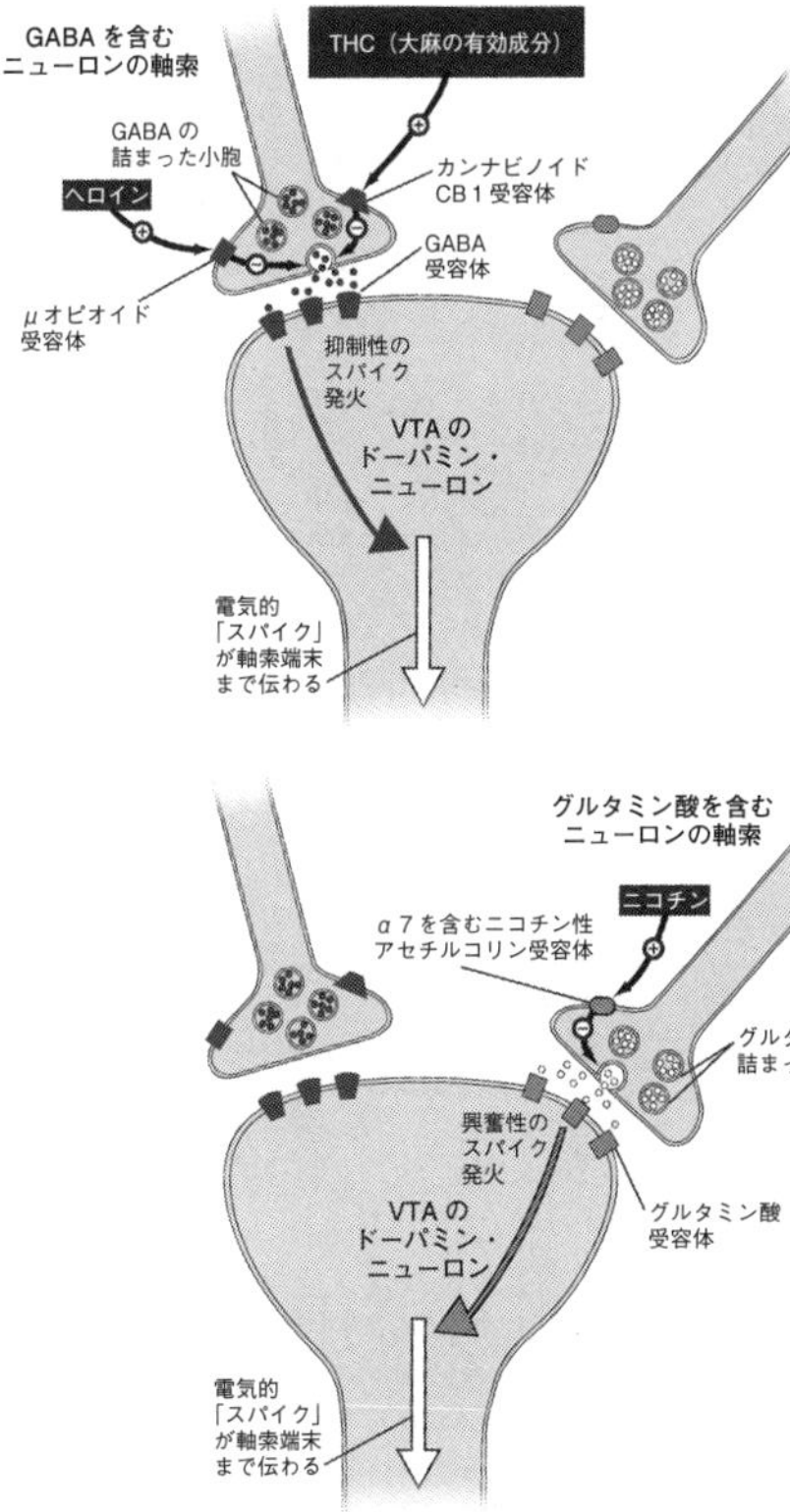

図2－2　ヘロインとその類似物質（モルヒネ、オキシコンチン、メタドン）は抑制性の神経伝達物質 GABA の放出を抑えることで VTA のドーパミン・ニューロンの抑制を解き、間接的に快感回路を活性化する。大麻の主要な有効成分 THC も同じような仕方で作用する（上図）。反対にニコチンは興奮性の神経伝達物質グルタミン酸の放出を増やして VTA ドーパミン・ニューロンを興奮させることで、間接的に快感回路を活性化する（下図）。（イラストレーション：Joan M. K. Tycko）

快感のタイプと依存症

こうして見ると、向精神作用を持つさまざまな薬物がVTAの投射先領域でのドーパミンの働きを高めることがわかる。面白いのは、これらの化合物が先に示した薬物の分類のすべてにまたがっていることだ。コカインやアンフェタミンなどの興奮剤、アルコールのような鎮静剤、ヘロインなど麻酔剤、そしてニコチンや大麻など混合的な作用を持つ薬物もある。予想どおりの展開だ。だが、VTAのニューロンからのドーパミン放出が、これらの薬物の向精神作用におおまかに関連しているだけで、直接的な役割を果たしているわけではないという可能性はどうだろうか。おそらくその可能性はない。実際、コカインでもアンフェタミンでもヘロインでも、被験者の脳をスキャンしながら注射すると、VTAが激しく活性化し、VTAニューロンの標的領域でドーパミンの放出が観察されるまさにそのピークの瞬間に、被験者は、最も強い快感の波が押し寄せることを報告するのだ。

最初の仮定はこうだった——人類が探し当ててきたさまざまな薬物は、すべて内側前脳快感回路を活性化するものである。これまで見てきた薬物に関しては、この仮説はあたっているように思える。だが、快感がすべてなのだろうか。薬物は常に快感のために求められるのだろうか。

そうではないだろう。実際、LSD、アヤワスカ、メスカリンといった大半の幻覚剤は内側前脳快感回路を活性化しない。バルビツール酸、ベンゾジアゼピンなど鎮静剤の多くもやはり快感回路を活性化しない。脳の機能を何とか変えてみたいという、文化の枠を大きく越えた（ときには生物種も越えた）欲求は、快感回路の活性化だけでは説明できないのだ。向精神薬においては、快感が中心となるものは一部であって、すべてではない。

向精神薬には、快感回路を活性化するものと、しないものがある。薬物を使用する側から見ると、これにはどういう意味があるのだろう。つまりこういうことだ。ドーパミン系の内側前脳快感回路を強く活性化する向精神薬（ヘロイン、コカイン、アンフェタミンなど）は依存症のリスクが大きく、快感回路をそれほど活性化しない薬物（アルコール、大麻など）は依存症のリスクが比較的小さい[14]。快感回路を活性化しない薬物（LSD、メスカリン、ベンゾジアゼピン、抗鬱薬のSSRIなど）は、依存症のリスクがほとんど、あるいはまったくない。快感回路に対するこうした作用の違いは、動物がそれを得るために進んで払う努力とも関係する。ラットはほんの一滴のコカインを注入してもらうために何百回もレバーを押すが、アルコールの注入のためにはほんの数回押すだけで、LSDやベンゾジアゼピンやSSRIだと、まるでレバーに関心を示さない。

さまざまな向精神薬に関連して「依存症のリスク」ということがよく言われる。私たちもこうした言葉をつい口にしてしまうのだが、これは明らかにかなり大雑把な表現である。

それぞれの薬物の依存症リスクには、社会文化的要因が大きく影響する。まず言えるのは、ある薬の入手が難しければ、使用も少ないということだ。合法的な薬物であるアルコールやニコチンはどこでも手に入り、ある程度規制されている精神安定剤や処方されたアンフェタミンや大麻はそれほどでもなく、ヘロイン、コカインといった違法薬物は調達が難しい。法的リスクも大きい。米国では一部の向精神薬が安価に入手できる。一回分のLSDやエクスタシーや大麻は、街でカプチーノのラージサイズを買う程度のお金で手に入れられるため、経済的な問題はほとんど無関係だ。薬物を使うかどうかについては、友人や家族の態度、あるいは信仰も影響する。

ヘロイン、コカイン、ニコチンなど、とくに依存性の高い薬物については、体内への取り込み方も依存症リスクに大きく影響するようだ。コカインだと、注射をする、タバコのように吸う、鼻から吸い入れる、口から食べるなどの方法があるが、鼻から吸うよりも、タバコのように喫煙したり注射をしたりするほうが依存性が高いことはよく知られている。一九八〇年代にクラック〔訳注　喫煙用に加工されたコカイン〕が蔓延して多くのコミュニティが荒廃したのはこのせいだし、現在でもその悪習は残っている。喫煙や注射のほうが依存性が高い理由は、そのほうがコカインがすぐに脳の標的ニューロンに到達して影響を及ぼすからで、鼻から吸入する場合は快感はもっとゆっくりと高まる。ペルーやボリビアのアンデス山地で伝統的に行われているように、コカの葉を噛んでコカインを摂取するやり方だと、快感の始まり方はもっと遅いし、はるかに依存症になりにくい[15]。

鎮静剤でも事情は同じだ。アヘンがケシから抽出されたままで使われた頃は、食べたり、直腸に挿入したり、喫煙で摂取したりしていた。もちろんアヘンの場合も煙にして吸うほうが効果が強く、依存症にもなりやすい。しかし一九世紀になると、もっと迅速に効果を上げる方法がさまざまに工夫された。

まず、ドイツの化学者フリードリッヒ・ゼルチュルナーが一八〇五年にアヘンからモルヒネを精製した。次に考案されたのは皮下注射で、これにより純粋モルヒネ溶液が血

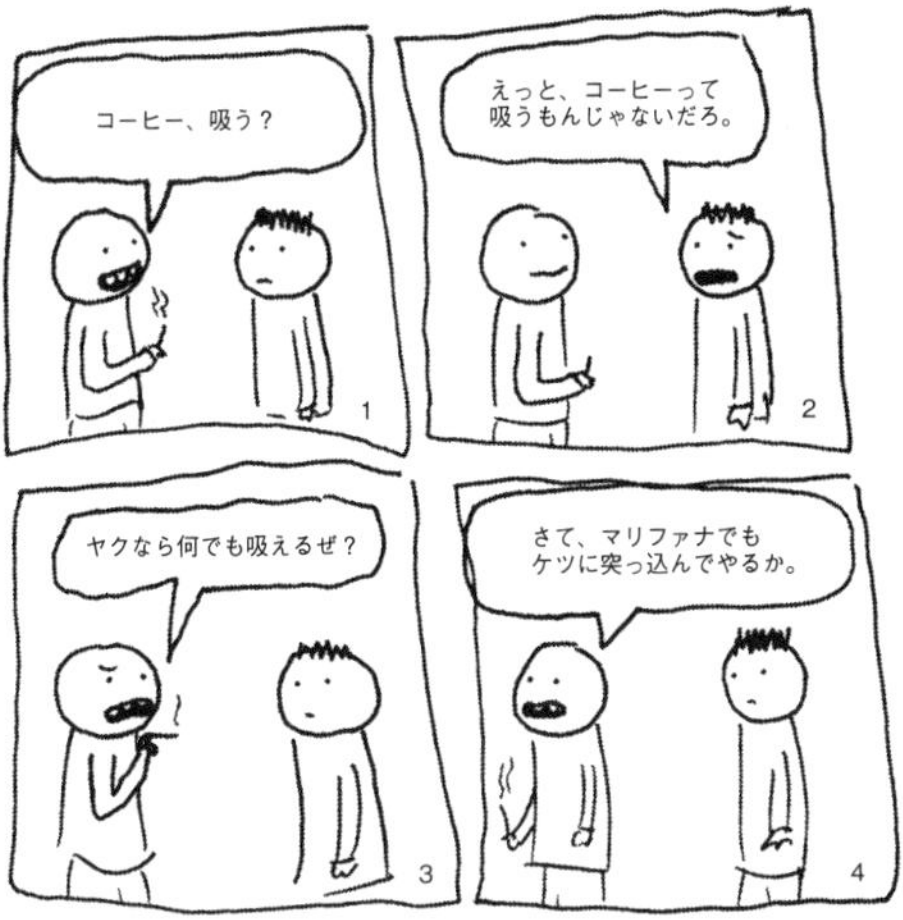
コーヒー、吸う？
えっと、コーヒーって吸うもんじゃないだろ。
ヤクなら何でも吸えるぜ？
さて、マリファナでもケツに突っ込んでやるか。

図2－3　直腸に大麻を挿入すると、非常にゆっくりと向精神作用が現れる。いっぽうコーヒーをタバコのように吸うと、飲むよりもかなり速くカフェインが脳に届く。Joey Alison Sayers（www.jsayers.com）の *I'm Gonna Rip Yer Face Off!* より“Five minutes comic”。許可を得て転載。

管に注入できるようになった。モルヒネの注射が広まったのはアメリカの南北戦争のときで、戦場で傷ついた兵士たちはこの鎮痛剤で救われた。しかしこの治療には大きな代償が伴った。とくに北部諸州側の退役軍人の多くが、モルヒネ中毒になって帰還したのだ。三番目の考案はヘロインだった。製薬会社バイエルが、一八九八年にモルヒネから（二つのアセチル基を加えて）ヘロインという単純な化学物質を作り出した。ヘロインはモルヒネよりも脳に入りやすいため、脳内の作用も迅速に始まり、快感の波もはっきりしている。

大事な点が一つある。ヘロインを注射で摂取した場合でさえ、必ずしも依存症になるとは限らないということだ。アメリカで最近行われた薬物使用の研究によると、ヘロインの注射を試した人のうちヘロイン依存になる率は約三五％だという。コカインの喫煙または注射による依存症発生率が二二％、大麻が約八％、アルコールが約四％であることを考えると三五％というのは非常に高い数字だが、次のショッキングな数字を見てほしい――タバコを試した人の八〇％が依存症になるのだ。喫煙の依存率がこれほどまでに高い背景には、まずタバコが違法ではないこと、そして健康上、生活上のマイナスが、小さくないとはいえヘロインよりもはるかにましで、しかも問題が現れてくるまでに何年もかかる、といった要素があると考えられる。(16)

しかしタバコの場合、向精神作用が比較的小さいにもかかわらず、これほど依存性が高いというのはどういうことだろう。その理由は、タバコがニコチン配給の面で、いわばガリル・アサルト・ライフルだということ、つまり迅速に機能し、信頼性が高いということだ。注射でヘロインを摂取した人は一五秒ほどで強烈な多幸感を抱くが、それから何時間かは次の注射をしようとは思わない。ところがスモーカーはタバコ一本で一〇回ほど煙を吸うのが普通で、一日に何十本も吸う人が少なくない。煙をひと吸いするとやはり一五秒ほどでニコチンが快感回路に到達する。ヘロインの静脈注射とほぼ同じ時間だ。典型的なヘロイン依存症者は一日二回、強烈で迅速な多幸感を経験するが、一日に一箱吸うスモーカーは、迅速で弱い反応を一日二〇〇回経験するわけだ。

喫煙やヘロイン注射のように薬物が脳にほとんど即時に届く場合のほうが、タバコの葉を噛んだり、アヘンを食べたりしたときのように同じ薬物が時間をかけて脳に届く場合よりも依存症になる危険性が高いが、これはなぜだろうか。

一つの考え方として、依存症も学習の一形態だと見なすことができる。薬物を使うとき、一つの行為（薬を注射したりタバコの薬を噛んだりする行為）とそれに続く快感との間に連合が生じる。犬の訓練で、呼んだら来るようにしつけるとき、ごほうびとしておいしい食べ物を一口分用意する。学習による連合を形成しようとするなら、犬を呼んで、寄ってきたときに即座にごほうびを与える。ごほうびをすぐに与える（ヘロイン注射）代わりに、三〇分待って与えると（アヘンを経口摂取する）、行動（呼ばれて来ること）と報酬との結びつきは非常に弱くなる。連合が学習される可能性は低い。

ヘロイン注射（大きな快感が一度高まる）とタバコの喫煙（小さな快感が何度も高まる）

についても、犬の訓練でたとえることができる。犬を一日に一回呼び、言うとおりにやって来たら五キロのステーキを与える。すると犬はそのうち、呼ばれたらやって来ることを学習する。しかしそれよりも、犬を一日二〇回呼び、やって来るたびに肉を一切れずつ与えるほうが、はるかに速く学習する。つまりタバコを吸うとき、私たちは自分の中の犬を非常に効果的にしつけていると言える。喫煙と快感の間に、強固な連合が形成されるのだ。⑰

依存症の進行

依存症とは、「生活上の悪い影響が大きくなっているにもかかわらず持続的、強迫的に薬物を使用すること」と定義できる。依存症者は普通、好みの薬物を使い続ける間に自分の健康や家族や仕事や人間関係を危険にさらす。とはいえ、依存症は突然なるものではなく、段階を踏んで進んでいく。ヘロインのように依存症になるリスクが高い薬物はあるが、そのヘロインでさえ、一回摂取しただけで依存症になるわけではない。

コカインやヘロインやアンフェタミンで初めてハイになったとき、人は強烈な快感と充足感を経験する。しかしダークサイドへの入口となるのは、繰り返して摂取するとき、とくに立て続けに摂取するときであることが多い。それは、最初は薬物耐性という形で現れる。連続摂取の直後から、同じだけの多幸感を得るには用量を増やす必要が出てくるのだ。定期的に使用し続けると、耐性はどんどん高まる。それにつれ、依存症も進行する。つまり、ハイになるのに必要な用量が増えるだけでなく、使っていないと気分が悪くなる。依存症は、精神症状（鬱、焦燥、薬が切れているときの集中力の欠如など）としても身体症状（吐き気、けいれん、悪寒、発汗など）としても表れる。

依存症が進むと、薬物への渇望感が強まる。とくに薬物に関連する刺激に接すると渇望感が引き出されることが多い。クラック・コカインの依存症者はふだんは比較的平静だが、パイプを目にすると激しい欲望に襲われる。クラブのトイレでアンフェタミンを使ってハイになることが多い依存症者は、ダンスミュージックや、ときにはトイレで水を流す音を聞くだけで薬が欲しくなる。ヘロイン注射の前にスプーンであぶるときのカビ臭いにおいなど、嗅覚はとくに欲望を喚起しやすい。作家ジム・キャロルが自身の青春時代のヘロイン依存について綴った感動的な自伝『バスケットボール・ダイアリーズ』〔訳注　邦訳『マンハッタン少年日記』梅沢葉子訳、河出文庫〕の中に、カトリック教会に霊的な慰めを求めることでヘロインをやめようとしていた友人の話が出てくる。その友人は、教会で焚かれる香に、ヘロインが沸くときの甘くカビ臭いにおいを思い起こし、我慢しきれなくなってミサの途中で家に飛んで帰り、またヘロインを打ってしまう。

症状が進むにつれ、耐性、依存性、渇望が現れ、得られる多幸感は徐々に弱まっていく。快感よりも欲望が先に立ち、嗜好が不足感へと変化する。アルコール依存の人を指して「あの人は本当に飲むのが好きだね」とか、コカイン依存の人は「ハイな気分が大好きなんだろう」とか言うことがある。依存症の人は好みの薬物でほかの人以上に快感を得ていて、それで薬を求めずにいられないのだと私たちは想像しがちだ。だが、現実の依存症者の話を聞くと、ほとんどの人は好きな薬をやっても、もうあまり快感を得られないのだという。ひとたび依存症の進行が始まったら、快感は抑えられ、不足感が表面化していく。そのことを示す証拠がたくさんある。不幸なことに、依存症者で感じられなくなっていく感覚は、薬による快感だけではない。快感回路に生じるさまざまな変化は、ほかの経験、たとえばセックス、おいしい食事、運動などから得られる楽しみにも影響していく。

コカイン、ヘロイン、アルコール、ニコチン。どんなものであれ、薬物への依存は断ちがたいものだということはよく知られている。薬物から離れて何カ月も何年も経った後でさえ再発することは珍しくないし、止めようとしている依存症者は、止めるために、そして止め続けるために、何度も努力を繰り返してきているのが普通だ。これもよく知られているように、再発は、過去の薬物使用に関係する感覚的なきっかけ（特定の人、匂い、音楽、部屋など）ばかりでなく、感情的、あるいは身体的なストレスが引き金になることもある。

近年の研究から得られた知見のうち最も重要な点は、依存症が進んだ段階で、渇望が生じて再発を繰り返しているような場合、そこに結びついているのは記憶、つまり薬物を摂取した経験の強固で持続的な記憶だということだ。依存性の薬物は快感回路を乗っ取り、天然の報酬以上に回路を活性化することで、連合のネットワークと結びついた記憶を深く根付かせる。この記憶が後に、薬物に関係する外的なきっかけと心的な状態を引き金として激しく活性化し、感情中枢とのつながりを作る。それはかりではない。困ったことに再発した依存症者は、ある程度の期間薬物を止めていた後でごく少量を摂取すると、最初に感じたよりも相当に激しい快感を覚えるのだ。「感作《かんさ》」と呼ばれる現象である。

習慣的に薬物を使用してきた依存症者では、脳が長期的な変化を起こしている。生化学的変化、電気機能的変化、さらにはニューロン構造の変化まで起こる。依存症を分子レベル、細胞レベルで理解し、患者を依存から解放して自由にさせる治療法を開発しようとするなら、まず脳の細胞と分子を永続的に変化させうる物質に目を向ける必要がある。もちろん最初に注目すべきは内側前脳快感回路の中だが、幸いなことに私たちはゼロからスタートする必要はない。神経科学者はすでに、記憶が脳内にどのように保存されるかについて研究する中で、細胞と分子が経験を通じて起こす変化に着目しているからだ。彼らが得た知見は、快感回路と依存症の問題にも適用できる。

長期増強（LTP）の発見

ノルウェー、オスロ。一九六四年。記憶の生物学的基盤を研究する神経生物学者たちの間には無力感が漂っていた。動物の記憶が生涯にわたって維持されることは明らかだ。したがって、経験が神経機能に長期的な変化を起こし、いわゆる「記憶痕跡」を残すものと当時は考えられていた。経験による神経機能の変化の場としていちばん可能性が高いと考えられたのは、シナプスでの伝達のプロセスである。つまり、シナプス前ニューロンの軸索端末に信号スパイクが伝わり、その結果神経伝達物質の分子が放出され、それがシナプス間隙に拡散して情報を受け取る側のシナプス後ニューロンの受容体に結合し、そのニューロンを活性化するというプロセスのことだ。シナプスにおける信号伝達はニューロン間の迅速な信号伝達の基本モードであり、脳の情報処理の中核を担うプロセスでもある。当時支配的だった仮説は、電極を通じて特定のパターンで（現実世界の経験を模して）ニューロンを刺激してやれば、シナプスの信号伝達の強度が長期的に変化するだろうというものだった。しかし、このように定式化されたメカニズムの存在を裏づける証拠は一切存在しなかった。これが、当時の神経生物学者たちの無力感の原因だった。記録される限り、変化の持続時間は長くて一、二分で、記憶の維持を説明するにはまったく不十分だった。

一九六四年、ノルウェー海軍の軍医として働いていたテリエ・レモは、退役を間近に控え、休暇をとってオスロの街で仕事を探していた。そのとき出会ったのが神経生理学者のパール・アンデシェンだった。二人の間ではシナプスやニューロンについての話が弾み、レモはアンデシェンの研究室にポスドクとして加わることにした。当時、脳内のシナプスの機能を記録することは、さまざまな技術的理由からきわめて困難な作業だった。シナプス信号の記録研究は、大半が脊髄のニューロン間を対象に行われていた（先述したようにシナプスは信号が伝えやすくなるような短時間の変化を起こすが、そのことはこの種の研究から明らかになった）。アンデシェンは麻酔を施したウサギの脳で、側頭葉の奥にある海馬と呼ばれる領域のシナプスの信号伝達を記録する技法を開発していた。レモはこの技法を使い、海馬のシナプスの性質を調べ始めた。

一九六五年にレモは、刺激を繰り返すことで（毎秒一二回のパルスを一二〇回）シナプスの連結強度が持続的に高まる可能性があるという最初のヒントをつかんだ。つまり、情報を受け取る側の（シナプス後）細胞に、より大きな興奮性の電気信号が生じるということだ。

しかし、本格的な研究が始まったのは、一九六八年の秋に記憶の貯蔵に関心を抱いていたイギリスの研究者ティム・ブリスが加わってからのことだった。二人はまず最初の共同実験で、テストパルスを一回だけ流してシナプスの伝達強度を測定した。これを繰り返して安定したベースラインの反応を記録する。そのうえで二人は「条件づけ刺激」として毎秒二〇回のパルスを三〇〇回流した。この条件づけ刺激を数回繰り返してから再びテストパルスを与えると、反応が大きくなっていた。これはシナプス伝達強度の増加を反映している。何より重要な結果は、この強度の高まりが、一、二分ではなく何時間も続いたことだ。実際、記録を終えるまで続いていた（**図2－4**）。一九六八年のこの日は、人類が脳の中の記憶貯蔵メカニズムの真の姿をはじめて垣間見た日であり、記憶が細胞や分子のレベルで研究される新しい時代の幕が上がった記念すべき日だった。[18]

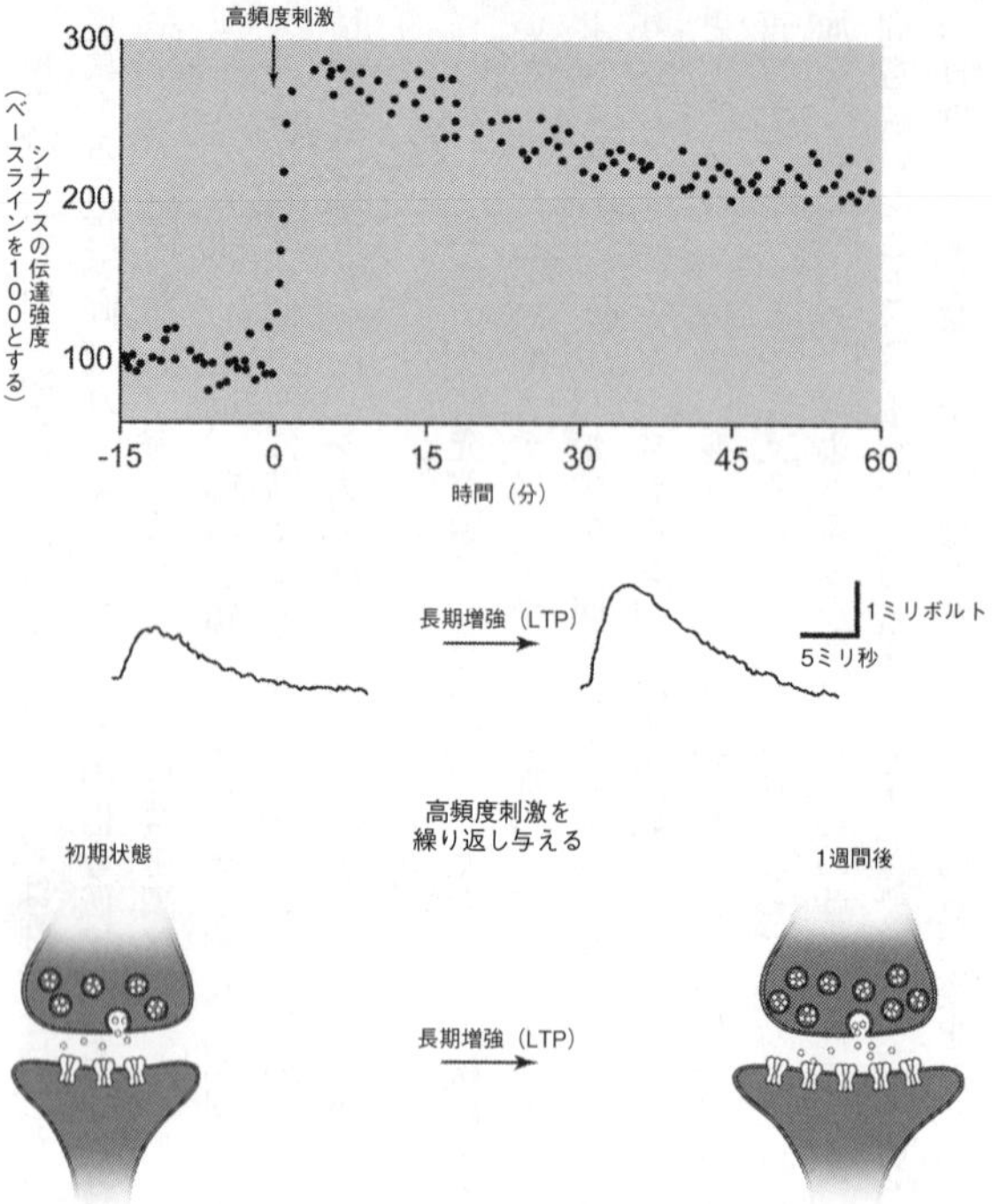

図2－4　シナプスの長期増強（LTP）は、シナプスの信号伝達の強度が持続的に増加する現象で、特定のパターンの伝達活動により引き起こすことができる。上段は、X軸に時間、Y軸にシナプスの伝達強度をプロットしたグラフ。時間0の点で短時間の高頻度刺激（10ミリ秒間隔で100パルス）を与えることでLTPが生じている。中段は、神経伝達物質としてグルタミン酸を使う興奮性シナプスの活性化を表す電気的グラフ。膜電位の変化の大きさがシナプス伝達強度を示す。LTPが生じた後は強度が高まっている。下段は、LTPを生じさせる変化の一部を表す概念図。神経伝達物質の放出量が増加し、シナプス後ニューロンの受容体密度が増し、軸索端末と、「樹状突起」と呼ばれるシナプス後領域の双方が成長している。（イラストレーション：Joan M. K. Tycko）

レモとブリスは、新たに発見したこの現象を持続増強（long-lasting potentiation：LLP）と名付けた。しかし、科学の世界ではよくあることだが、この名称は定着せず、今では長期増強（long-term synaptic potentiation：LTP）と呼ばれている。一九七〇年代以後、記憶研究の分野で長期増強の観念は熱狂的に迎えられた。理由の一つはその持続性だが、もう一つの理由は、この説明がよく知られた神経学的症例にうまく一致していたことだったた。

その症例とは、H・Mというイニシャルで知られるてんかん患者のものである。H・Mのてんかんは通常の治療法では改善せず、脳外科手術が行われた。手術は、両側の海馬およびその周辺組織の摘出を含むもので、てんかんは治った。ところがH・Mには二種類の深刻な記憶障害が残った。一つは、手術から一、二年前以前の出来事を思い出せなくなったこと、もう一つは、不思議なことにいかなる出来事も新しく記憶できなくなってしまったことだ。このような症状を前行性健忘と呼ぶ。これらの症状は、海馬が記憶に関わっていることを示している。

当時考えられたのは、長期増強は（その後発見された長期抑圧＝LTDも）、記憶に際して特別な役割を果たす脳内の特定のシナプスでのみ見られる稀な現象だろうということだった。しかし、後にそうではないことが判明した。長期増強も長期抑圧も、ほぼすべてのシナプスに現れる性質であり、脊髄でも、人類で新たに発達した前頭葉皮質でも、その間の大半の脳領域でも、あらゆる部分で見られる現象だったのである。人類の脳の最も古い部分、つまり、魚類や両生類とも共通する、脊髄反射や呼吸や体温調節や睡眠・覚醒のサイクルを司る部分でさえ長期増強や長期抑圧が働いており、したがって経験によって変化しうる。快感回路も同じであることがわかっている。

長期増強と依存症の形成

この章で学んだことを簡単に振り返っておこう。そうすれば、薬物依存と脳の回路の長期的な変化について、考えをある程度まとめられるだろう。

依存性の薬物は、内側前脳快感回路、特にVTA（腹側被蓋野）のドーパミン・ニューロンを活性化する。この活性化が、薬物が生み出す多幸感の核となる。

感覚経験は脳の回路に記憶を書き込むことができる。その記憶痕跡は、少なくとも部分的には、長期増強と長期抑圧によりシナプスで作られる。

最後に、依存症には進行段階があり、最初の多幸感は次第に耐性と依存性と激しい渇望へと進んでいく。これらは薬物の摂取を止めてから何年も残ることがある。渇望感が持続することが再発率の高さにつながる。再発のきっかけはストレスであることが多い。

これらの事実を組み合わせると、そのまま一つの仮説が引き出される。すなわち、依存性薬物を繰り返し摂取すると内側前脳快感回路とその標的の機能に永続的な変化（長期増強と長期抑圧を含むが、ほかにもあるかもしれない）が生じ、その変化がもととなって、耐性や依存性、渇望、再発といった依存症の経過の各側面が生じてくる、という仮説だ。

長期増強と長期抑圧については、一般に神経伝達物質としてグルタミン酸を使う興奮性シナプスでの研究が行われている。たとえば前頭前皮質や扁桃体の軸索とVTAのドーパミン・ニューロンとの間のシナプスだ。一九九三年にテキサスA&M大学のC・マクナマラらがラットをスキナー箱に入れ、レバーを押すと少量のコカインが静脈に注入されるようにした。すでに見たように、普通のラットならすみやかに学習してコカインを得るために猛烈な勢いでレバーを押すようになる。ところが、スキナー箱に入れる前にMK－801という化合物を注射してやると、そのラットはコカインに興味を示さなくなる。MK－801はよくあるタイプの長期増強や長期抑圧の発生を阻害する化合物だ。MK－801を与えられたラットは、自分にコカインを注入するレバーを偶然と言える頻度でしか押さない[19]。コカインを実験者が手で注射する方法でも同様の結果だった。ラットがケージの中の決まった場所に来たらコカインを注射してやると、その場所とコカインで生み出される快感とを結びつける連合記憶が形成され、ラットはその場所に何度もやって来るようになる。ところがあらかじめMK－801を与えられたラットでは連合は形成されず、コカインの注射後もケージの中を好き勝手に歩き回っていた。

ラットの腹部の各所に順番にMK－801を注射してみると、VTAのグルタミン酸シナプスだけでなく、どこででも作用を及ぼすことがわかる。そこで、VTAにだけ届く針を使って（側坐核など他の領野には届かない）少量のMK－801を直接注射してやると、それでもコカインが得られる場所に向かう行動が阻害される。

MK－801で前処理したラットの実験結果が示唆するのは、コカイン摂取の結果として、ラットのVTAニューロンの興奮性シナプスに長期増強と長期抑圧が生じているということだ。これを実証するために、ラットにコカインを一回投与し、二四時間後にグルタミン酸を含む興奮性の軸索とVTAニューロンとのシナプスの信号伝達強度を測定する実験が行われた。この結果、シナプスの伝達強度は上がり、強固な長期増強が生じていることがはっきりした。また、やはり事前にMK－801を与えておくと、コカインによる長期増強が妨げられた。その後の実験で、コカインの一回投与から三カ月後に測定しても、VTAのグルタミン酸シナプスではなお長期増強がしっかりと続いていることが明らかになった。

コカイン以外でも、アンフェタミン、モルヒネ、ニコチン、アルコールなどの薬物でVTAに長期増強が生じることが、ほかの研究からわかってきた。また、重要なポイントだが、抗鬱薬のフルオキセチン（プロザック）や気分安定薬のカルバマゼピン（テグレトール）など依存性のない薬物では、長期増強は起こらない。VTAの長期増強は、脳に作用するすべての薬物で生じる一般的効果ではないということがこれで証明された。

もう一つの重要な発見は、依存性薬物がもたらす長期増強は、脳全体のシナプスで生じるわけではなく、さらに、神経伝達物質としてグルタミン酸を使うシナプスすべてで生じるわけでもないということだ。たとえば海馬のグルタミン酸シナプスは、コカインやモルヒネを投与しても永続的変化を起こさない。

さて、そうすると、ＶＴＡのグルタミン酸シナプスで薬物により長期増強が生じるという発見は、行動上どのような意味を持つのだろうか。思い出していただきたいのだが、これらのシナプスは、感覚情報をもとに計画や判断を引き出す前頭前皮質からの情報と、感情的情報を処理する扁桃体からの情報を受け渡すポイントになっている（28ページ）。薬物によりこれらの興奮性シナプスが長期的に増強されると、その後本人が感覚的な手がかりを知覚したり、ある感情を抱いたりしたときにＶＴＡニューロンが活性化しやすくなり、標的領域でのドーパミンの放出を促すことになる。一つの合理的な仮説として、薬物により引き起こされる快感と、それに伴う感覚的手がかりや感情状態との連合が学習されるためには、ＶＴＡが薬物で長期増強されている必要があるということが言える。

依存症の進行につながる神経化学的変化

こうしたことは最近になってわかってきたことだが、依存症の一部の側面を脳の細胞や分子のレベルで実際に説明できるようになったということを考えると、これらはきわめて刺激的な発見だと言えるだろう。

しかし、ここで全体を眺めなおす必要がある。薬物によりＶＴＡで長期増強が起こるというだけでは、依存症のすべての生物学的基盤は説明できない。第一この長期増強は薬物の一回の摂取だけで生じたものなのだ。アルコールやニコチンなどそれほど危険性のない薬物でさえ、一回の摂取で長期増強が生じる。ところがアルコールやニコチンを一回摂取しただけでは依存症にはならない。

では、ラットにコカインを繰り返し与えると、その脳の回路はどうなるのだろうか。予想に反して、VTAのグルタミン酸シナプスで長期増強がさらに進んだりはしない。一回の摂取だけで最大限の増強がすでに生じているということだ。しかしコカインを繰り返し投与すると一回では見られなかったある種の可塑性が生じる。神経伝達物質としてGABAを使う抑制性のVTAシナプスで長期抑制が起こるのだ。GABAの作用はグルタミン酸とは逆であるため、GABAシナプスで長期抑制が起こるとVTAニューロンへの抑制が弱くなり、結果としてそれを興奮させ、快感回路の活性の高まりを拡大して、標的領域でのドーパミン放出を増やす（図2－2参照）。VTAドーパミン・ニューロンを活性化させるこの相乗効果（興奮性シナプスへの長期増強と抑制性シナプスへの長期抑制の組み合わせ）が、依存症の進んだ段階で見られる薬物への渇望の少なくとも一部の原因となっている可能性は高い。

習慣的に薬物を使用していると、VTAニューロンから側坐核、背側線条体、前頭前皮質に繰り返しドーパミンが放出され、これらの標的組織にも変化が生じてくる。コカインを五日間投与すると、側坐核では、神経伝達物質ダイノルフィンのレベルの上昇など、一連の変化が起こる。ダイノルフィンはモルヒネ的な効果を有する天然の脳内物質エンドルフィンの一つだ。側坐核でダイノルフィン・レベルが上昇すると、快感回路の一部を占めるこの組織内で電気的活動が低下する（VTAなど「上流」の組織の活動をも無効にする)。側坐核の活動を抑制するメカニズムはほかにもある。海馬、前頭前皮質、扁桃体から側坐核へと情報を届けるグルタミン酸シナプスの長期抑制だ。側坐核に現れるこの双方の変化が快感回路の活性化の高まりを抑え込み、依存症の初期の特徴である耐性と依存性のもととなっている可能性が高い。この段階では、コカインを追加しない限り快感回路の活動は慢性的に抑制され、鬱や倦怠感や焦燥感、ほかの活動を楽しめなくなるといった、薬物依存/離脱の精神症状へとつながる。

　薬物をやめようとしている依存症者と似た状況を作るため、ラットに五日間コカインを投与し、その後数日ないし数週間薬を与えずにおく。すると、

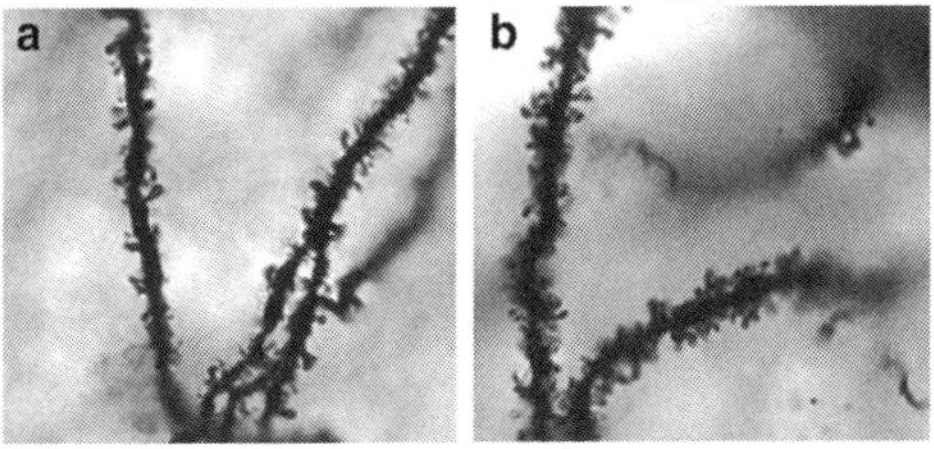

図2－5　コカインを繰り返し摂取すると脳の快感回路自体に変化が起こる。ラットに食塩水またはコカインを48日間毎日与え、それから2日後に解剖して調べた研究がある。脳をスライスし、染色して、側坐核のニューロンの棘で覆われた樹状突起を顕微鏡で観察した。写真の小さな粒つぶが樹状突起棘だ。ここが興奮性のシナプス信号を受け取る。コカインを投与したラットでは樹状突起棘の密度が高くなっているのがわかる。S. D. Norrholm, J. A. Bibb, E. J. Nestler, C. C. Ouimet, J. R. Taylor, and P. Greengard, "Cocaineinduced proliferation of dendritic spines in nucleus accumbens is dependent on the activity of cyclindependent kinase-5," *Neuroscience* 116 (2003) : 19-22 より。Elsevier の許可を得て転載。

さらに神経が変化していく。最も顕著な変化は、側坐核の多くを占める中型有刺ニューロンの細部に生じる。中型有刺ニューロンは、長く枝分かれした樹状突起の表面が樹状突起棘という小さな粒で覆われているため、そう呼ばれる（樹状突起とは樹木のように枝分かれした構造で、シナプスを通じたほかのニューロンからの信号の大半は樹状突起で受け取られる）。この棘はただの飾りではない。脳のほかの領域から届いてくるニューロンのグルタミン酸やドーパミンを使う軸索が、ここでシナプスを形成するのだ。コカイン依存症になったラットではこの樹状突起棘が過剰に成長し、中型有刺ニューロンが文字通り棘だらけになって、興奮しやすくなっている（図2－5）。さらに、中型有刺ニューロンにつながる個々のシナプスも長期増強を受ける。この長期増強は、五日間のコカイン投与直後に見られる長期抑制を抑えるだけでなく、その抑制を上回る増強を見せ、シナプスはコカイン投与前よりも強化される[20]。

このように、薬物を断つ期間を経た側坐核は、棘の増加と長期増強という二種類の永続的変化を受ける。これが、薬物を止めようと苦闘する依存症者の最後のハードルである薬物感作の神経学的基盤と考えられる。

依存症を神経生物学的に説明するためには、まだわからないことが多々あるが、これまでの目覚ましい研究の進展のおかげで、実証的な検証の対象となるモデルを構築できるようになった。私たちは今、モデルの基礎となるものを手にしている。現時点では長期増強や長期抑制を非侵襲的に、つまり脳を傷つけずに測定することができないため、大半の研究はラットやマウスで行われている。人間を対象にする場合は、侵襲的な方法は使えない（現在の脳スキャナーでは課題の要求を満たせない）。それでも、依存症患者が習慣を断ち切りやすくする治療法を開発できる見込みは大いにある。VTAとその標的領域にある神経伝達物質受容体をターゲットにする第一世代の薬品の中には、すでに実用化されているものや、臨床試験段階にあるものもある。臨床試験の準備が進められている薬も多い（第7章「快感の未来」で現在と将来の依存症治療について詳しく考察する）。

これらの治療薬により、依存症者の渇望が抑えられ、感作や再発が防止され、治療中に薬物から離れていられるようになることが期待される。治療の副作用として、食事やセックスといったほかの重要な活動に関わる快感回路の働きを損なわないようにすることが難しい課題となるだろう。

依存症の遺伝要因

近年では、アルコール依存を含め、薬物依存は病気であると積極的に認識する人が多くなっている。それでもやはり、意志の弱い人や精神に欠陥のある人や、要するに自分とは違う人が罹る病気なのだろうという思いが私たちの胸の奥に巣食っている。コメディアンのミッチ・ヘドバーグにはそのことがよくわかっていた。

アルコール依存症は病気だよ。でも唯一、罹っているからってことで罵られる病気なんだ。

「オットーくん、勘弁してくれよ。君はアルコール依存症だったのか」

「オットーくん、勘弁してくれよ。君は膠原病だったのか」

ね、かたっぽうは変な感じだろう？

どう考えようとも、真実は一つ。一定の条件が整えば、誰でも薬物依存症になりうるということだ（要因としては、ストレス、幼児期の薬物摂取や虐待、社会的サポートの欠如、遺伝的素因などがある）。依存症は意志の弱い負け犬だけがなる病気ではない。実際、歴史上の多くの偉人も薬物依存症だった。それも、シャルル・ボードレール（ハッシシ、アヘン）やオルダス・ハクスレー（アルコール、メスカリン、LSD）のような創造的な芸術家タイプの人ばかりでなく、ジークムント・フロイト（コカイン）のような科学者や、アレクサンドロス大王（かなりのアルコール依存）、オットー・フォン・ビスマルク（ランチにワインを二本空け、夕方には仕上げに少量のモルヒネを使うのが常だった）など、重責を負う将軍や国の元首もいた[21]。

一卵性双生児と二卵性双生児の比較研究から、依存症リスク要因の四〇～六〇％は遺伝的なものと推定される。とはいえ、依存症への遺伝の影響についての研究はまだ端緒についたばかりだ。単一の「依存症遺伝子」[22]のようなものはなく、この複雑な発現形質に関係する遺伝子は多数ある可能性が高い。

興味深い研究が一つある。快感回路を構成する重要な要素であるドーパミン受容体の一種でD2と呼ばれるサブタイプの遺伝子にかかわるものだ。ここにA1という型の遺伝子を持っていると、側坐核と背側線条体でD2ドーパミン受容体の発現が少なくなる。その結果、A1を持つ人はアルコールやコカインやニコチンへの依存症になる率が有意に高いというのだ。しかも、アルコール依存症者の中で比べてみても、A1を持つ依存症者はそうでない依存症者よりアルコールの影響が大きく、飲み始める年齢が低く、酩酊する回数も多く、禁酒に失敗する回数も多い傾向がある。アルコール依存症者の多い家系で脳スキャンをしてみると、依存症でない人は依存症の人に比べて側坐核と背側線条体のD2受容体が多いことがわかった。

これらの研究をまとめると、D2受容体が増えればある種の薬物依存を防止できる可能性が見えてくる。実際、アルコールを自ら摂取するよう訓練したラットの線条体に遺伝子操作を施したウイルスを注入し、D2受容体の発現を促したところ、アルコールの摂取が大幅に減少した（何もしないウイルスを注入した対照群ではこのような効果は生じなかった）。近いうちに人間の依存症者の脳に遺伝子操作ウイルスが注入されるようになるということはないだろうが、これらの発見は、D2受容体が新たな依存症治療の一つの標的となりうることを示唆している。

遺伝がすべてではない

依存症においてこれほど生物学的プロセスが大きな意味を持っているとするなら、回復に際しての社会的・経験的役割はどういうことになるのだろう。対話療法や一二ステップ法や祈りや瞑想は、本当に役に立つのだろうか。依存症に対する遺伝的素因や生物学的基盤について現在わかっていることに基づいて、人間はみな遺伝子と脳内物質の奴隷だと結論づけることは容易だ。

しかし、端的に言ってそれは間違っている。薬物の反復使用で生じる神経回路の長期的変化、たとえば長期増強や長期抑制やニューロンの構造的変化もやはり、すべてこの世界で生きる私たちの経験を通じて生じることなのだ。実際、こうした変化は、私たちが自分の経験を記憶に書き込むことを可能にしているメカニズムの一部にほかならない。つまり、こうした神経の変化によって私たちは個性を形作っている。脳の中では因果性は双方向だ。たしかに遺伝子と神経回路はある行動の素因となっているが、脳には可塑性があり、行動経験で神経回路を変化させることができる。依存症者が対話療法に通ったり自分を見つめる瞑想を実践したりして、ストレスを軽くする、あるいは薬物使用と生活上の悪影響を関連づけて考えるとき、これらの活動は生物学的な世界から切り離された理念の世界で生じているわけではない。そのような活動も快感回路に変化を起こし、依存症のときに生じた回路の変化を元に戻したり、別の変化によって元の変化に対抗したりできるのだ。社会的・経験的治療法には、このように生物学的な基盤がある。[23]

依存症者の責任

依存症は病気だと宣言することは、依存症者を自身が犯した反社会的な選択や行動の責任から解放してやるだけではないだろうか。いや、けっしてそんなことはない。たしかに依存症を病気とするモデルは、依存症の発症は患者の責任ではないという考え方を伴う。しかし、これは決定的な点だが、依存症からの回復は患者の責任なのだ。私たちは心臓の病気に罹った人をそのことで責めたりはしない。しかしいったん診断がついたなら、食事に気をつけたり、毎日運動をしたり、薬を飲んだりといった行動で病気を良くしていく責任は、その患者自身にあると考える。これと同じことで、依存症を病気だと考えるからといって、患者を回復への責任や、回復に伴うもろもろの問題への責任を問わないということにはならない。何もしなくていいということではないのである。

第3章　もっと食べたい

あなたのお尻（ass）で戦争が起こっている。お尻と言っても、ファンクの帝王ジョージ・クリントンが「心を解放すりゃあケツは付いてくるんだぜ」〔訳注　ジョージ・クリントン率いるファンクバンド、ファンカデリックのアルバムタイトル曲 Free Your Mind...And Your Ass Will Follow〕と叫んだり、中学校の体育の時間に隣のロッカーを使っていたケヴィンが「リンデン、お前の口は今、お前のケツでは始末できないことをやっちまったんだぜ」と言ったりしたときの比喩的な意味[1]ではない。私が言おうとしているお尻は、一般に「身体的な自己」を指す ass ではなく、身体の「お尻」のこと、つまり、あなたのお尻に溜まっている脂肪をめぐって戦争が起こっているという話だ。そしてその戦いの主戦場は、実は脳の快感回路にある。

肥満度を脳に伝えるホルモン

二〇〇八年の一年間で私は一二〇万キロカロリーの食事をとり、その一カロリー一カロリーを楽しんだ。ひとくちに食事と言ってもいろいろだ。豪華な食材をふんだんに使った脂肪たっぷりのレストランの食事もあれば、適量のベジタリアン家庭料理もあれば、仕事場でドアを閉め切ってむさぼり食った小袋のスナック菓子もある。毎晩さぼらずに四〇分間自転車で走った時期が何週間か続いたかと思うと、ソファーに張り付いたまま一切動かない時期も何カ月かあった。ところがこの年の私の体重は三キロ以上変動することはなく、元旦と大晦日の体重はまったく同じだった。今の体重に満足しているわけではないが、一二〇万キロカロリーもの食事をとりながら、私の身体が食欲をコントロールしながら正確にちょうど同じだけの熱量を消費したというのは驚くべきことではないだろうか。

体重がほぼ一定しているという私の体験は珍しいものではない。とりたてて食事制限をしているのでなければ、たいていの人はそうなる。被験者の食事量と熱量消費を数週間から数カ月にわたって（これだけの期間をとれば日々の変動は平均化される）注意深くモニターしてみると、摂取カロリーと消費カロリーのバランスが見事にとれていることがわかる。マウスでもサルでも、多くの哺乳類は、数週間食べ過ぎたり飢えたりしたあとに自由に食べられる環境に戻ると、すぐに体重が通常のレベルに戻る。とくに重要なポイントとして、私たち哺乳類の身体はどうやら、食べた量だけではなく、食べたものの中に含まれる熱量に基づいて摂食をコントロールしているらしいということがある。たとえば、ほんの一例だが、ラットをいくつかのグループに分け、それぞれに濃度の異なる栄養液を与えると、飲む量を調整して一定のカロリーを保つ。ちょうどサーモスタットのような仕組みだ。サーモスタットでは、温度計が室温の低下を感知するとヒーターに信号が送られ、設定温度に戻るまで部屋を暖める。

以上のことから、脳が身体から体重の指標となる信号を受け取り、それに基づいて食欲や熱量消費を調整して、かなり厳密に体重を維持しているものと考えられる。

実際、脳の底にある視床下部と呼ばれる部分がそのような信号を受け取っている。視床下部は、性欲、食欲、攻撃、飲水など、多くの基礎的で無意識的な欲求や反射のコントロールに関わる領域だ。体温調節にも関係している。[2] ラットの視床下部の腹内側《ふくないそく》部を傷つけると、肥満することがわかっている。まるで、飢えたラットが食べる量を増やして熱量消費を減らすことで埋め合わせようとするかのように行動するのだ。視床下部の外側《がいそく》部を傷つけると、逆に過食時のように食べる量を減らし、熱量消費を増やして、最後には危険なほどやせ衰えてしまう。ラットだけではない。さまざまな哺乳類でも同様の実験結果が得られている。人間も、視床下部の腹内側部に損傷を受けると（隣接する脳下垂体の腫瘍によることが多い）、食べる量が増えて肥満する。

このモデルからは、当然次の疑問が浮かんでくる。視床下部はどのようにして体重を知るのか。ちょっと創造主になったつもりで考えてみよう。自分ならこのシステムをどう組み立てるだろう。血中のブドウ糖を測るか？　脂肪の溜まり具合か？　深部体温か？　足の裏にかかる圧力？

その仕組みが明らかになったのはごく最近、一九九四年のことだ。ロックフェラー大学のジェフリー・フリードマンらが二系統の突然変異マウスを使った実験を報告した。一つの系統は「オビース」（肥満）と呼ばれ、もう一つは「ディービー」（糖尿病）と呼ばれていた（これらの突然変異は遺伝子操作の産物ではなく、交配集団の中から自然に発生したものだった）。どちらの系統のマウスも非常に太っており、その形質は、目の色と同じように単純な優性遺伝のパターンにしたがって子孫に伝えられていた。この事実は、オビースもディービーも、その肥満が単一の遺伝子変異の結果であることを示唆している。

フリードマンの研究チームはオビース・マウスの遺伝子変異を追求し、それがある特定のタンパク質ホルモンの生産を阻害する変異であることを突き止めた。レプチンと名付けられたそのホルモンは、脂肪細胞からのみ分泌されるタンパク質だ。いっぽう、ディービー・マウスの遺伝子についても同じように分析すると、その変異は、レプチンの受容体として機能するタンパク質を暗号化している部分にあることがわかった。この受容体が細胞表面で体内を循環するレプチンと結合すると、細胞内で生化学的連鎖反応が起こる。とくに興味深いのは、このレプチン受容体が最も多く発現するのが、視床下部の中で肥満や痩身を引き起こす部分のニューロンだということだ(3)。

フリードマンの決定的な発見のおかげで、今では視床下部がどのようにして体重を検出し、その情報で体重をどのようにごく狭い範囲で維持しているかについて、合理的な仮説を立てられるようになった（図3－1）。体重が増えるときは体脂肪の量も増える。

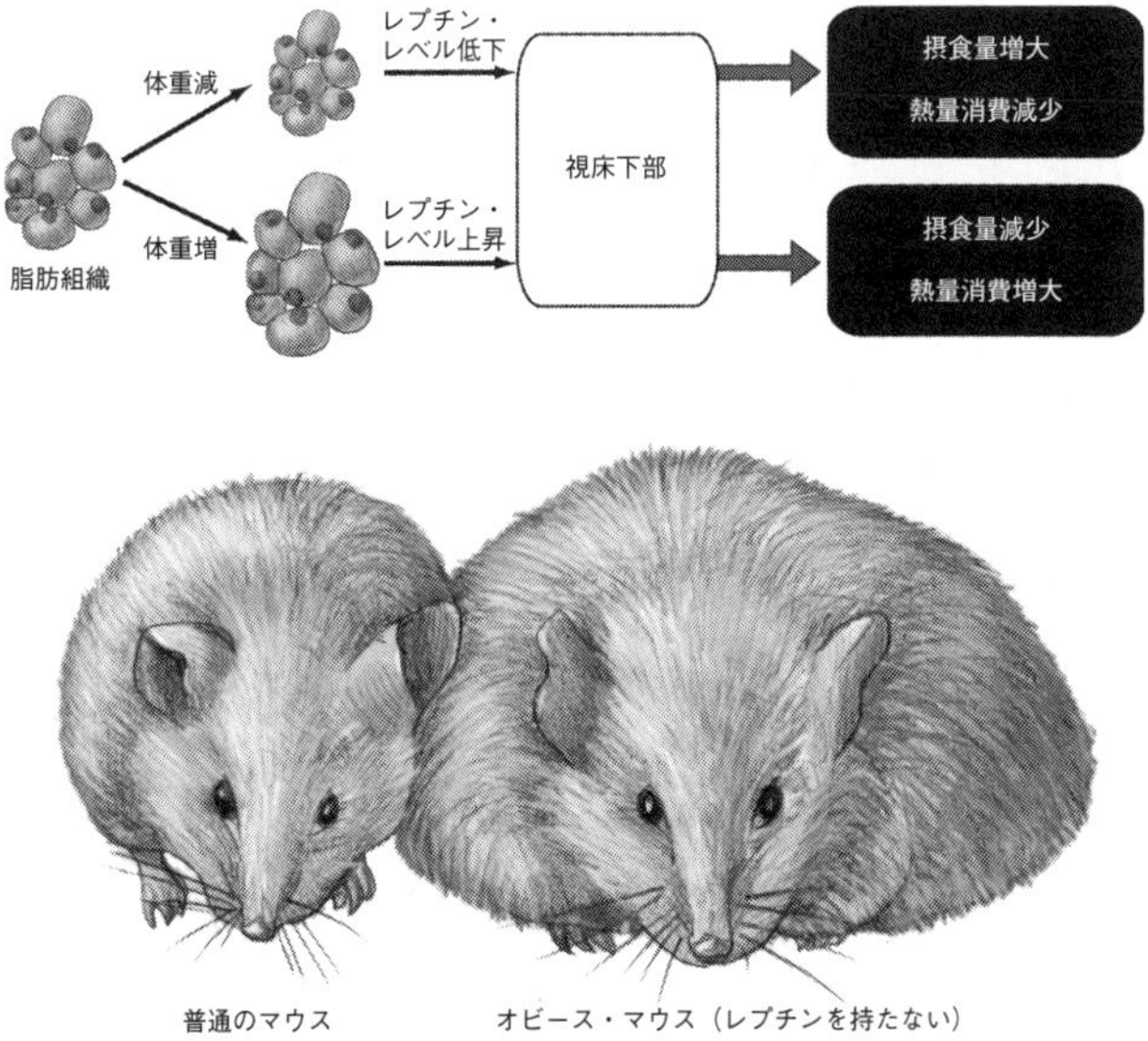

図3－1　レプチンは脂肪細胞で作られるホルモンで、脳内で食欲を抑え、熱量消費を増やして体重を一定に保つ働きをする。上：体重が減ると脂肪組織の量が減り、体内を循環するレプチンも少なくなる。その結果摂食量が増え、熱量消費が少なくなって、体重が増え、元のようになる。反対に、体重が増えると脂肪の量が増え、レプチン・レベルが上がり、その結果摂食量が減り、代謝と活動が活発になって熱量消費が増え、体重が減る。下：マウスがレプチン遺伝子を失うと（DNA のランダムな変異による場合でも遺伝子操作による場合でも同じ）、レプチンが作れなくなり、重度の肥満になる。イラストは、左が普通のマウスで、右がレプチンを持たないオビース・マウス。レプチンの受容体を持たない変異マウス（ディービー）でも同じ効果が見られる。（イラストレーション：Joan M. K. Tycko）

脂肪細胞からは、その量に比例するレプチンが分泌されるため、レプチン・レベルも上昇する。レプチンは血液に入って体内を循環し、脳内にも入る。そのレプチンを、視床下部のニューロン上に発現しているレプチン受容体が検出する。これらのニューロンがレプチンにより活性化すると、食欲が抑制され、熱量消費が増大する。体重が減ると、この仕組みが逆に働く。脂肪が減ると体内を循環するレプチンのレベルも下がり、食欲が増して熱量消費が減る。

これまでのところ、この仮説を支持するかなり有望な証拠が集まっている。血中のレプチン・レベルを調べると、たしかに体重が増えると上がり、減ると下がる。オビース変異マウスにレプチンを注射してやると、摂食量が減り体重が落ちる（視床下部に直接注射する場合は、ごく少量でも効果がある）。ディービー変異マウスにレプチンを注射しても効果は現れない。視床下部にレプチン受容体がないため、外からレプチンを与えても活性化しないからだ。

人間では、病的な肥満の人のうち、レプチン遺伝子の機能を損なうDNA変異を持つ人は一%に満たない(4)。人間でもマウスでも、レプチン欠損の場合不妊になるため、この変異は簡単には次世代に伝わらないので、そういう人が少ないことも驚くにはあたらない。それでも、レプチン欠損の患者にレプチン注射をすると、摂食量が大幅に減り、ひいては体重も減ることがあるというのは心強い事実だ。

イギリスのケンブリッジにあるアデンブルック病院のI・S・ファルーキらは、九歳のレプチン欠損の女児の症例を報告している。この女児の食欲はとどまるところを知らなかった。大量の食事をとり、絶えず間食のお菓子を欲しがった。レプチンを欠いた脳のせいで、彼女は自分が常に飢えているように感じていたのだ。体重は九四キロで、歩けるようにするため脚に手術が必要なほどだった。レプチン投与による治療を一年続けた後、体重は一五キロ減ったが、これはほとんどすべて脂肪の減少分だった。食べる量は四二％減り（体重減少分はすべて食事量の減少によるものだった）、もう常時空腹を感じるようなことはないと当人は話した。[5]

病的肥満患者の中には、数は少ないが、レプチン受容体の変異による人もいる。残念なことだが、ディービー変異マウスと同じで、こうした患者にレプチンを投与しても効き目はない。

満腹感を脳に伝える仕組み

脳が体重の長期的変化を体脂肪を指標として知る方法は、レプチンによる動的平衡システムで説明がつく。けれども、食欲の調整はもっと短期的な話で、こちらはまた別の説明になる。たとえば、食べ始めたいという欲求は何が信号となるのだろうか。かつては血中のブドウ糖レベルの低下が食事の開始のきっかけになると考えられていた。しかし最近の研究結果からすると、摂食行動が生化学的に開始されるのは、極端な飢餓状態のときだけと考えられる。食べるものが十分にある通常の状況では、食事を始めようという動機は、どちらかというと社会文化的、環境的要因によって生じる。

食事中の摂食状態を、脳はどのようにして知るのだろう。脂肪の量は食事中に増えたりはしないため、もっと迅速に働く別の信号が必要だ。短期的には、カロリー摂取は満腹シグナルによって生化学的に調整されている。このシグナルの影響で個体は食べるのを終わりにする。胃と腸にはセンサーを持つ細胞が並んでおり、消化された食物についての化学的、物理的性質の情報を脳に伝えることができる（化学的性質というのは糖やタンパク質レベルの話で、物理的性質というのは主に胃腸がどのくらい拡張したかで検知される）。

胃腸からの信号はタンパク質ホルモンの分泌によって伝えられる。脳への信号となる胃腸のホルモンには数種類あり、それぞれ異なった伝達法をとる。血流に乗って直接脳に入るものもあれば、ニューロンを活性化して電気的信号を送るものもある。一つの例を見てみよう。食事に含まれる栄養素が小腸の細胞を活性化するケースでは、腸内壁の一部の細胞がCCKというホルモンを分泌する。このホルモンは近くにある迷走神経端末と結合し、そのニューロンを活性化する。この神経の電気的パルスは、脳幹の孤束核と呼ばれる部分に伝わる。この部分が活性化すると、それが今度は視床下部の内側基底部を活性化する。これは、損なわれると重度の肥満の原因となる領域だ。

視床下部の内側基底部は、摂食をコントロールする回路において重要な役割を果たしていることがわかっている。とくに、視床下部内側基底部の中のさらに小さな組織、後室周囲核は、腸から迷走神経、孤束核と伝わってくる迅速な神経信号と、脂肪細胞から分泌されて循環してくるレプチンによる遅い信号の、両方の情報を受け取っている（図3－2）。後室周囲核にはさまざまなタイプのニューロンが混在しており、ここが活性化すると摂食行動にさまざまな影響が及ぶ。後室周囲核の一部のニューロンはPOMCというホルモンを含んでおり、腸から孤束核経由の信号で活性化し、視床下部外側部のニューロンを抑制する。視床下部外側部は、活性化するとオレキシンという空腹感を生み出すホルモンが分泌される部分だ。後室周囲核のPOMCニューロンが活性化すると、同時に室傍核という部分も活性化する。室傍核の細胞はCRHというホルモンを分泌するが、こちらは満腹感をもたらすホルモンだ。

つまり、パンケーキをつまむと、内臓は食物由来の栄養素と胃の拡張の両方を検知し、その信号が右のような複雑な経路をたどって伝わり、オレキシンの分泌を抑え、CRHの分泌を促して、飢餓感をなくして満腹感をもたらすということになる。

後室周囲核内には、NPYと呼ばれる神経伝達物質を用いるタイプのニューロンも多く分布する。こちらは迷走神経－孤束核経由の信号には関係せず、体内を循環するレプチンにより抑制される。NPY細胞もPOMCニューロンと同じように室傍核と視床下部外側部の両方に軸索を伸ばしている。しかしその働きはPOMCニューロンとは逆で、室傍核を抑制し、視床下部外側部を興奮させる。つまり、飢餓状態になると（これは文字どおりの意味の飢えで、ファミレスの席が空くのを待って並んでいるときにお腹が空いて死にそうだなどと言うのとは違う）脂肪の量が減り、体内を循環するレプチンのレベルが下

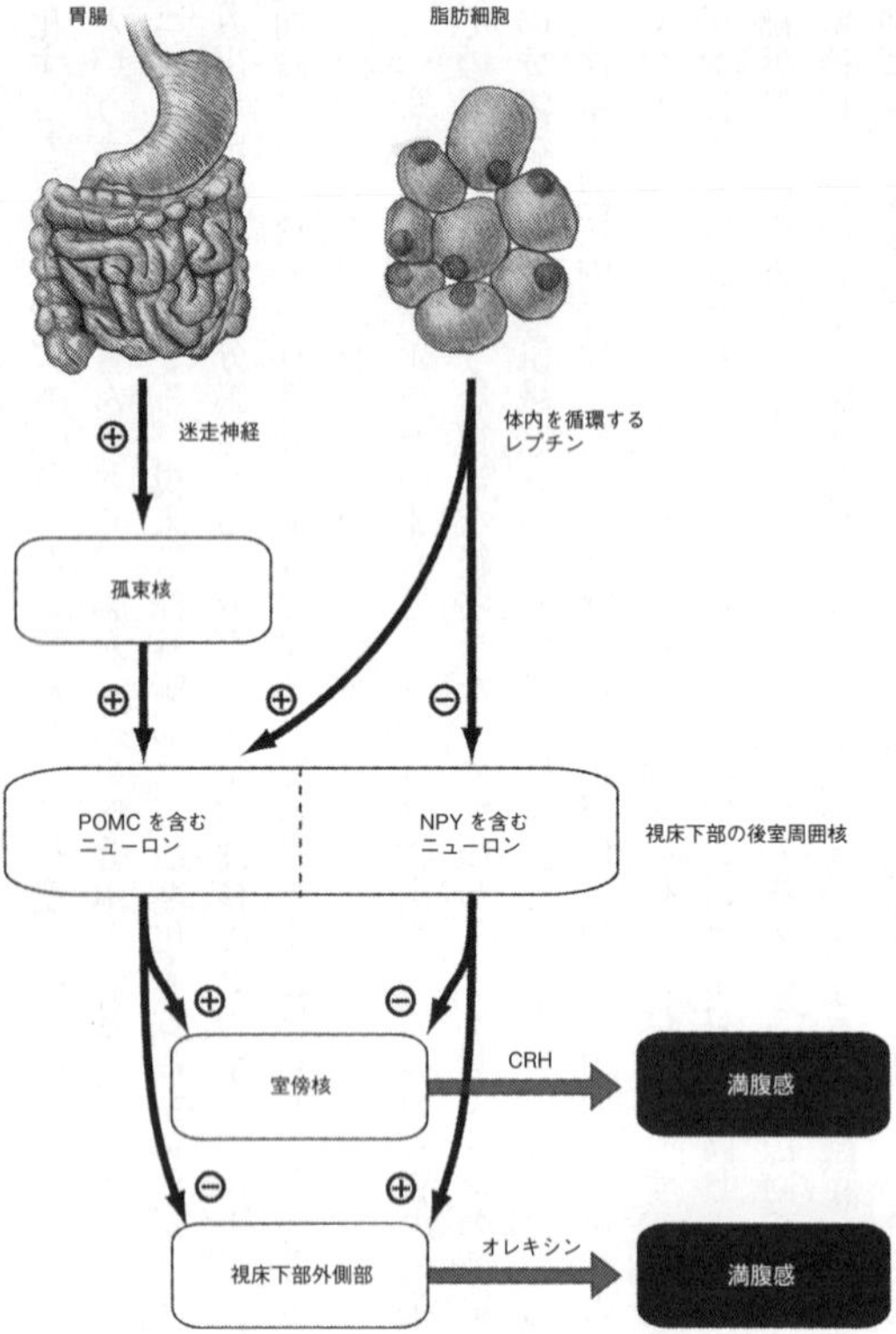

図3－2　視床下部に見られる摂食をコントロールする回路。体内を循環するレプチンによるゆっくりとした体重信号と、胃腸から迷走神経を伝わってくる素早い信号の両方が統合されている。結局のところ、食べ始めと食べ終わりは、オレキシンが媒介する飢餓信号と CRH が媒介する満腹信号の二つの相反する信号の競合によって決定される。たとえて言うなら、お湯を入れる蛇口と水を入れる蛇口が分かれている昔のバスタブのようなものだ。お湯と水の相対的な流量の関係でお風呂の温度が決まってくる。（イラストレーション：Joan M. K. Tycko）

がり、後室周囲核のNPY細胞の抑制が弱まってオレキシンが増え、CRHが減る。その結果、飢えを感じるのだ。

　なぜ食欲の回路はこんなに複雑なのだろう。[6]中枢を一つにまとめて、そこで空腹感を刺激すると共に、身体からの脂肪信号や腸が栄養物で一杯だという信号を受け取ったらスイッチを切る、というような形ではなぜいけないのだろう。もちろん、本当のところはわからないが、以下のような推測はできる。食欲の制御システムは冗長性を備えるよう設計されていて、信号を多様化してシステムを安定させ、摂食というきわめて重要な行動が混乱しないようになっているということだ。また、摂食が、一日のうちの時間や気分や運動、匂いなど多くの要素に影響され、これら多くの情報の流れを何らかの形で摂食制御回路に集約する必要があるという点も重要だろう。

　摂食の制御回路には、まだ不明な部分がたくさんある。オレキシンが食欲を刺激し、CRHが抑制するという働きが、具体的にどこでどのように行われているかもわかっていない。

身体の仕組みはダイエットに抵抗する

　ものを食べるという行動は基本的に自己の意思に基づいた意識的な行動だという考え方は、私たちの文化に深く根付いている。私たち人間は、自分がすべてにおいて自由意思を持つという観念を、最初から持ち合わせているのだ。それゆえ、体重は意志の力だけでコントロールできると考えたくなる。あのデブはどうして食べる量を減らして運動をしないんだろう？　意志が弱いだけじゃないのか？　と。

そんなことはない。人間に、すでに見たような動的平衡に基づいた食欲コントロール回路が備わっている以上、体重を大幅に減らしてそれを維持するというのはきわめて困難なことなのだ。体重が落ちると脂肪が減り、レプチン・レベルが落ちる。すると生化学的な連鎖反応が起こり、代謝率を抑えて無意識の食欲を強める信号が発信される。失われる体重が大きければ大きいほど食欲は強くなり、エネルギー消費は抑えられる。毎年莫大な売上げを上げているダイエット産業はそのことを知られまいとしているが、悲しいかな、これは避けがたい真実なのだ。

軽快な音楽に乗せたお馴染みのダイエット映像がある。太った女性がランニングマシンで走っている。画面が切り替わるとその女性がサラダを食べている。次に少しスリムになった女性がステップマシンに乗っている。そして明らかに細くなった女性が道を走っていて、最後に痩せて自信を回復した女性がセロリスティックを満足げに囓っている。とても勇気づけられる映像だ。

しかし、意識的に食事に気をつけたり運動をしたりすることで、ある程度の体重減を維持したり、一時的に急激に減量したりすることは可能だとはいえ、大幅に減らした体重を長期的に維持するというのは、たいてい非常に難しいことだ。脂肪吸引でさえ一時的な解決にしかならない。ダイエットと同様、身体から脂肪を除去すると循環するレプチンのレベルが下がり、熱量消費が抑えられ、食欲が増大するからである。

人間が食欲を動的平衡でコントロールするシステムはほかの哺乳類と変わらない。レプチンが減少したときに私たちが経験する無意識的な食欲と基本的に同じものを、マウスやイヌも感じている。人間はこのような無意識の衝動を、動物よりもやや意識的にコントロールできるとはいえ、根本的には哺乳類は人類を含めてみな同じなのだ。

人類と体重に関して理解すべき第一の要因は、進化の過程を通じて人類が無制限に食物を得られたことなどほとんどなかったという事実である。加えて、進化の歴史の大半の時期、私たちは狩猟採集社会に属し、日々の労働に大量の熱量を消費してきた。この文脈で見ると、人類が体重（そして食欲）を最適レベルにセットする生物学的コントロールシステムを持っているというのは理に適っている。体重が減りすぎても、食欲が落ちすぎても、次に飢饉が長引いたときに餓死する危険性が高くなる。逆に体重が多すぎると動きやすさに支障が出る。

つまり、現代の人類が体重を大幅に落としてそれを維持しようとするとき、その努力は、数百万年積み重ねられてきた進化の選択圧に抗うことにほかならないのだ。

それればかりではない。ダイエットに抵抗する〈快感〉の問題がある。

摂食行動と快感回路

すでに見たように、快感回路は、薬物で機能を乗っ取ったり、電極を埋め込んで刺激したりと、人為的に活性化することができる。しかしこの回路は、ものを食べるというような、自然に快感を伴う行動でも活性化するのだろうか。

間違いなく答えはイエスだ。ラットの脳のVTAに電極を埋め込んで測定してみると、餌を食べ始めたときにVTAニューロンの活動が急激に高まることがわかっている。このニューロンの活動は食事中ずっとある程度保たれる。また、VTAニューロンの投射先領域に生化学的探査針を差し込んでみると、摂食がドーパミン放出を増加させていることがわかる。

コカインやアンフェタミンなど、脳内にドーパミンをあふれさせる薬物を恒常的にラットに与えておくと、そのラットはあまり食べなくなり、体重を減らす。ドーパミンと同様の働きをする薬物（ドーパミン受容体アゴニスト）を与えると、やはり食欲がなくなる。反対に、ドーパミン受容体の働きを阻害する薬物は食欲と熱量摂取を増やし、体重を増やす。

大麻も食欲を増進することが知られている。実際この効能のため、化学療法中の患者やエイズ患者に見られる危険な食欲減退を治療するために大麻を用いることがある。脳内の大麻様分子であるエンドカンナビノイドは、摂食行動に関わる役割を果たしていると考えられる。脳内のエンドカンナビノイド受容体の働きを阻害する薬物は食欲を抑え、体重を減らす。同様に、脳内に大麻の受容体を持たない変異マウスは食欲が低く、痩せている。

快感回路は体重信号からも影響を受ける。VTAのドーパミン・ニューロンにはレプチンの受容体もあり、体内を循環するレプチンがこの受容体と結合すると、生化学的な連鎖反応が起こり、VTAニューロンの発火を抑え、標的領域でのドーパミン放出を抑える〔訳注　この場合、ドーパミン放出が減少するとともに、摂食も減少する〕。ラットに遺伝子操作を施してVTAのレプチン受容体だけをなくしてやる（脳内のほかの部分のレプチン受容体は残す）と、食べる量が増え、体重も増す。(7)

レプチン欠損症の患者に食べ物の写真を見せながら脳スキャンするという方法でレプチンの働きを探る研究も行われている。レプチン欠損症の患者では、食べ物の写真はVTAニューロンの一部の標的領域（側坐核と尾状核）を活性化するが、これは普通の人間が飢餓状態にあるときに見られる反応に近い。しかし患者に長期間レプチン治療を行うと、食べ物の写真を見たときに正常な快感回路の活性化を示すようになり、食欲は以前より減退する。食べ物の写真についてどう感じるかを評価させると、レプチン治療後のほうが写真に低い点数を付ける。(8)

これらの結果をまとめると、以下のように言えそうだ――大幅に減らした体重を維持しようとしているときは、レプチンレベルの低下により快感回路が調整され、食べ物がいつもより魅力的に見える。

肥満の遺伝要因

食べ物も薬物も、脳の快感回路の同じ領域を活性化させる。食べ物と薬物に、行動上影響し合う部分があることはよく知られているが、これも脳の回路の共用に起因する可能性が高い。たとえばラットを飢えた状態にすると、コカインやアンフェタミンなどの依存性薬物や、内側前脳束への直接的電気刺激を求める傾向が強まる（快感を得るためにレバーを押す頻度が高くなり、時間も長くなる）。

これはつまり、肥満とは一種の食物依存症だということだろうか。この問題に取り組むために、タフツ大学医学部のイマニュエル・ポソスらは、体重の重いラット同士、体重の軽いラット同士を何世代もかけ合わせ、肥満しやすい系統と肥満しにくい系統を作った。これらのマウスに一五週間、標準的な実験用の餌を自由に食べさせたところ、肥満しやすいラットは肥満しにくいラットより有意に多く餌を食べ、平均体重も二二％重くなった。

ポソスらはここから仮説を立て、肥満しやすいラットは中脳の快感回路におけるドーパミン信号が弱く、すべてのラットに共通する一定の標的ドーパミンレベルを達成するために、より多く食べようとするのではないかと考えた。実際、側坐核のドーパミンレベルを測定すると、肥満しやすいラットではベースラインのドーパミンレベルもＶＴＡの電気刺激によるドーパミンレベルの上昇も、どちらも有意に低いことがわかった。

肥満傾向のラットは、ドーパミン機能のこの弱さを生まれつき持っているのだろうか。それともこの性質は成長と共に発現してくるのだろうか。肥満しやすいラットの子どもを使った研究でも、成体のラットと同じようなドーパミン信号の弱さが見られることから、この性質は生まれつきのものであると考えられる。これらの結果は、肥満しやすいラットは、肥満しにくいラットが少量の餌で得るのと同じ快感レベルを得るために、多くの餌を食べる必要があるという仮説を支持する[9]。

肥満ラットの研究自体も興味深いが、問題はラットで考えられる遺伝性の肥満モデルがどの程度人間に適用できるかだ。人間に肥満遺伝子があるという証拠はあるだろうか。それともすべては環境要因のなせる業なのだろうか。現在、世界の多くの人々に関して、環境要因のほうが明らかに大きい。十分に栄養が摂れないなら肥満はしない。また、社会文化的要因や、個人の生き方のいろいろな側面も関係してくる（この点に関してはこの章で後に詳しく考察する）。しかしなぜ、同じように好きなだけカロリーを摂取しながら太る人と太らない人が出てくるのだろうか。大半の文化圏では、食べ過ぎと肥満は意志の力が弱いせいだとされている（ダイエット業界もそう主張する）。しかし、遺伝学的には、その考え方に対する強力な反証がある。養子、双子や家系を対象とした研究データが示すところでは、体重の軽重は、八〇％遺伝的に決まっている。この比率は身長などの身体的特性の遺伝性と同じで、乳がんや統合失調症や心臓病といった、現在では遺伝的素因があることが明らかだと見なされる病気における遺伝性よりもはるかに高い。

肥満とドーパミンの関係

レプチンやレプチン受容体をコーディングする一つの遺伝子の突然変異により生じる肥満症例は、肥満のごく一部にすぎない。先述したPOMCやCRH受容体、MCH受容体など、摂食をコントロールする回路に介在する多くの分子の変異も、当然、肥満を引き起こす。しかし、現時点での最良の試算によると、病的肥満のうち単一の遺伝子の変異によるものは八％程度にすぎない。残りの多くの肥満では、複数の遺伝子と環境との相互作用が関係しているものと思われる。

肥満の遺伝的要素が影響するのは、食べ過ぎるという点だろうか、それとも普通に食べても代謝が不十分になるのだろうか。あるいはその両方だろうか。摂食を詳細にモニターする研究の大半から、食べ過ぎ要因のほうがはるかに大きく、熱量消費の小ささも要因にはなっているが、影響はずっと小さいものと考えられる。やはり、太りすぎの人々はたくさん食べ、運動をしないのだ。だがそれはなぜだろう。脳の摂食コントロール回路と快感回路を、分子レベル、細胞レベルで分析してみると、ほぼその説明がつく。[10]

先に、鈍くなったドーパミン快感回路を補うために過食をするラットの研究を紹介したが、これを敷衍して、人間もそのようにして食べ過ぎると考えるのは理に適っているだろうか。ラットと同じく人間でも、摂食行動は背側線条体などVTAの標的領域で放出されるドーパミンと関係している。人間の被験者のいいところは、脳スキャン中に、いまどんな感じですかと話ができることだ。こうした研究の結果、食べることとドーパミン放出が関連しているというだけでなく、ドーパミンの放出量から、被験者がその食事をどのくらい快いと評価するかも予測できることがわかった。

これに関連して、食べ物が違えばドーパミンの放出量も変わることもわかった（私の場合、ルイジアナ・ホットソーセージを食べるとドーパミン・メーターが振り切れる）。また、お腹を空かせた被験者が食事を続けて満足していくにつれ、背側線条体に放出されるドーパミン量は減っていく。当然のことだ。お腹が空いているときは最初のひとくちがいちばんおいしいのだ。

ドーパミン信号のベースラインを上げる薬を投与した場合も、人間はラットと同じように食欲を低下させ、カロリー摂取と体重を減らす。逆にドーパミン信号を下げる薬は反対の効果をもたらす。ここまでは問題ない。もう一つの重要な発見は、肥満した被験者では痩せた被験者よりもＶＴＡの標的領域でのドーパミン受容体密度が平均して低いということだ（この特徴は脳スキャンで測定することができる）。しかしそれでもポイントとなる疑問は残る。肥満の人は食べ物に対するＶＴＡ標的領域のドーパミン活性が実際に低くなっているのか、ということだ。言い換えると、快感回路が食べ物に対して鈍感になることが肥満に関わるのか、ということである。

オレゴン大学のエリック・スタイスらが最近、肥満した若い女性と痩せた若い女性を被験者として、チョコレート・ミルクセーキをストローで飲んでもらいながら脳をスキャンするという研究を行った[11]。チョコレートは脳の快感中枢を非常に大きく活性化するというだけでなく、柔らかいストローで飲めるため、脳スキャンのために頭を固定している被験者にパストラミ・サンドイッチやリゾットを食べてもらうよりもやりやすいという利点がある。この研究から得られた主要な結論は、肥満の被験者のほうが痩せた被験者よりも、チョコレート・ミルクセーキの一口が引き起こす背側線条体の活性化が有意に小さいということだった。快感回路が鈍感になるという仮説を支持する結果だ。

ミルクセーキを飲んだ女性たちには、ある種のＤＮＡ検査も受けてもらった。ＴａｑＩＡという遺伝子多型部位の検査だ。ここにＡ１という対立遺伝子があると、快感回路でＤ２ドーパミン受容体の密度が減ることがわかっている。Ａ１の持ち主は、ミルクセーキによる背側線条体の活性化がとくに小さかった。実験から一年後に追跡調査を行ったところ、Ａ１の持ち主はそうでない被験者に比べて体重の増加が有意に大きかった。

つまり、肥満の人の中には、快感回路の低機能を補うためにたくさん食べようとする人がいるということだろうか。たしかにそれは一部の肥満を説明するだろう。しかし、他の要因が介在する可能性もある。スタイスはこう指摘する。「被験者の脳の反応を見ていると、肥満の人はミルクセーキを飲む前、飲もうとしているときに、快感回路が比較的大きく活性化する。つまり、皮肉なことに、彼らは大きな報酬を望んでいながら、実際には小さな報酬しか得られないようなのだ[12]」。冷酷なジレンマ。食欲が増しているのにあまり快感が得られない。実際、このパターンは食べ過ぎの問題だけでなく、強迫的で依存的な多くの行動に見られる一般的な問題なのかもしれない。D2ドーパミン受容体に関係するTaqIA　A1遺伝子を持つ人は、肥満傾向があるだけでなく、薬物依存やアルコール依存、また病的なギャンブル依存にもなりやすいことがわかっている。

外食産業の戦略

身体の脂肪をめぐる戦いのもう一つの最前線は、レストラン・チェーンやパン屋など外食企業のテスト・キッチンやオフィスにある。BMI（ボディマス指数）の八〇％は遺伝的なものだが、個人の体重を決める要因としては、環境や、遺伝／環境の相互作用も大きな役割を果たしている。はっきりとした一例を挙げると、アメリカの成人の平均体重は、一九六〇年から現在までの間に一二キロほど増えている(13)。これが遺伝的な変化のせいでないことは明らかだ。主な原因は、外食産業が協調して、人々の快感回路を最大限に活性化する飲食物を生産し、大量に提供する努力を続けてきたことにある。その結果、アメリカ人の食べ過ぎが促進された。

ご自分が、ファミレス・チェーンやお菓子メーカーのテスト・キッチンのシェフだとしたらどうだろう。客がよろこんで食べ、リピーターになってくれるようなメニューを考えなければならない。どうするだろうか。どうすれば満腹感や、過食を防ぐべく働く体重信号を抑えるほど激しく快感回路を活性化させられるだろうか。基本的戦略は、人類（の祖先たち）が進化の過程で通り抜けてきた食物風景と、現在の食物風景とのギャップを利用することだ。

私たちの祖先の食事は、さまざまな居住環境に暮らしたさまざまな集団ごとに違いがあったはずだが、共通する特徴があった。それは、大半が植物性の食物だったということだ。脂肪（おそらく全カロリーの一〇%ほど）と糖（たいていは熟した果物と蜂蜜）はごくわずかだった。肉はごく稀にしか食べられないご馳走で、手に入ったとしても通常は脂身のないものだった。内陸の住人にとって塩は未知の味だった。すばやく嚙みきって飲み込めるような水分や油分の多い食べ物はほとんどなかった。最も重要な点は、ときおり飢饉が起こるのが当たり前という場所が多かったことだ。そのため、脂肪や糖を含む高カロリー食が手に入ったときはむさぼり食い、予測される困難な時期のために体脂肪として蓄えておくことは理に適っていた(14)。

こうした祖先の食事の結果、私たちは生まれつき特定の味や匂いを好むよう身体ができあがっている。糖と脂肪が顕著だが、塩もそうなのだ。人間もラットも、脂肪と糖が豊富な高カロリー食を食べると、ＶＴＡが大きく活性化し、ＶＴＡの標的領域にドーパミンが大量に放出される。

コカインの摂取法として「コカの葉を嚙む」のと注射をするのとで違いが生じたのと同じように、高カロリー食の場合にもグルコースが脳に到達するときの濃度の違い（あるいは何らかの食物関連の信号）が差を生み出しているのかもしれない。急激に大きく上昇する快感信号が最も強い報酬となり、最も依存性を高めるということだ。興味深いことに、脂肪と糖は同時に摂ると極端に依存性が高くなり、それぞれ片方だけを摂る場合よりもはるかに大きな影響が快感回路に生じる。

スキナー箱のラットは甘く脂肪の多い餌を報酬にすると懸命にレバーを押すが、そればかりでなく、すでに普通の餌で満腹しているラットでも、甘い餌や脂肪分の多い餌を与えればさらに食べる（ケロッグのシリアル「フルート・ループス」がとくに効果的だ）。この点について実際ラットの実験は必要ないだろう。お腹がいっぱいになっても「デザートは別腹」という状態は、誰もが経験しているはずだ。

いっぽう塩についてはまだよくわかっていない部分がある。ラットは塩を報酬にしても動こうとしない。人間が塩を求めるのは、発汗による塩分の不足を補うやり方に適応してきたためかもしれない。

食品企業のテスト・キッチンで働くシェフとして考えるなら、人が食べ過ぎたがる商品を考案するのに、ラットもスキナー箱も脳スキャナーも科学的文献の知識さえも必要ない。必要なのはモニターに試食してもらうレシピをいくつか用意することだけだ(15)。だとしても、そのレシピを考えるのはそれほど単純な作業ではない。というのは、これまでの商品にただ塩や脂肪や砂糖を加えるだけでは、人が求める商品は作れないからだ。たとえば、どんな食べ物にも共通する理想的な塩分濃度というものは存在しない。ポテトチップスやクラッカーには、肉やスープよりも多くの塩分が求められる。甘さが非常に強い食べ物は、脂肪と組み合わせるほうが好まれる。味の対比が出る組み合わせも食べ過ぎを誘発しやすい。チョコレートがのりフルーツのかけらが混ざっているアイスクリームのほうが、一つの味の均一なアイスクリームよりも訴えるものがある。スパイシーな唐揚げは、味の違うソース（脂たっぷりの冷やしたランチドレッシングなど）をつけて食べるほうが量が進む。甘みとスパイシー、脂と塩味、スパイシーと塩味は、いずれもうまくいく。舌触りの対比も効果が大きい。揚げ物では衣がカリカリ、中がふんわりという対比が基本となることが多い。脂分を熱したときの味と匂いも強い反応を引き起こす。おそらく人間には脂の匂いだけを感じる嗅覚受容体が非常に多いためだろう。

テスト・キッチンのシェフは、噛んだり飲み込んだりするのが楽な食品のほうが好まれるということも知っている。そのため、ファミレス・チェーンで出てくる肉は機械的に柔らかくされており、マリネの漬け汁が注入されていることが多い。口の中でとろけ、水分が多いため、するりと飲み込める。つまり、客が噛んだり飲み込んだりする作業の半分を食品工場が肩代わりしてくれているため、たくさん食べられるということだ。

最後に、ごく単純な戦略として、客は皿に載っているものを最後まで食べようとするという事実を利用する方法がある（飲み物ならボトルを飲み干す）。身体の食欲コントロールシステムを打ち負かして過食させ、食品をたくさん売るには、サイズを大きくするというのがシンプルで効果的な方法なのだ。

安全な痩せ薬の開発に向けて

過去四〇年間にアメリカなど豊かな国々を席巻した体重の増加は、各国の国民の間に大きな健康問題を引き起こした。体重が増えると、糖尿病、がん、睡眠障害、心臓病、高血圧など、さまざまな健康上のリスクも高まる。ありがたいことに、ほんの数キロの、つまり食習慣を改善し運動をすることで十分に維持できる程度の減量でも、健康上のリスクは大幅に改善する。

だが、病的な肥満の人で、健康リスクを減らすために大幅な減量を行ってそれを維持しなければならない場合はどうなのだろうか。すでに見てきたように、このような努力に対しては、脳の動的平衡システムが抵抗する。体重が減ると食欲が増進し、代謝が落ちるため、大きく減らした体重を維持するのはきわめて困難なのだ。消化管を一部切除する手術を施す方法もあるが、リスクが大きく、高額な費用もかかることから、ごく一部の症例でしか選択されない。

この結果、製薬業界では、食事療法と運動療法を補う安全で効果的な肥満治療薬の開発努力が続けられている。

念のために補足すると、安全ではない肥満治療薬はすでにある。さまざまなタイプの患者で食欲を減退させ、体重を減らす薬だ。アンフェタミンなど、人為的に中脳のドーパミン報酬系を刺激する薬物は食欲を減らすのに効果的だが、依存性が高く、副作用が破滅的だ。また、フェンフルラミンという薬が長い間痩せ薬として処方されてきた。この薬は弱い覚醒剤であるフェンテルミンと組み合わせて使うことが多く、「フェンフェン」という調剤で販売されていた。フェンフルラミンは、セロトニン・トランスポーター の働き（神経伝達物質セロトニンを再利用のために取り込んで小胞に閉じ込める）を阻害する薬物で、シナプス前端末の細胞膜を通じて再取り込みされるセロトニンを逆にシナプス間に放出させる効果がある。残念なことに、フェンフルラミンは女性で二〇%、男性で一二%の患者で心臓弁の病気を引き起こした。それも、服薬をやめてからずっと後になってこの病気が進行したのだ。フェンフルラミンは一九九七年に販売中止となり、現在、製造責任を問う史上最大級の訴訟が進行中だ。原告は五万人にのぼり、製薬会社ワイス社が負う可能性のある賠償額は一四〇億ドルと試算されている。

現時点で、ラットやマウスで実験中のものから臨床試験の最終段階にあるものまで、開発中の痩せ薬はたくさんある。安全で効果的な痩せ薬ができれば、言うまでもなく、そこにとてつもない市場が開ける。この分野での研究が商業的に熱心に推進されているのも当然だ。

候補となる薬の中に、腸からの満腹信号を増強するタイプのものがある。たとえばSR146131という薬は、腸のホルモンCCKの受容体を活性化するもので、それにより満腹感を増強する。視床下部や内側前脳の摂食を司る部分や快感回路を標的にするタイプの薬も開発されている。先に、視床下部の後室周囲核の一部のニューロンから放出されるNPYが食欲を刺激することを説明した（図3－2）。動物実験で、NPY受容体と結合してこれを不活性化する薬が、食欲刺激効果を阻害して減量を促すことがわ

かっている。(16)

痩せ薬としてほかに可能性がありそうなタイプとして、脳内のTHC（大麻の成分）であるエンドカンナビノイドの受容体を標的にするものがある。大麻（マリファナ）の副作用としてよく知られている「マンチーズ」（空腹感）を逆手にとった戦略だ。大麻を吸うと食欲が刺激されるのだから、エンドカンナビノイドの働きを（神経カンナビノイドの主な受容体であるCB1のところで）阻害する反対の薬を作ってやれば食欲を抑制できるのではないか、という発想だ。実際、サノフィ・アベンティス社が開発したCB1ブロッカーであるリモナバン（商品名はアコンプリア、スリモナなど）は、五〇カ国以上で肥満治療薬として認可されている〔訳注　日本では未認可〕。リモナバンである程度の減量効果を生み出せることに疑問の余地はない。臨床試験では、一日二〇ミリグラムを一年間服用した患者の平均体重は七キロほど減少した。プラセボを飲んでいた患者群では、減量は二キロほどだった。ウエストサイズや血中の中性脂肪レベルなど、ほかの体脂肪指標も減少した。

残念なことに、リモナバンには重大な副作用の懸念が生じている。リモナバンを処方されている肥満患者で、吐き気、鬱病、そして自殺が有意に増加していることがわかったのだ。このため欧州医薬品庁（EMA）はEU加盟国内の医師に、リモナバンの処方を中止するよう勧告した。米国では二〇〇七年に、サノフィ・アベンティス社から出されていた肥満治療薬としてのリモナバンの認可申請を、食品医薬品局（FDA）の内分泌・代謝薬諮問委員会が一四人の委員の全会一致で却下した。いずれは、このような深刻な副作用を伴わずに食欲を減退させるCB1ブロッカーが開発される可能性はある。実際、サノフィ・アベンティス社をはじめいくつかの製薬会社で開発中のCB1ブロッカーは、CB1受容体への拮抗のしかたが微妙に異なっており、副作用を抑えられるかもしれない[17]。

ここで「レプチンはどうなのか」という当然の疑問が浮かぶだろう。「生まれつきレプチンが欠損している患者にレプチンを投与すると、食欲を抑えて体重を減らせることをすでに見てきた。どうして肥満患者みんなにレプチンを使わないのか？」という疑問だ。実際バイオ企業のアムジェンは一九九五年にそう考え、二〇〇〇億ドルを投じてレプチンのライセンスを得た。しかし残念ながらアムジェンが出資した大規模な臨床試験の結果、レプチンで減量できた肥満患者はほとんどいなかった[18]。考えてみればこれは当然のことで、肥満の人々の大半は体脂肪が多く、もともと体内を循環するレプチンのレベルが高いため、そこにさらに外からレプチンを加えても役に立たないのだ。

結論として言うと、大半の肥満患者はレプチン欠損ではなく、レプチン抵抗性があるということだ。彼らは循環してきたレプチンを食欲の抑制や熱量消費の減少へとつなげる分子的メカニズムの一部を欠いている。レプチン抵抗性というものが分子レベルでどうなっているかは、ほとんどわかっていない。摂食をコントロールする分子（NPY、MCH、CRH、オレキシンなど）の変化に関係しているかもしれないし、その分子の受容体に関係しているかもしれない。レプチン抵抗性の患者では、血液中のレプチンが脳関門と呼ばれる細胞が緊密に絡み合った構造を通り抜けられずに脳に届かない可能性を示唆する研究もある。レプチン抵抗性が分子レベル、細胞レベルで理解されるようになれば、抗肥満薬の開発に新たな視野が開けてくることだろう。

ストレスが引き起こす肥満

ジェーンは疲れ切っていた。ジェーンは一八歳。小さなアパートで三人の少女と一緒に暮らしていた。ルームメイト同士でのいさかいは絶えず、ジェーンはその中でもいちばん下の立場にいた。ほかの三人に邪険に扱われ、ジェーンは彼女らを避けるようになっていた。独り暮らしをしていた頃は痩せていて、バランスの取れた食事をしていたが、ストレスに満ちたアパートに暮らすようになってからは、昼も夜もスナックを口にし、健康的な食事よりも高脂肪食を好むようになった。体重とウエストは大幅に増えた。健康診断では、血中のストレスホルモンの値が高いことがわかった。この頃、横柄なルームメイトが近づいてくるとジェーンは顔をゆがめ、弱々しい声を漏らしながら部屋の隅に退散するのが常だった。

ジェーンというのは、国立ヤークス霊長類研究所で暮らすサルの名前だ。この物語は、学術誌『フィジオロジー・アンド・ビヘイヴィア』に掲載されたマーク・ウィルソンらの研究の報告から引用したものだ（多少の文学的修飾は加えさせてもらった）[19]。ウィルソンらの研究は、ストレス誘導性過食という、人間でよく知られた現象に相当するものがサルでも見られることを明らかにしている。ジェーンのように実験中のサルの社会の中で下位に位置する個体は、食べる量が増えるだけでなく、「間食」をするようになり、また、高脂肪でおいしいものを比較的多く食べるようになる。

実際、ある程度のストレスは、齧歯類でも人間でも、さまざまな哺乳類で食欲を増進させる。数種の齧歯類での実験によると、慢性的に拘束してストレスを与えたり、水の中で無理やり泳がせたり、上位の動物を同じケージに入れてストレスを与えたりすると、食事が増え、脂肪や糖の多い高カロリー食を好むようになり、体重が増える。とくに腹部の体脂肪が増加する。

この結果から、ストレスで引き起こされる何らかの生化学的信号が摂食回路や快感回路に作用を及ぼし、おいしい食べ物の過食を招いていることが示唆される。ストレスが引き起こす信号の連鎖的伝達は、以下のようなものだ。まず視床下部のニューロンがCRH（コルチコトロピン放出ホルモン）を分泌する。このホルモンが血流とともにすぐ近くの下垂体に到達すると、下垂体細胞がコルチコトロピン（副腎皮質刺激ホルモン＝ACTHとも呼ばれる）を分泌し、これが血流に流れ込み、全身に広がっていく。重要な標的の一つが副腎で、コルチコトロピンの刺激を受けた副腎は、コルチコステロンというホルモンを分泌する。コルチコステロンとその代謝産物は再び脳に流れ込み、脳のストレス反応に関与する。コルチコステロンが摂食行動に何らかの役割を果たしていることは、このホルモンを注射することで、ストレス体験を与えなくても過食を引き起こせるという実験で裏づけられている。

こうした研究のうち人間にとって興味深い部分は、ストレスを減少させる行動戦略（瞑想や運動など）がストレスホルモンの高まりを抑え、ストレス性の過食を減らす効果があるということだ。

ある程度のストレスが過食を引き起こすのに対して、重度のストレスは反対に食欲を抑制する。実際、人間の場合、家族を亡くして悲しみに沈んでいるときは、短期的に食欲が減退するのが普通だ。極度のストレスによるこのような影響は哺乳類全体で見られる。齧歯類も、拘束を強めたり社会的ストレスを高めたりすると、やはり摂食量が減少する。

ストレスと依存症

ストレスで引き起こされる強迫的行動は、過食だけではない。第2章で見たように、ストレスが、アルコール、ヘロイン、ニコチン、コカイン、アンフェタミンといった、快感回路を活性化する薬物の使用につながることも多い。薬物を離れていた依存症者が再発するとき、そのきっかけとしてストレスが果たす役割は重要だ。依存症の再発患者の七〇％以上が、再び薬物に手を出した際に、とくにストレスに満ちた出来事が関係していたと報告している。過食もそうだが、依存症者の更生支援プログラムではストレスを軽減する行動技法が重要であることが、この調査からもはっきりしている。もう一つ、この研究から、ＣＲＨ受容体ブロッカーのようなストレスホルモン反応を抑制する薬物が、ストレス性の薬物使用の再発やストレス性の過食を抑えるために有望だと考えられる。

ストレスは、中脳の快感回路（または摂食をコントロールする回路）にどのように影響を及ぼすのだろうか。一言で言うと、よくわかっていない。しかし、これはと思える手がかりはいくつかある。思い出してほしいのだが、ラットにコカインを一回投与すると、グルタミン酸作動性の興奮性シナプスは、ＶＴＡのドーパミン・ニューロンから受け取る信号に対して二四時間後でも長期増強を示していた（82ページ）。その結果、ＶＴＡの標的領域でのドーパミン放出が増える。このような変化はニコチンやモルヒネ、アンフェタミン、アルコールでも生じた。ところが驚いたことに、ストレスの場合も、一時的にストレスを与えるだけで（たとえばラットを無理やり五分間泳がせる）、ＶＴＡシナプスに長期増強が起こる。この長期増強は、薬物によるものと見分けがつかない。さらに、あらかじめコルチコステロン受容体のブロッカーを与えておくと、ストレスを与えても長期増強を起こさない。このことから、快感回路の組み替えには、薬物の場合もストレスの場合も共通するメカニズムがあると推測される。また、ストレス反応がＶＴＡで長期増強を引き起こす際には、脳から身体へ、身体から脳へと双方向で働くストレスホルモンによる信号のループが必要だと考えられる。[20]

コルチコステロンが媒介するストレス作用のほかに、CRHも、VTAのシナプスに直接作用する証拠がある。視床下部からVTAにCRHを放出する軸索が伸びているのだ。カリフォルニア大学サンフランシスコ校のアントネロ・ボンチらは最近の研究の中で、コカインを与えたマウスと、対照群として食塩水を与えたマウスから、VTAを含む生きている脳の切片を切り出した（酸素を注入した食塩水につけて脳内の環境を再現することで、切片は数時間は生きている）。対照群の脳の切片にCRHを加えても、シナプス強度に変化は見られない。しかしコカインを投与したマウスの脳の切片にCRHを加えると、VTAにつながるグルタミン酸作動性シナプスに長期増強が観察された。ストレスが薬物依存症の再発を引き起こす生物学的な枠組みを示唆するこの発見は、きわめて興味深い(21)。

薬物依存と過食の共通性

ここまで、ある種の食べ物とある種の薬物が共に快感回路を活性化することを見てきた。また、肥満は多くの場合、食べ物依存の結果であることと、食べ物依存と薬物依存には、遺伝的要素が大きいこと、ストレスによって引き起こされることなど、特徴や生物学的基盤に共通する点が多いことも見てきた。長期にわたって薬物を摂取すると、シナプスの構造や機能に変化が生じて快感回路のつながり方自体が変わることも、私たちはすでに知っている。これらのことから、次のような疑問が生じる。脂肪と糖と塩分が多いおいしい食べ物を長期にわたって食べ続けると、やはり快感回路の配線が変わって、さらに食べたいという欲求を増幅するのだろうか。

スクリプス研究所のポール・ジョンソンとポール・ケニーによる最近の研究によると、まさにそのとおりらしい[22]。一群のラットに、通常の実験用のペレットとともに、ベーコン、チョコレート、ソーセージ、チーズケーキ、粉砂糖など高エネルギーの「カフェテリア食」も自由に食べられるようにしてやると、四〇日後には、実験用のペレットだけを食べさせた対照群と比較して、快感回路の中心部である線条体のD2受容体レベルが低下していた。さらに、両群のラットに電極を埋め込み、快感回路を直接刺激できるようにして自己刺激をさせると、カフェテリア食の群では自己刺激を維持するのに脳に強い電気パルスが伝わるようにしてやる必要があった。つまり、長期にわたりカフェテリア食を食べると、快感回路がある程度麻痺してしまうようなのだ。これは、コカインやヘロインを慢性的に投与されたラットや人間に見られる効果と同じである。

これらの発見は、興味深く刺激的なつながりを示唆するものではあるが、線条体のD2受容体のレベル低下が実際に過食の維持に寄与するのかという問題に答えを与えるものではない。この問題に取り組むため、ジョンソンらは実験用のエサを与えていたラットの線条体の一部（背側線条体）に遺伝子操作を施したウイルスを注入した。このウイルスはD2ドーパミン受容体のレベルを低下させるよう操作されたもので、その働きについてはほかの生化学的測定により確認されている。こうして線条体のD2受容体を人為的に減らされたラットは、四〇日間カフェテリア食を食べたラットと同じように、脳の刺激を報酬と感じる閾値が高くなっていた。やはり快感に対してある程度麻痺していたのだ。

食べ物依存と薬物依存に関する理解はまだ進み始めたばかりだ。性急に結論に飛びついてはいけない。これらの異なる依存症には、脳内に共通の生物学的、遺伝的基盤が存在するのだろうか。おそらく存在する。ではその基盤は同一のものだろうか。おそらく違う。しかし将来、薬物依存症の治療の一部が、食べ物依存症の治療にも利用される可能性は高いと思われる（最近現れてきた、快感回路やそこに影響するストレスホルモンに作用する生物学的薬物依存症治療薬はもちろんのこと、ストレスの軽減や再学習のための行動戦略も有効だろう）。

第4章　性的な脳

あなたのセックスを眺めているネコは、いったいどう思っているだろう。たとえあなたがこの文化の中で性的に伝統的とされる嗜好を持っているとしても、つまり、たとえばディック・チェイニーのゴムマスクをかぶり、乳首を洗濯バサミで挟み、BGMにワーグナーの『指輪』をかけるというようなことをしていなくても、あるいはブルートゥース対応の電気ショックプローブを肛門に挿入して、インターネット経由でハンセン株価指数の激しい変動に応じてショックを味わうような真似をしていなくても、異性のパートナーを相手に自宅の寝室で二人きりで抱き合い、キスをし、撫で、舐め、普通に生殖器による性交をしているとしても、ネコはあなたを異常な奴だと考えるはずだ。そしてネコは正しい。

ネコがおぞましいと感じることの一つは、人間が受胎しない時期に交尾をするという事実だ。また、一つの排卵周期のあいだに交尾の相手を一人に固定するというのも、ネコには理解しがたい。それに、このプライバシーはどうだ。セックスは公衆の面前で、群れのみんなが目にできるところで、そして必要ならば参加できるところで行うべきものではないか。そしてとどめは子育てだ。人間を観察しているメスネコは、なぜ役立たずのオスがしじゅうまとわりついて、手を貸したりエサを持ってきたりするのかといぶかしく思う。子どもについては、もうわけがわからない。五歳にもなって自立できないなんて。

人間は性的に特殊な動物

ここまで、薬物や食べ物に関する人間の行動について語る中で、人間はほかの哺乳動物と基本的に同じであるという前提で話を進めてきた。たしかに人間の脳はマウスやサルよりも大きな新皮質を持ち、したがって認知的なコントロールで無意識の衝動を大きく抑えることができる。それでも、食べ物や向精神薬に対する反応は、根本のところで哺乳類の遠い親戚たちと同じなのだ。

しかし、繁殖のシステムについてはそれはあてはまらない。ネコの視点からわかるように、こと繁殖に関しては、人間は相対的に哺乳類の主流から離れたところにいる。大半の哺乳類のメスは自分が受胎可能であることを、独特な性的ジェスチャーや鳴き声や匂いや身体の膨らみなどで明確に周囲に知らせる。発情期以外の時期にオスとメスが性的に接触することは、普通はない。

これに対してヒトのメスでは外見上排卵期がわからない。メスが排卵周期を顕示するようなことはない。実際、人間の女性は訓練によって自分の排卵期を感知できるようになるが、本能的にわかることはなさそうだ。こうしたことの結果の一つが、セックスの娯楽化である。ペニスとヴァギナによる性交渉でさえ、排卵期以外に行われる。妊娠中や閉経後など、受胎が不可能な状況であっても性交渉が行われるのだ。

人類が性的に常道を外れているもう一つの点は、相手の選択にある。哺乳類の九〇％以上は乱婚の形態をとる。つまりオス・メス双方が複数の相手と性的関係を持つ。ときには一日の間に。これに対して人間は単婚の傾向を持つ。少なくとも一定期間は一人を相手とする。別の言い方をすると、大半の女性は一回の排卵周期の間に決まった性的パートナーを持つ。その結果、人類の場合ほかの哺乳類と違って、父親が誰であるかがかなり明確にわかる。社会集団について遺伝的な調査を行ってみると、子どもの九〇％は母親の長期的なパートナー、つまり夫の子である。この数字は、調査地が北京だろうとシカゴだろうとパプアニューギニアの小村だろうと変わらない。

最後の、そして最も重要な点として、大半の哺乳類のオスとメスは交尾後、永続的な絆を結ばないということがある。したがって、オスは子育てに何の役割も負わない。実際多くの場合オスは社会集団を離れてしまう。残ったとしても誰が自分の子どもかわからないことが多い。人間では夫婦の絆が長期的に続くのが普通で、オスも通常子どもが健康に育つことに貢献する（直接的な面倒を見ないとしても）。

言うまでもなく近年の社会習慣の変化や技術革新により、シングルマザーの子育ても可能になってきた。しかし世界的に見ればこの現象はまだ例外的であり、進化のタイムスケールで言えば一瞬前に現れてきたものにすぎない。

このように人類は性的行動に関して独特な面をいくつも持ち合わせているが、一つ一つの要素について言えば、ほかの動物の中にも人間と共通する側面を持つものがいる。たとえばボノボやイルカは排卵周期とは関係のない娯楽的なセックスをすることで知られている。テナガザルやハタネズミやコウテイペンギンは単婚性で、オスが子育ての手助けをする。しかしこうした稀な繁殖行動の特徴をすべて示す種は、人類だけだ。

ではなぜ、人類はこのようになったのか。最も納得できる説明は、人類が動物の中で最も長く、最も非力な幼年時代を過ごすため、この繁殖システムが形成されたというものだ。[1] 人間の成人の脳の大きさが、母親の骨盤のサイズに比べて大きすぎることからそうなったのだという。成人の脳は一二〇〇立方センチあるが、これだけの体積は産道を通らない。女性たちがよく知っているように、四〇〇立方センチほどの新生児の頭でさえ大きすぎるくらいなのだ。人類以外に、出産によって母親が死亡するなどという現象は起こらない。

出生時に四〇〇立方センチだった脳は、その後大きく発達する。五歳頃までは恐ろしいほどのペースで、その後は少しペースを落として二〇歳頃まで発達を続ける。二〇歳になって脳は最終的に成熟する。出生後、脳がこのように大幅に成長している間に、子どもは認知的、行動的にも成熟していく。人間の子どもはこれほど長期間にわたり無力な状態に置かれるため、オランウータンやコククジラの母親が父親の助けなしで十分に子育てができるのと異なり、伝統的社会における人間のシングルマザーは非常に不利な立場に置かれる。排卵期を隠すこと、ほとんど娯楽的なセックス、（少なくとも一つの排卵周期での）単婚、子育てへの父親の寄与といった特殊な特徴を備えた人間の繁殖システムは、巨大で成熟の遅い脳を持つ子どもの世話をする必要性から説明できるのである。

動物の多様な性行動

ここまで、主だった文化における一般的な性的規範、つまり既存の宗教が肯定するような、単婚で異性愛による子作りのための性に焦点を当ててきた。しかし、人間の性のあり方には、実は一般的であるにもかかわらずおおっぴらに語られてこなかった側面で、ほかの生物種とも共通するものがいくつもある。こちらについても言及しておく価値があるだろう。

マスターベーションは、ウマ、サル、イルカ、イヌ、ヤギ、ゾウなど多くの哺乳類で頻繁に観察される(2)。メスもオスもこの快楽に身を委ねている。そして人間と同じようにその方法は創意工夫に富んでいる。イヌ、ヤギ、サル、モルモットなど多くの種で、オスは自らフェラチオをする。ときにはそれで射精に至ることもある。霊長類のメスが自らクンニリングスを行ったという注目すべき報告もいくつかある。囲いに入れられたメスのチンパンジーが庭のホースから流れ出る水を直接クリトリスに当てる様子が観察されたこともある。メスのオランウータンは木の皮や棒で作った粗雑な張り形を使うことすらある。あるメスのヤマアラシは、棒にまたがって歩き回り、振動を股間に伝えていた。しかしおそらく動物たちの中で最もマスターベーションに創造性を発揮しているのは、オスのバンドウイルカだろう。彼らはくねくねと動き回る生きたウナギをペニスにまとわりつかせる。

ウィスコンシン大学のブルース・ベージミルは著書『生物学的豊かさ——動物の同性愛と自然の多様性』の中で、同性愛行動は五〇〇種以上の動物で報告されており、おそらくもっと多くの種で行われているだろうと指摘している。同性愛はオスでもメスでも見られるが、オスのほうが観察例が多い。動物の同性愛は想像できるありとあらゆる形で表れ、思いも寄らない形のものすらある。オス同士、メス同士のオーラルセックスはハイエナやボノボ（ピグミーチンパンジー）など数多くの種で報告されており、ボノボではメス同士が生殖器をこすり合わせる（図4－1）。オス同士のアナルセックスはヒツジ、キリン、バイソンなどで記録がある。バンドウイルカはオス同士で互いの生殖溝にペニスを挿入する。アマゾンカワイルカはオス同士で互いの噴気孔にペニスを挿入する。知られているかぎり唯一の鼻セックスの事例だ[3]。

動物に見られる同性愛行動は、すべてではないが、大半の場合、厳密に言うと両性愛、バイセクシュアルである。多くの種では、メスの発情期にのみ異性間の性的接触が行われ、それ以外の時期には同性愛行動が一般的となる。ボノボなど、一部の種では、性的快感を得るという目的のほかに、同性愛行動が社会的役割を担っている。緊張を散らし、攻撃性を抑えて社会的絆を強めるのだ。生涯にわたって純粋な同性愛的行動を続ける動物は、今のところごくわずかしか見つかっていない。その事例も、大半は捕獲され自由を奪われたオス同士によるものだ。それでも世界中の動物園で、いくつかの種のペンギンのオス同士が安定的なつがいになっている例が観察されている。これらのオスのつがいは一緒に巣作りを行い、卵の代理として石を暖める。有名な事例だが、ニューヨークのセントラルパーク動物園で、オスのヒゲペンギンのつがいに受精卵を与えたところ、見事にヒナを孵した。(4) 家畜化されたヒツジのオスでは、そこに発情期のメスがいてもオスだけに求愛し、オスを相手に交尾しようとするものが六%いる。

　動物のセックスについて語る以上、もっと風変わりな現象を扱わないわけにはいか

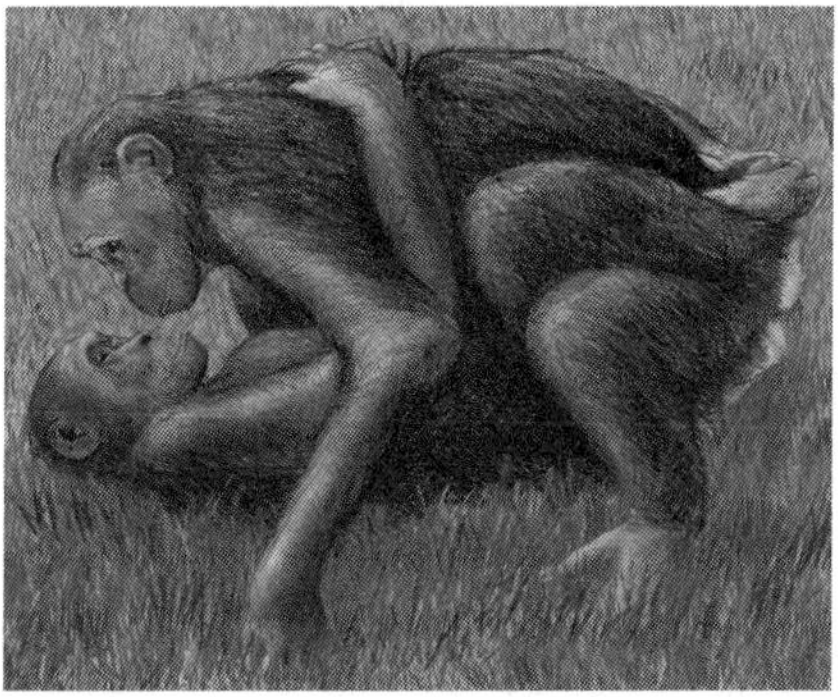

図4－1　互いの生殖器をこすり合わせるボノボのメスの成体。ボノボでは普通に見られる性的行動で、オーガズムに達することもある。（イラストレーション：Joan M. K. Tycko）

ない。異種間セックスだ。捕獲されて自由を奪われた動物の間ではよく見られる行動だが、野生動物についても例が報告されている。オスのヘラジカがメスのウマと交尾することはよく知られている。シベリアの動物園ではトラとライオンが交尾して子どもを産んだ(子どもに生殖能力はない)。野生動物の遺伝子を解析して異種間の交配で生まれた個体を調べるという方法で、ハイイログマとホッキョクグマの間には性的接触があることが確認されている。

オランダ、ロッテルダムの自然博物館にはミラーグラスのファサードがあり、ここによく鳥がぶつかる。一九九五年六月のある日、博物館のオフィスにいたセース・ムイリカー博士は、オスのマガモが部屋の窓にぶつかるのを見た。カモは死んだ。様子を見に近寄った博士は、ほかのオスのマガモがやってきて、死んだカモの遺骸をレイプするのを目撃した。それは七五分間にわたって続いた。ムイリカー博士がこの発見を科学誌に投稿しようと準備を始めると、すでにマガモの異性間屍姦について文献があることに気づいた(5)。

動物のこうした行動には困惑させられるが、どう考えればよいのだろうか。最も安易に説明するなら、多くの動物(とくにオス)は性的にご都合主義であり、相手の種も生死も関係なく性的な接触を試みようとするというものだ。また、人間にも見られるが、屍体やほかの種にばかり性欲をそそられる個体がいる可能性もある。ただしこの考え方を裏づける証拠はない。

これまでの発見を総合して言えることは、やや直観に反する。人類の性を独特なものにしているのは、実は変態的あるいは禁断の行為ではないということだ。そういった例は哺乳類にも十分に見られる。人間をほかの動物に比べて奇妙なものにしているのは、むしろ最も因習的で社会的に是認されている交尾行動のほうなのである。

恋愛する脳

繁殖行動は身体的活動だが、その心理的な側面はどうなっているのだろう。恋に落ちたとき、脳の中で何が起こっているかだ。ついでに言うと、恋に落ちるという行為を研究する科学者には何が起こっているのだろう。ふだんは感情に流されることのない生物学者や人類学者も、恋愛を扱うときにはどこか感傷的で文学的になりがちで、シェークスピアやオウィディウスやダンテの情熱的な文章を論文の中に引用しはじめたりするのだ。私もこれにならって大好きなラブポエムを紹介しよう。この一節はおそらく問題の核心をごく端的に衝いていると思う。

身体の関係なんていらない
私の心とファックしてくれる人が欲しいだけ
——『ＬＡウィークリー』掲載の個人広告（一九七九年頃）

恋愛という観念は決して近代的なものではない。中国、エジプト、ギリシャ、シュメールといった最古の文献にも見て取れる。しかしこれは本当にあらゆる文化に共通する普遍的な現象なのだろうか。それともいくつかの文化にだけ表れるものなのだろうか。

この疑問に取り組んだラトガーズ大学の人類学者ヘレン・フィッシャーは、文化人類学者たちが一六六の社会から収集したデータを調べ直し、一四七の社会で恋愛の存在を確かめた（念のために申し添えるが、残りの社会では恋愛が存在しないという明確な証拠があったのではない。ただ、人類学者の調査がその点に及んでいなかったというだけだ）。激しい恋愛に見られる精神的、生理的側面の表現は、文化によらず驚くほど似通っていた。すなわち、目眩がするほどの強烈な快感、欲望の抑制、恋人に対する判断の歪み（良い点を大きく、悪い点を小さく見る）、世界に対する判断の歪み（「私たちは分別を持っている。誰も私たちをわかってくれない」）、強迫観念、性欲といった側面の表現だ。恋に落ちるときにフィードバックループが重要な役割を果たす点も共通する。恋をしているときは、恋人の中に素晴らしいところを見るだけでなく、恋人の瞳の中に同じ感情を読み取る。言い換えると、恋をしているときには自分も好きになる。さらに、激しい恋の最盛期には、気分の変動が増幅される。昂ぶった感情はさらに高まり、何かがうまくいかないと（片思いなど）落ち込みはいっそう大きくなる。[6]

恋愛のこのような特徴は、脳の機能とどう関係するのだろう。アルベルト・アインシュタイン医学校の神経生物学者ルーシー・ブラウンらは、この疑問に取り組むため、恋愛初期（付き合い始めてから平均七カ月）で、「激しく、深く、情熱的」な恋をしていると自任するカップルを募った。(7) そしてそれぞれに恋人の写真を見てもらい、その間に脳スキャンを行った。これと対照するため、ほかの課題を与えて頭を冷やしたあと、好きでも嫌いでもない知人（性別と年齢は恋人と同じ）の写真を見せてスキャンを行った。恋人の写真で活性化（あるいは非活性化）して、知人の写真で活性化（あるいは非活性化）しない脳領域が、恋愛の神経学的基盤を示していると考えられる。そこは、ただ知っている顔を認識するだけの領域ではない。

もちろん、この種の研究は統計的なものにすぎない。活性化（あるいは非活性化）する領域が実際に恋愛感情のもととなっていることを証明するものではない。また、この結果がどの程度視覚に限定されることなのかという疑問もある。つまり、恋人の声や匂いに反応する脳の活動はどのように見えるかという問題だ。それでも、恋人の顔を視覚的に知覚した場合の脳の変化のパターンは、被験者の自己報告と見事に一致した。

恋愛とともに表れる強い幸福感を伴う快感は、ドーパミン作動性の快感回路、つまりVTAとその標的、たとえば尾状核の強い活動に対応している。すでに見たように、この活性化のパターンはコカインやヘロインへの反応に似ている。(8) 恋人を評価する基本的能力に歪みが生じるという点はどうだろうか。これは、判断の中枢である前頭前皮質と社会的認知に関わる側頭極と頭頂側頭接合部の非活性化の結果である可能性がある。強迫性障害（OCD）でも、前頭前皮質の一部の活動が低下するが、実際、強迫性障害と恋愛には似た面がある。

サンプル数が少ないとはいえ、この研究では男女差は見出せなかった。また被験者の性的指向も調査に含まれていない（将来の研究では男性、女性、ゲイ、ストレート、バイセクシュアルを明確に対照できるようにするといいかもしれない）。ブラウンのチームは最近、いくつか興味深い点でこの成果を拡張するような研究を行っている。たとえば異なる文化でも同じ結果が出るかどうかだ。その第一段階として、中国の北京で同じような若い男女を集めて同じ実験を実施したところ、結果はまったく同じだった。

長期的な関係を保っているカップルを対象に社会心理学者が面接調査を行ったところ、恋愛の初期の状態の持続期間は通常九カ月から二年であることがわかった。大抵のカップルはその後、穏やかな愛情関係へと移行する。恋愛における思考と自己イメージの歪みや、初期に伴う性的強迫観念についてわかっていることからすると、現行の法律には疑問が生じる。アメリカの大半の州では、離婚を正式に認めるまでに六カ月から二四カ月の期間を置くが、結婚は誰でも即座にできる。長期的に良好な婚姻関係を促進するには、結婚の開始にも一定の期間を置くべきだと主張することはできるだろう。

パートナーに対する気持ちは一〇年経っても二〇年経っても出会った頃と変わっていないと言う人もわずかながらいる。どうやらそのような人の多くは、心の底から真実を語っているようである。ブラウンの研究チームが一〇年以上愛情関係が続いている被験者を対象に、パートナーの顔写真を見せて脳スキャンをする実験を行ったところ、興味深い結果が出た。大半の場合、ＶＴＡのドーパミン中枢にもはや強い活性化は観察されなかった。脳のほかの部位の変化は保たれていたが、快感回路だけはもうコカイン的な喜びを得ていなかった。しかし、今なおパートナーに強い愛情を抱いていると報告した少数の人々では、パートナーの顔写真を見るとＶＴＡ快感回路が激しく活性化したのである。

この結果は、ごくわずかなカップルは、恋愛初期の無我夢中の状態を過ぎても燃える思いを抱き続けることができるという主張を裏づける。とはいえ、結局のところ因果関係がどうなっているかは明らかではない。このように恋愛感情を維持できる人々は、生まれつきそうだったのだろうか。それとも、この特別な相性の二人には、ドーパミンの炎を燃やし続ける何かがあるのだろうか。[9]

脳における恋愛と性的興奮の違い

恋愛で活性化する脳のシステムは、性的に興奮したときに活性化する部分と同じなのだろうか。恋愛初期の脳の活性化を解釈したところで、それは単なる肉欲をぼかして恋愛風に見せているだけではないだろうか。

私たち自身の経験からすると、性欲と恋愛は分離できると思われる。愛情がなくても性的に興奮することはできる。性的に興奮せずに恋に落ちることもある。ここから次の疑問が生じる。性的興奮によって生じる脳の活性化パターンと、恋人の顔を見て生じる脳の活性化パターンとは、どこがどう違うのか。

最近、被験者にさまざまな性的内容の写真やビデオを見せながら脳をスキャンするという研究がいろいろ行われている。エモリー大学のキム・ウォレンらが実施した実験はとくに優れている。ウォレンらは、男女それぞれ一四人の成人の異性愛者にアンケートをとり、異性愛的行動をしている男女のカップルの写真を見せて、性的に興奮させられると評価された写真のコレクションを作るところから準備を始めた。そして、このような写真に興奮しないと答えた人々（女性の約一六％、男性では〇％）を除外しながら被験者を集めた⑽。こうして検査画像の興奮度を同程度にランク付けする被験者たちが揃った。この種の実験の通常の手続きとして、比較のため、性的な要素のない男女のカップルの写真を対照画像として用意した。

性的な画像を見たとき、男性も女性もＶＴＡと側坐核、背側線条体など、快感回路の中心部が激しく活性化した。つまり、恋愛中の恋人の写真を見る人も、猥褻画像を見る人も、同じく快感回路の大きな活性化を示したのだ。しかし、性的画像の場合は恋人の顔と異なり、判断中枢や社会的認知中枢の活動低下は生じなかった。逆に、皮質が広範囲に活性化した。視覚処理、注意、運動、体性感覚機能などに関係する領域が含まれる。ある意味で、これらは誰もが個人的体験からすでに気づいていることを裏づける結果だ。つまり、恋愛と性的興奮は、一部共通する快感があるけれども、やはりまったく別物だということである。

性的画像は男性の脳でも女性の脳でもいくつかの同じ領域を興奮させるが、男女それぞれに特徴的な反応が見られる。とくに男性では情動中枢である視床下部と扁桃体の活性化が大きい。これらの領域の活性化は、最も興奮度が高いとランク付けされた画像でとくに大きかった。視床下部の中には男性の性的行動の発動に重要な役割を果たす小さな部分が活性化しているかどうかははっきりしなかった。脳の活性化の男女差は、社会的な影響によるものなのか、遺伝的または後成的な基盤を持つ現象なのか、あるいは双方なのか。この点については、残念ながら脳スキャンによる研究では解明することができない。

同性愛者と異性愛者の脳

男性でも女性でも、写真やビデオなど性的な映像の刺激を受けたときに自己報告される性的興奮と内側前脳快感回路の活性化との間には相関関係がある。被験者に見せる性的場面の間にスポーツ映像や風景などニュートラルな刺激を挟んでやると、快感回路の活性化はいったん収まるが、性的画像に戻ると再び活性化する。

ノースウエスタン大学のポール・リーバーらはこの実験を発展させ、一二人の同性愛の男性と一二人の異性愛の男性に、男性同士、または女性同士の同性愛画像を見せて脳をスキャンした。この場合、対照画像として用いられたのは、男性や女性のスポーツ写真だった。[11] 結果は、ゲイの男性もストレートの男性も、それぞれの性的指向に沿った種類の画像を見たときだけ脳が活性化し、性的興奮の自己報告もそれに一致していた。つまりゲイの男性は男性同士のセックスの画像で、ストレートの男性は女性同士のセックスの画像で脳が活性化した。

ここで読者は、ストレートの男性への刺激としては男女の性行為の画像を使うほうが適しているはずなのになぜ女性同士なのかという疑問を持たれることだろう。その理由は、ストレートの男性の中には、男性がセックスをしている画像に（たとえ相手が女性であっても）嫌悪感を感じる人がいるためだ。ゲイの男性の中にも、たとえ相手が女性であっても、男性がセックスをしている画像で興奮する人がいる。結局、女性同士、男性同士の画像を使うほうが解釈が容易なのだ。

刺激画像として、もっと単純に、男性、女性それぞれの興奮した状態の生殖器の写真
[illegible]った研究もあり、そちらでも同じように、ゲイでもストレートでも、男性、女性を
[illegible]ると[illegible]それぞれの性的指向に沿った画像を見たときだけ内側前脳快感回路が活性化す

以上で[illegible]果が出ている。[12]

脳（とくに内側[illegible]でも女性でも、また同性愛者でも異性愛者でも、視覚的な刺激に対する
とがはっきりした[illegible]快感回路）の活性化と自己報告による性的興奮とは対応するというこの二つの要素と性器の反応とはどう関係するのだろう。男性器の
測定はかなり単純だ。[illegible][illegible]ペニスの周径血流測定により勃起を計測できる。ひずみ計を備え

たコンドームのような器具を使ってペニスの大きさの変化を測定するのだ。スタンフォード大学のブルース・アーノウらは異性愛の男性に異性愛的性行為のビデオの断片を見せ、合間にスポーツや風景の映像を差し挟むという実験を行い、三つの測定値が一致することを確認した。性的ビデオにより、脳の快感中枢（およびいくつかの領域）は激しく活性化し、同時に勃起が起こり、また性的興奮が自己報告された。風景やスポーツの映像はこれらの測定値に有意な変化を起こさなかった。[13]

脳スキャンを伴わない勃起測定研究は多数ある。この種の実験では、被験者や刺激の種類の幅が広い。ノースウエスタン大学／トロント依存症メンタルヘルスセンターのメレディス・チヴァーズとマイケル・ベイリーらは、異性愛の男性と同性愛の男性（および女性。女性については後で見る）に男性同士、女性同士、男女間、動物（ボノボまたはチンパンジー）の性行為と、ヌードの男性・女性のエクササイズ、男性・女性のマスターベーションの各映像と、対照として非性的な映像とをランダムな順で見せた。[14]

結果はきわめて単純だった。男性の勃起と性的興奮の自己報告は一致した。ゲイの男性は男性同士のセックスの映像に、ストレートの男性は女性同士のセックスの映像に最も興奮した。男女間の性行為の映像は、ストレートでもゲイでも、主観的興奮、性器の興奮とも中間レベルだった。また、ストレートでもゲイでも、性的映像を見たときの主観的興奮と性器の反応の大きさは、低いほうから、ヌードでのエクササイズ、マスターベーション、相手のあるセックスの順番だった。

つまり、ストレートでもゲイでも、脳の活性化と主観的な興奮と性器の反応はすべて一致するようである。そして基本的に、ストレートの男性は女性の映像に、ゲイの男性は男性の映像にのみ反応する。

バイセクシュアルの男性ではどうだろうか。最近の全米調査によると、米国人男性の一%がバイセクシュアルだという。バイセクシュアルでは男性の性的刺激映像でも女性の性的刺激映像でも性器反応が見られると予測できる。この仮定が正しいとしても、バイセクシュアル的感覚が強いからといって男性の性的映像と女性の性的映像に対する性器の反応が同程度とは限らない。しかし平均して、男性の刺激映像に対する興奮は異性愛の男性よりも強く、女性の刺激映像に対する興奮は同性愛の男性よりも強いと予想される。

実際に、右の研究でバイセクシュアルの男性被験者に主観的感覚での興奮の度合いを尋ねたところ、男性の映像にも女性の映像にも同程度の反応を報告した。しかし性器の反応はそれに対応しなかった。バイセクシュアルの男性被験者のほとんどは、男性の映像に反応して勃起したが、女性の刺激映像に対しては反応しなかった。同性愛の男性を思わせる反応だ。バイセクシュアルの男性の一部は、女性の映像に反応し、男性の映像に反応しなかった。これは異性愛の男性の反応に近い。しかし重要なことは、右の予想に反して、バイセクシュアルの男性では性的刺激に対する性器反応の明確なパターンがなかったことだ[15]。

これはどういうことだろう。はっきりとはわからない。現実生活の中ではバイセクシュアルの人の性器もたいていは女性の像に反応しているけれども、実験室のまるで非性的環境のせいで反応が消えてしまったという可能性はある。あるいは現実の世界でも性器反応はこの測定どおりで、バイセクシュアルというものが、それ自体は明らかに本物の現象だとしても、本能的な起源を持つというよりも認知的なものに由来するという可能性も存在する。

女性の脳と身体反応のズレ

男性はたいてい、とくに若い頃に、不適切な場面で勃起してしまい困ったという体験を数多くしている。あるスラング辞典は bone of contention（争いの種）という言葉を「オリンピックのビーチバレーを妻と見ているときの喧嘩のもととなる勃起」と定義する。ずいぶん昔のことだが、私もそういう経験をしたことがある。そのとき当時のガールフレンドに、人生が公平であるなら、女性も性器の興奮程度が外からわかるように膣センサーと表示ライトを付けてしかるべきではないかとの意見をぶつけたことがある。彼女の答えは「勝手に思ってなさい」だった。

女性の性器反応の測定はそれほど単純ではない。フォトプレチスモグラフと呼ばれるタンポンサイズの測定器を膣に挿入するのが一般的だ。この測定器はケーブルで外部の記録装置につながっている。測定器は膣の内壁に光を当て、反射光の色を測定して、そこを走る血管に溜まっている血液量の指標とする。この充血が、膣液の分泌につながる。血液の血漿が浸み出して膣液のもととなるのだ。膣のフォトプレチスモグラフは、限定的にだが、実際に性的反応を測定できるものと思われる。性的な刺激には強く反応し、性的内容を伴わない刺激には基本的に反応しない。

では、チヴァーズとベイリーの実験の女性被験者の話に移ろう。男性の場合と同じく、女性の同性愛者、異性愛者とも、主観的興奮程度の自己報告では、ヌードのエクササイズ映像が最も低く、相手のあるセックスの映像が最も高く、マスターベーション映像がその中間だった。しかし男性と同じだったのはそれだけだった。主観的興奮の対象カテゴリーについては、異性愛の女性も同性愛の女性もある程度それぞれの性的指向に沿った限定的な自己報告がなされた（ただし、異性愛の女性の場合、男性や同性愛の女性に比べて、興奮を報告する刺激カテゴリーの範囲がやや広かった）が、その報告は性器の反応と一致しなかったのだ。異性愛の女性は、女性のマスターベーション映像にも男性のマスターベーション映像にも、そして女性同士のセックス映像と男性同士のセックス映像にも（男女のセックスと同じく）性器が強く反応した。同性愛の女性の性器の反応は女性の性的映像に対してやや偏りが見られたものの、やはり男性同士のセックス映像や男女のセックス映像に対しても強く反応した。さらに女性は、同性愛者も異性愛者も、ボノボの（オスとメスの）交尾の映像で性器が反応した。男性には見られなかった反応だ。

いくつかの独立した研究から見えてくるのは、女性は、異性愛者も同性愛者も、男性よりも幅広い刺激に対して興奮を覚えるということ、そして性器の興奮は自己報告される興奮の感覚よりも非常に幅広い刺激により引き起こされるということだ。

なぜ女性の膣はこれほど多様な性的刺激に反応するのだろうか。自分では興奮していないと言う刺激に対してまで反応するというのはどういうことか。女性に関しては性器の反応と脳スキャンと主観的な興奮を同時に揃えて測定したデータがないが、ここまでの研究から示唆されるのは、主観的反応と脳スキャンのデータは女性でも相関するが、膣の測定値は対応しないということだ。

この不整合についてはいくつかの説明が考えられる。女性が性的映像を見ている間に考えることは男性と大きく異なり、その違いが脳スキャンの結果と、間接的に膣の反応とに影響を及ぼしているのかもしれない。あるいは、女性では膣や直腸に測定器を挿入してセックスのビデオを見るという研究に参加しようという人が少ないため、研究で測定された女性たちが女性全体の適切なサンプルになっていないということも考えられる。エレン・ラーンやメレディス・チヴァーズらは別の可能性を指摘する。女性の膣はもともと自動的、反射的にさまざまな性的刺激に反応するというのだ。この現象は進化論的に説明でき、反射的な膣液の分泌は、性的な接触で、とくにその接触が急激、あるいは同意のないものであるときに、傷害や感染の危険性を減らすために女性の祖先が適応したものだ、というのがその考え方だ。実際、レイプ被害女性を対象とした調査で、それが同意のないセックスで、自分には恐怖だけで興奮などかけらもなかったと報告されている事例でさえ、膣液が分泌されていた女性が多いことがわかっている。[16] 同様に、エレン・ラーンらの報告によると、性的興奮に障害のある異性愛女性の治療中には、性的画像を見せて主観的興奮がほとんどあるいはまったくないときでも、膣が反応するという。[17] 女性の性器が幅広い性的刺激に反応する原因はまだわからないが、「女性の膣の反応が、当人が表明する意見とは異なる〈本当の〉感情を明らかにしている」という考えが正しくないことだけははっきりしている。

オーガズム時の脳

書店の棚の前で（あるいはグーグル・ブックスのサンプルページをクリックしながら）「オーガズム」の見出しを探してページをぱらぱらとめくってきたあなた。恥ずかしがることはない。そうしているのは、たぶんあなただけではないのだから。

オーガズムについては、まず言っておかなければならないことがある。明白な事実なのだが、この点は何度でも繰り返して強調するに価する。それは、オーガズムは脳で起こるのであって、股間で起こるものではないということだ。

オーガズムに達する最も一般的で確実な方法は、女性ならクリトリスを、男性ならペニスを刺激することだが、口や乳首や肛門や耳など、性器以外の場所を刺激するだけでオーガズムに達する人もいる。それどころか、一切の身体的接触なしで、純粋に頭の中だけで確実にオーガズムに達することのできる人もわずかながらいる。睡眠中に夢の中でオーガズムに達するという周知の現象を考えれば、それもまったく意外とは言えないだろう。神経学の文献の中では、脊髄が完全に損傷してしまった人でもオーガズムに達することや、てんかんの発作がオーガズムを引き起こすことはよく知られている[18]。

生理学的に概説するなら、オーガズムというのは、男性でも女性でもきわめて単純な現象である。血圧と心拍が上昇し、不随意の筋収縮（直腸など）が起こり、強烈な快感が生じる。しばしば尿道壁の筋肉と、球海綿体筋と坐骨海綿体筋という骨盤の二つの筋肉の収縮が伴い、これにより男性では射精が、女性ではときに腺液の噴出が生じる。直腸プローブを使って測定してみると、女性のオーガズムの平均時間は男性よりやや長く、約二四秒持続する（男性は一五秒、**図4-2**）[19]。ご承知のとおり、多くの女性は短時間の間をおいて繰り返しオーガズムを経験できるが、男性ではそのようなことは稀だ。

オーガズム中の脳をスキャンするのは技術的にかなり難しい。オランダのフローニンゲン大学医療センターのヘルト・ホルステーへの研究室で、女性被験者の頭部を、巨大なドーナツ型をした金属の脳スキャナーの内側に粘着包帯でしっかりと固定して実験が行われたことがある。被験者には静脈に放射性トレーサーを注入するラインがつながれ（PETと呼ばれるこの種の脳スキャンに必要な手続き）、オーガズムに伴う直腸の収縮を測定する圧力変換プローブが挿入された。オーガズムに関係しない脳の活動を最低限に抑えるため、被験者には、目を閉じてできるだけじっとしているようにと指示が出された。被験者の配偶者が手で被験者のクリトリスを刺激し、被験者がオーガズムに近づいていると判断された時点（放射性トレーサーは六〇秒で分解してしまうため、六〇秒以内にオーガズムに達するものと期待できる時点）で静注ラインからトレーサーを注入する（このような環境でオーガズムに達することができる人がいるということに私は驚きを禁じ得ない[20]）。

被験者が異性愛者の場合は、オーガズムの間に現れる脳の活動パターンは男性でも女性でも大差はない[21]。内側前脳快感回路のドーパミン作動性のニューロン、つまりVTAとVTA標的領域（背側線条体や側坐核など）が強く活性化する（**図4－3**）のだが、オーガズムの体験が男女とも激しい快感を伴うものである以上、この領域

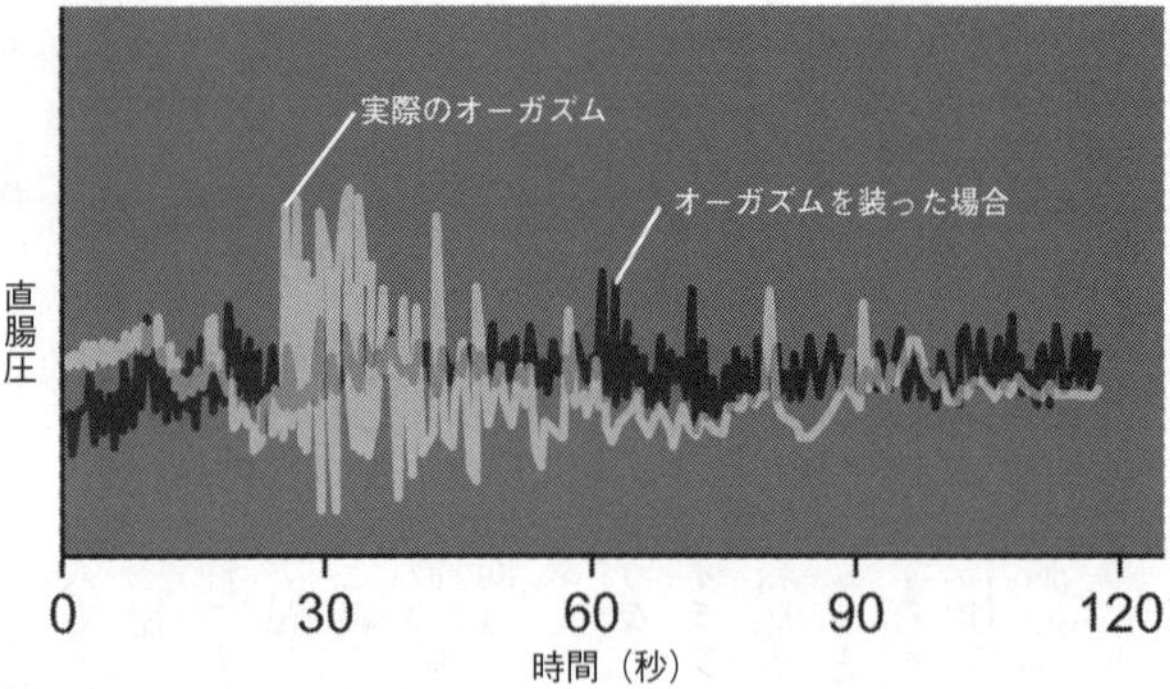

図4－2　オーガズムの開始と持続を測定した直腸圧プローブのデータ。信頼性は高い。黒の線は、オーガズムのふりをするよう指示された女性による直腸圧データ。グレーの線は同じ女性が本当にオーガズムを経験しているときのデータ。J. R. Georgiadis, R. Kortekaas, R. Kuipers, A. Nieuwenburg, J. Pruim, A. A. Reinders, and G. Holstege, "Regional cerebral blood flow changes associated with clitorally induced orgasm in healthy women", *European Journal of Neuroscience* 24 (2006)：3305-16より。Wiley-Blackwellの許可を得て転載。

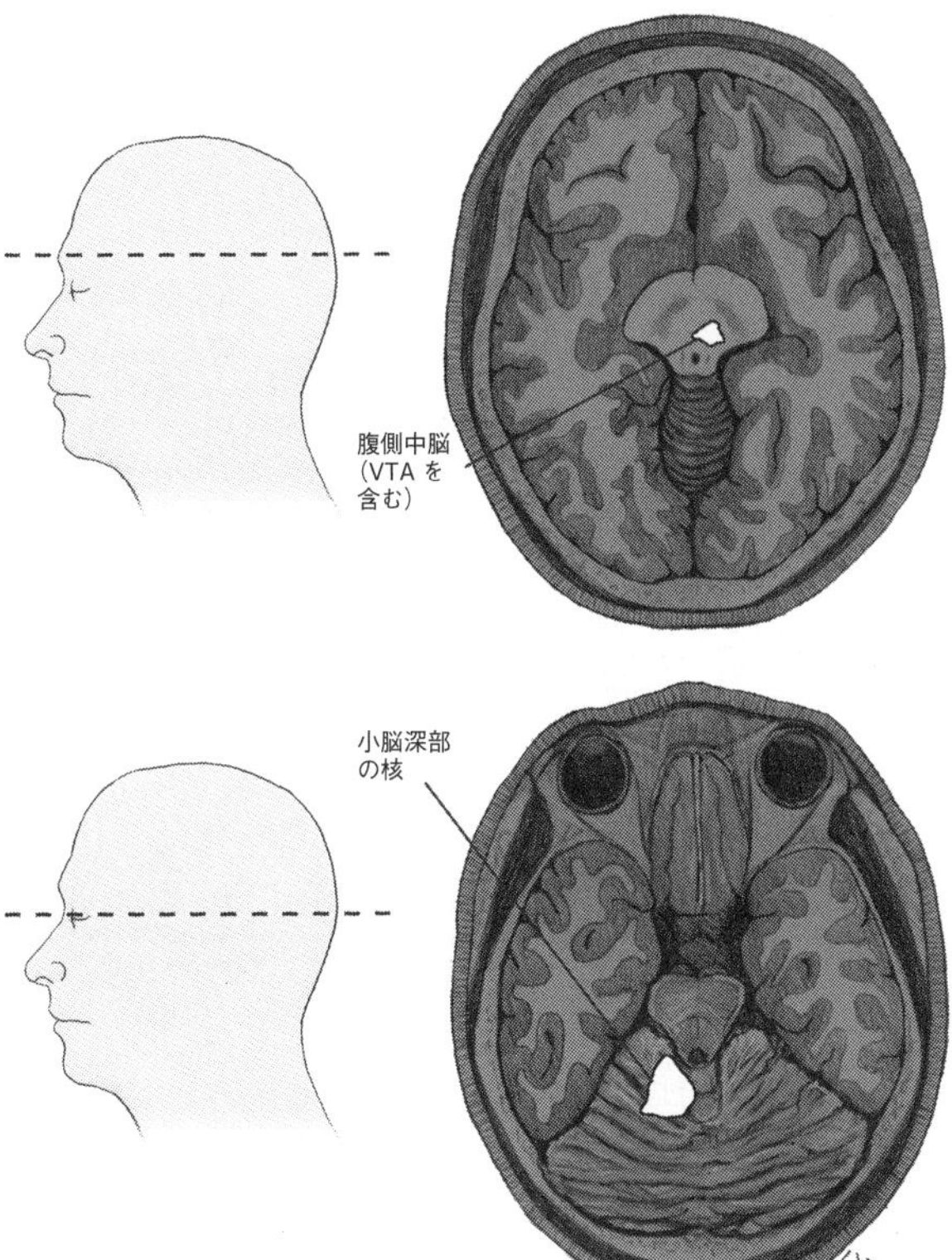

図4－3　クリトリスの刺激によりオーガズムに達した女性では、内側前脳快感回路の一部（上図）と、運動コントロールと運動学習を司る小脳深部の核（下図）が活性化する。J. R. Georgiadis, R. Kortekaas, R. Kuipers, A. Nieuwenburg, J. Pruim, A. A. Reinders, and G. Holstege, “Regional cerebral blood flow changes associated with clitorally induced orgasm in healthy women”, *European Journal of Neuroscience* 24 (2006)：3305-16 より。Wiley-Blackwell の許可を得て転載。

が活性化することに不思議はない。

運動と運動学習を司る小脳深部の核も活性化する。しかも、最も激しく直腸が収縮するようなオーガズムに際して最も強く活性化する。小脳深部の核は「運動誤差」を計算する回路の一部をなしている。運動誤差とは、運動の計画と、進行中の運動についての感覚フィードバックとの食い違いのことだ。滝の落ち口を滑り落ちていくような、そして自分の身体の動きをコントロールできなくなるような感覚を伴うオーガズムというのは、ある意味で究極の運動誤差状態と言える。小脳がオーガズムで活性化するのは理解できる。

判断や社会的推論の中枢である左腹内側皮質と眼窩前頭皮質の活動も低下するが、これも当然と言える。オーガズムの間は論理的評価や推論は保留される。

オーガズム中の脳の活動に男女差が見られない点については、これ以前の研究ですでに指摘されていた。その研究では男女二四人ずつに自分のオーガズムについて書いてもらい、そこから性別を特定するような部分を除外する編集を行い、それを、心理学者、婦人科医、医学生ら七〇人からなる判定委員会に読ませたところ、説明が男性によるものか女性によるものか判別されたものは一つもなかったのだ[22]。

脳スキャンの結果、唯一性別により大きく食いちがったのは、中脳水道周囲灰白質（PAG）と呼ばれる脳幹の古い領域だった。ここが男性では活性化するのに対して、女性ではしなかった。ここの活性化にどのような意味があるのかはよくわからない。P

AGは苦痛を伴う刺激により活性化し、ここからエンドルフィンが放出されることが知られている。男性のオーガズムの快感にはPAGから放出されるエンドルフィンが関わっている可能性がある。

快感のないオーガズム

オーガズムもまた、薬物や食べ物と同じように快感を引き起こす原因の一つで、ヘロインよりは弱いけれども食べ物よりは強い刺激である、というような結論に走るのは簡単だが、これは単純化のしすぎだろう。オーガズムとは多面的な体験であり、感覚的要素と感情的／報酬的要素が別々に含まれている。それは激烈で、超越的で、例外的な体験である。

オーガズムも含め、あらゆる感覚体験は、統合された全体として感じ取られる。日常生活の中ではこうした体験を要素に分解することは容易ではないが、神経科の診療所ではボンネットを開けて内部を覗く機会がある。視床のある場所を電極で刺激すると、生理学的にオーガズムと呼べる特徴（心拍増加、筋収縮など）をすべて引き起こすことができるが、快感は感じられないことがわかっている。これはつまり第1章で見た快感回路の刺激実験（19ページ）と反対の結果だ。快感回路の刺激では快感は感じられたが、必ずしも性的なものではなかった。

てんかんの発作でも快感のないオーガズムが生じることがある。てんかん発作で引き起こされるオーガズムの大半は快感を伴うものだが、一部、頭頂葉と側頭葉に関係する発作を起こす患者では、快感を伴わない者がいる。おそらく快感を伴わないオーガズムでは、発作が起こったときに、快感回路の中核であるVTAドーパミン・ニューロンとその標的領域が活性化しないと考えられる。

薬物とオーガズム

詩人ジム・キャロルははじめてヘロインの静脈注射を体験したときの様子を、「五万回のオーガズムを一度に感じたようだ」と表現した。コカインの静脈注射を「オーガズム×一〇〇〇」と書いた作家もいる。想像上の数字はともかくとして、ここには神経化学的な真実の連鎖がある。ヘロインやコカインなどの薬物はVTAの標的領域のドーパミンレベルを一定時間上げ続ける。これに対してオーガズムはドーパミンレベルをごく短時間だけ高める（クラックの吸引に似ている）。したがって、ドーパミン信号を増幅する薬物、たとえばコカインやアンフェタミンは（加えて言えば、パーキンソン病の治療薬L－ドーパも）、オーガズムを長引かせ、強化する働きがある。逆に、一部の抗精神病薬のようにドーパミン受容体をブロックしたりドーパミンの放出を阻害したりする薬物は、オーガズムを抑制する。同様の影響は、性欲や、性的刺激に対する性器の反応にも及ぶ。たとえばコカインは、向精神薬としては比較的稀なことだが、性欲を高め、勃起や膣液の分泌を促す[23]。

セックス依存症？

　セックス依存症というのは本当に存在するのだろうか。それとも火遊び好きのセレブが不倫を正当化するために作り上げた幻想にすぎないのだろうか。ここまで見てきたように、脳の画像化研究から、恋愛もオーガズムも内側前脳快感回路のドーパミン作動性のニューロンを強く活性化することがわかっている。そして、脳内のドーパミン信号を調整する薬物は、性欲とオーガズムも制御する。また、依存性リスクのある薬物が、やはりドーパミン快感回路を活性化することを、私たちは知っている。

　これらの薬物を繰り返し使用していると、快感回路の構造と機能が変容し、それがもととなって、耐性、離脱症状、渇望、再発という依存症の進行が生じる可能性が高かった。ならば、オーガズムや恋愛を繰り返し経験することで依存症になるとしたら、この場合も快感回路に同様の変容が生じるはずではないだろうか。本当にそうなっているかどうかはまだ未確認の段階だが、そう考える理由は十分にある。

　ある意味で、セックス依存症という概念を認めるかどうかは、過食と肥満が食物依存症の結果だという考えを認めるかというのと同じ問題をはらんでいる。ヘロインと違って、食べることは生存に欠かせない行動だ。セックス自体は生存に必須の行動ではないとはいえ、ほとんど誰もがする行動であり、また言うまでもなく異性間の性交渉は伝統的な種の繁殖法でもある。

誰もが取る普通の行動だとしたら、どの段階で依存症になったと言えるのだろう。性欲の激しいティーンエイジャーが日に三回マスターベーションをしたら、それはセックス依存症だろうか。土曜の夜になるとダンスクラブに行って毎週新しい相手を見つけないと気が済まない女性はどうだろう。出張のたびに金で女性を買うビジネスマンは。セックス依存症の定義は単純ではない。しかし、根本的な基準は薬物やアルコールや食物の依存症と同様に考えられる。

・自分や周囲の人の生活に支障をきたしているにもかかわらず当該行動を続ける（スーザン・チーヴァーの言葉を借りると「不倫はセックス依存症者の飲酒運転だ」）
・当人が「普通と感じる」ために、また生活上の通常のストレスに対処するために、当該行動が不可欠であると思われる（「毎晩別の相手とセックスしないと不安になって眠れなくなる」）
・当該行動を止めると自分で決め、人にも約束していながら、繰り返しそれを破る（「彼にはもう会わない。誓う」）
・当該行動に走ってしまったことを後悔する（「昨晩はあれほど甘美に思えた性のにおいが、今はホテルのシーツに染み付いた胸を悪くする後悔の悪臭に感じられる」）

セックス依存症は現実に存在する。その苦しみは大きい。セックス依存症者は、ほかの依存症者と同じ経過をたどる。行動に耐性が生じ、快感を覚えるためにますます多くのセックスを必要とするようになる。必要なセックスが得られないと、身体的、心理的に離脱症状が生じる。また、最もはっきりしている点として、単なるセックス好きから、セックスが必要という状態に変化していく。この段階で、生活に活力を与えてくれる素晴らしい快楽であったセックスが、日々の生活に向き合うために欠かせない作業の一つとなってしまう。そして最後に、ほかの依存症と同じく、この強迫的行動をやめようと努力する中で激しい渇望に襲われ、禁欲の努力は何度も挫折する[24]。

さまざまな依存症者の中で、セックス依存症者は、他人に助けを求める可能性が最も低い。何と言っても私たちの大衆文化はセックスに大きく傾斜しており、誰もがいつでも最高のセックスができて当然だというメッセージを送り続けている。また、セックス依存症者はあまり同情されない。他人の性的行動については、私たちはそれが一〇〇％当人の意思に基づいた行動だと考えがちなため、素直に見られないのだ。これは悲劇的なことだ。

人は薬物依存になることもあれば、アルコール依存にも、食べ物依存にもなるが、その場合、良心的に摂取物を選んでいれば、影響を自分にだけ限定することができる。ところがセックス依存症では、他人を巻き込まずに済ませることはできない。この依存症者の行く跡には必ず感情的な瓦礫の山が残り、当人への同情がぎりぎりまで試されることになる。

セックスに余韻をもたらすオキシトシン

セックスには、激しいけれども残念ながら短時間で終わってしまうオーガズムの快感とは別に、その後に持続する温かい余韻というものがある。この至福の状態は、性的な絆の形成のためにきわめて重要なものと考えられている。男性でも女性でも、この余韻には、視床下部の支配を受ける脳下垂体から分泌されるオキシトシンというホルモンの媒介がある。決定的な証拠として、オキシトシンの放出や受容体への作用を阻害すると、オーガズム自体は妨げられないが、余韻が不十分になることが知られている。

オキシトシンの放出系が、社会的絆全般に関係しているらしいという点も注目に値する。出産時と出産後の初授乳に際しては母親の脳内でオキシトシンレベルが上昇し、母子の絆の形成に重要な役割を果たしている。一つのホルモンが二重の役割を果たすこのようなあり方は、進化の過程では一般的である。新たな機能を追加する際には、一から新しいシステムを開発するよりも、既存の生化学的システムを流用するほうが効率的なのだ。

母親の授乳は「射乳反射」によって行われるが、これがなかなか起こらずに困っている母親の授乳を助けるために、オキシトシンを鼻の中にスプレーする方法が開発されている（この方法だと効率的に血流に取り込まれる）。しかし最近、このスプレーに別の目的が現れてきた。チューリッヒ大学のエルンスト・フェールらが被験者を集め、互いに協力して投資を行うゲームをさせたところ、事前にオキシトシンの鼻スプレーをした被験者のほうが、プラセボのスプレーをした被験者よりも、初めて会った相手を信頼しやすいということがわかったのだ。しかも、オキシトシンをスプレーされた被験者たちは、ゲームの中でほかのプレイヤーに「裏切られ」ても、その相手を信頼し続けた。脳画像を見てみると、信頼感の高まりと同時に、扁桃体の不安中枢の活動が低下していることもわかった。

対照実験から、オキシトシンが信頼に及ぼす影響は、当人がリスク全般を受け入れることで生じるのではなく、対人関係から生じる社会的リスクを受け入れる気持ちが高まることから生じることもはっきりしている。オキシトシンは「信頼」の枠にとどまらず、社会的認知、社会的行動一般において複雑な役割を担っているようだ。目の写真だけを見てその人の感情を推測するという面白い研究があるが、オキシトシンを処方された被験者では、この課題の正解率が上がった[25]。

これらの結果から、オキシトシンの鼻スプレーは社会的関係の構築や社会的認知に障害のある人の治療として有望とも考えられる。チューリッヒ大学のマルクス・ハインリクスが最近報告したところによると、オキシトシンの鼻スプレーで不安とストレスを軽減することができ、重度の社会恐怖の患者で対人関係を強化することができたという。境界性パーソナリティ障害の（他人を極端に疑う）患者でも、初期段階の研究からは同様の良好な効果が報告されている[26]。インターネットでオキシトシン・スプレー（あるいはそう称されているもの）が売られ始めているのも驚くにあたらない。なかには「リキッド・トラスト」という商品もある。

単婚型と乱婚型のハタネズミ

道徳とは既婚者の組合主義にほかならない

——ジョージ・バーナード・ショー

長く連れ添う相手に誠実な人もいれば、新しい性的な出会いの魅力に抵抗できない人もいる。これはなぜだろうか。この問題は込み入っていて簡単に答えられるものではないが、最近、野生のネズミの研究から興味深い発想が現れてきた。ハタネズミは世界中の温帯にたくさん生息している。ハタネズミ類の中でも、プレーリーハタネズミやマツネズミなどの種は集団で社会生活をし、単婚型の繁殖をする。つがいとなった後は、オスもメスもほかの個体とは交尾しない。実際、つがいの相手が死ぬと、残されたハタネズミは死ぬまで交尾をしないのが普通だ。また、単婚型の繁殖をする種では一般的なことだが、父親と母親の両方が子育てに携わる。これに対して、サンガクハタネズミやアメリカハタネズミには社会性はなく、たいていは一匹ずつ巣穴の中で暮らしている。繁殖は乱婚型だ。このような種では、父親は子育てに関与しない。母親も最低限のことしかせず、子どもが生まれて二週間半ほどで巣を出ていってしまう。

脳の中の何が、ハタネズミを単婚型にしたり乱婚型にしたりしているのだろうか。オスのハタネズミから考えてみよう。バソプレシンというホルモンの受容体の分布にヒントがある。バソプレシン受容体のうちV1aというタイプの脳内分布パターンが、単婚型のハタネズミ（プレーリーハタネズミなど）と乱婚型のハタネズミ（サンガクハタネズミなど）でははっきりと異なる。とくに、乱婚型のハタネズミではV1a受容体が外側中隔と呼ばれる部分に多く分布し、腹側淡蒼球《ふくそくたんそうきゅう》と呼ばれる部分で少ない。単婚型のハタネズミではこの分布が逆になる。重要な点は、どちらのハタネズミでも受容体の分子構造はほとんど同じであり、ただ分布パターンだけが、V1a受容体遺伝子の制御部分の決定にしたがって異なっているということである。

いくつかの証拠から、オスのハタネズミが最初の交尾相手を優先的なパートナーとするかどうかの決定に、バソプレシンの信号が重要な役割を果たしていると考えられる。オスのプレーリーハタネズミでは、メスと交尾をするとそれが刺激となって脳内のバソプレシン放出が高まる。エモリー大学のラリー・ヤングらは、バソプレシンが腹側淡蒼球のV1a受容体に及ぼす作用をブロックする薬をプレーリーハタネズミのオスに投与する実験を行った。その結果、このオスはメスとつがいの絆をつくらず、子育てにも関与しなかった。また、オスのプレーリーハタネズミの脳にバソプレシンを注入すると、周りのメスに対してとる親和行動（ハタネズミの場合、お尻を嗅ぐ）が増えるが、サンガクハタネズミでは増加しなかった。

このチームの研究で最も興味深いのは、マウスに遺伝子操作を施して、V1a受容体を単婚型のハタネズミと同じようなパターンで発現させた実験だ。正常なオスのマウスは乱婚型で、脳にバソプレシンを注入してもメスに対する親和行動が増えたりはしない。しかし、単婚型ハタネズミと同じV1a受容体分布（腹側淡蒼球に多い）をもつ遺伝子操作マウスにバソプレシンを注射すると、メスのお尻を嗅ぐ行動が有意に増加した。対照のためレモンの香りをつけたティッシュを置いたが、遺伝子操作マウスがティッシュを嗅ぐ時間はバソプレシン注射で変化しなかったことから、メスへの親和行動は、単に嗅ぎ慣れないにおいへの好奇心が高まったためではなく、本当に愛着が表れたものと考えられる(27)。

プレーリーハタネズミのオスでは、最初の相手を優先的なパートナーとする愛着の形成がつがいの絆に決定的に重要な役割を果たすが、絆の確立にはそれだけでは十分ではない。一匹のメスに愛着を抱くだけでなく、それ以後、ほかのメスを積極的に拒絶する必要がある。単婚型のハタネズミでは、これは単なる無関心ではなく、新たなメスに対する攻撃性として現れる。最近、単婚型ハタネズミのオスによる最初の相手への愛着の形成と、新しいメスに対する選択的攻撃性とは、別々の脳の信号経路によって媒介されていることを示す興味深い研究がいくつか現れてきた。ただ、当然というべきか、内側前脳快感回路はどちらの側面にも関係している。

快感と報酬にとって、VTAニューロンから側坐核へのドーパミン放出がカギを握っていることは、これまでにも繰り返し触れてきた。側坐核内には二種類のニューロンがある。一つはD2ドーパミン受容体を発現するニューロンで、腹側淡蒼球（およびその他の標的）に投射している。もう一つはD1ドーパミン受容体を発現し、ほかの領域に投射している。通常は、プレーリーハタネズミのオスとメスを二四時間一緒にしていつでも交尾できるようにすると、オスはその後大半の時間を、自分が選んだメスの横に並んで過ごすようになる。相手への愛着を形成したと考えられる。ところがオスとメスを数時間一緒にして、その間に交尾ができないように邪魔をすると、オスは相手への愛着を持たない。しかし、オスの側坐核にD2受容体の働きを活性化する注射をしてからこの実験をすると、交尾ができなくても、オスは相手への強い愛着を形成する。逆に側坐核にD2受容体をブロックする注射をしてやると、二四時間交尾可能にしてやっても愛着の形成が見られない。

ここまでで、オスが相手に愛着を抱く最初の段階でD2受容体の活性化が必要だということがわかった。細胞内の具体的なメカニズムはまだわからないが、側坐核のD2受容体を含むニューロンが、先に述べたように重要なバソプレシン受容体を持つ腹側淡蒼球に投射していることから、腹側淡蒼球内でD2受容体とバソプレシン受容体が何らかの相互作用をして相手への愛着を形成する引き金になっていると推測できる。しかし、絆の形成のもう一つの側面、ほかのメスに対する攻撃性についてはどうだろうか。

単婚型のハタネズミのオスの側坐核にD1受容体を活性化する薬を注射しておくと、

メスと二四時間一緒にしていつでも交尾できるようにしても、オスはつがいの愛着を形成しない。単婚型のオスのハタネズミは、メスと交尾し、つがいの絆を形成した後に、側坐核のD1受容体発現レベルが数日のうちに急激に上がることが知られている。ここから、この変化が別のメスへの攻撃性の基盤となっていると考えられる。

この仮説を検証するため、オスのハタネズミの行動を評価する「居住者‐侵入者」テストが行われた。侵入者が絆を形成した相手のメスならば、居住者のオスはロマンチックに親密な親和行動を取る。しかし知らないメスが侵入してくると、オスはこのメスを攻撃する。注目すべきはここからだ。知らないメスを入れる前に、オスの側坐核にD1受容体ブロッカーを注射しておくと、攻撃行動は完全に抑制される。それどころかそのオスは、まるで独身に戻ったかのように新しいメスに接する[28]。

メスはどうだろう。単婚型のハタネズミのメスは、自由にオスと接触できる環境に置いてやると、側坐核のオキシトシンが増加する。このように好きなだけオスと接触できる状況が長期に及ぶと、それだけでメスの側には相手への絆が生じる。ところが、オキシトシン受容体をブロックする薬を局所的に投与してやると、絆の形成は阻害される。側坐核のオキシトシンのもとは、おそらく視床下部、それもとくに隣接する脳下垂体からのホルモン放出をコントロールしている部分の軸索だと思われる。遺伝子操作でメスのプレーリーハタネズミの側坐核のオキシトシン受容体を増やすと、つがいの相手への愛着の形成が促進される（これを「お見合い」方式と呼ぶ[29]）。

ハタネズミから人間へ

ハタネズミの研究から人間の行動について何がわかるのだろう。人間とネズミの性的、社会的行動にはいくつか共通点もあるが、大きな違いもある。たとえば人間では変化や個体差がずっと大きいし、嗅覚への依存は小さい。しかし、浮気性の人と、プレーリーハタネズミ的な生き方を採用している誠実な人とを比べた場合、脳内のドーパミンやバソプレシンやオキシトシンの信号に差があるかもしれないと、どうしても推定したくなる。実際、その仮説を支持しそうな研究も一部出始めている。

たとえば先に紹介したバソプレシンのＶ１ａ受容体の遺伝子多型の分析から、この受容体の「三四四対立遺伝子」を持つ男性とその妻は、夫婦関係に満足せず、過去一年間に結婚生活の危機を経験している率が高かった。若年の成人のうち、血中オキシトシンレベルが高い人は、両親との結びつきが強く、鬱病になる率が低いとされる。自閉症の人は、同じ年齢層の対照群に比べて血中オキシトシンレベルが低いという報告も一つある（この結果はまだ再現されていない）。人間の長期的な愛着について神経化学的モデルを構築するという方向は非常に有望だが、実際にはまだ端緒についたばかりにすぎない。

第5章　ギャンブル依存症

私たちはよく、あの人はインターネット依存症だ、ギャンブル依存症だ、ポルノ依存症だ、などと言ったりする。誰かのチョコレート中毒や買い物中毒の原因を探ろうとする。このような日常的な言葉遣いは、結果として、「快感を伴う活動ならどんなことでも人は依存症になりうる」という考え方を広めているようだ。たしかにその考えには一片の真実がある。強迫的な行動は人の生活に多かれ少なかれ影響を及ぼしうる。だが、純粋に生物学的なレベルで見たとき、これらの行動にはどの程度の共通性があるのだろう。ゲーム依存症やギャンブル依存症や買い物依存症は、脳機能の面で、本当に薬物やアルコールの依存症と同類なのだろうか。それともこれは単なる比喩的表現にすぎないのだろうか。スーザン・チーヴァーは著書『欲望——セックスと依存症が出会う場所』の中で問題の核心に迫っている。

「依存症」(addiction) という言葉は二一世紀の流行語になっている。私たちはいろいろなことを依存症と呼ぶ。深刻な覚醒剤依存症から……スターバックスのラテ中毒なの、……六〇〇スレッドカウントのシーツじゃないと眠れないわ、などと気楽に言う場合まで。実際、私たちはとくに、病みつきになって有害な影響があるわけではないことがらに「依存症」という言葉を使っているように思える。……それらは社会習慣なのだが、それを表すのに「依存症」という言葉を好んで利用するのだ。その言葉遣いは言葉の力を削ぐ。そして、この言葉を使うことで私たちは自分を、真剣だけれども軽く表現すべき場面を弁えている人物として提示するのである。[1]

高級シーツ依存症は言いすぎだという点では同感だが、ギャンブルやゲームへの病的なのめり込みは、心理学者たちが行動に基づいて公式に定義してきた依存症の基準の多くにあてはまる。これらの行動は生活に深刻な影響を及ぼし、場合によっては生活を破壊することもあるのだ。

しかし、行動上の依存症は、物質（薬物、アルコール、食べ物）依存症と必ずしも同じ経過をたどるわけではない。実際、最近の社会ベースの研究（治療中の患者をベースにしない研究。患者は社会の代表例ではない）からは、ギャンブル依存症者やゲーム依存症者の三分の一ほどは、他人の助けを借りずに一年以内に依存から脱却できることがわかっている。薬物依存症では、まずありえないことだ。

現在では、薬物もセックスも食べ物もギャンブルもゲームその他の強迫的行動も、すべてを含む幅広い依存症の定義に妥当性があると考えるに足る生物学的根拠が存在する。

ここで考えられているのは、内側前脳快感回路の活性化と変化がすべての依存症の核心にあるということである。

脳画像研究から、ギャンブルやゲームをしているときにも、ある種の薬物やオーガズムと同じように内側前脳快感回路が活動し、その結果VTAの標的領域にドーパミンが放出されることがわかっている。パーキンソン病患者に治療薬としてドーパミン受容体アゴニストを処方した場合についての考察を思い出していただきたいのだが（36ページ）、薬を処方された患者は異常な高率で病的ギャンブルに走ったけれども、投薬を止めると、ギャンブルへの衝動は収まった。

私たちは、何とか快感と報酬と依存症に関する統一理論を生み出そうとしているのだが、過度の一般化をしないよう注意を払っておかなければならない。根本的な話として、誰でもものを食べ、セックスをするけれども、大半の人は食べ物依存症にもセックス依存症にもならない。薬物についても、アルコールや睡眠薬、あるいはコカインでさえ、依存症にならない人は多い。同じように、たいていの人はときおりギャンブルやゲームを楽しむだけで、生活が破壊されるほど病的にのめり込んだりしない(2)。その理由はどこにあるのだろう。楽しみが病的になってしまう人には、どのような生物学的因子あるいは体験的因子があるのだろう。

ギャンブル依存のリスク要因

ビル・リーは、ギャンブルに取り憑かれた自分の人生を振り返った名著『ボーン・トゥー・ルーズ』[3]の中で、自分の病気の元は数世代前にまで遡ると書いている。祖父は中国で、ギャンブルの借金のかたに息子（著者の父親）を売り飛ばした。著者の父親は養子として育ち、アメリカに移住した。父親はアメリカで麻雀とパイゴウ・ポーカーに病みつきになった。

サンフランシスコのチャイナタウンで育った著者は、よく父親に賭場に連れて行かれた。父親にとっては息子が一種の「幸運のお守り」だったのだ。小学校ですでに授業をさぼってはコインやベースボールカードで賭をし、大負けすることも多かった。高校ではビリヤードとポーカーで勝ったり負けたりし、高利貸しとやり合うこともあった。それでも学校の成績は悪くなく、大学を卒業し、シリコンバレーのハイテク企業で熟練の管理職として、また「ヘッドハンター」として高給を得るようになった。結婚してエリックという男の子も生まれた。

しかしリー自身もギャンブルにはまり、しだいに頻繁に、そして高額に賭けるようになっていく。株式市場でのオプション取引にも手を染めた。シリコンバレーで一日働き、それから車で四時間かけてネバダ州のカジノに向かい、何時間かブラックジャックをしたあと、半分眠りながら冷たい山道を運転して戻り、また翌朝の仕事を始めるということもあった。この無茶な暮らしで結婚は破綻し、厳しい養育権争いが続いた。

エリックの養育権争いが深刻化するにつれて、ギャンブルへの衝動もどんどん強くなり、回数も増えていった。以前はカジノに行く一日か二日前からギャンブルのことばかり考えるようになっていたが、それが次第に早まり、ついには（カジノから）家に戻ったとたんにギャンブルへの衝動を感じるようになった。ポーカーテーブルに戻ることしか考えられなくなった。気分は晴れず、楽しくもなかった。むしろ、嫌な気分にならないように、という気持ちだった(4)。

数年でリーは破産。蓄えも家もすべて失った。それでもリーは同じことを繰り返した。二度目の結婚も破綻し、あらためて蓄えた資産も食いつぶし、ついには自殺の瀬戸際まで追い詰められた。数年の間、断酒会のような断ギャンブル会「ギャンブラーズ・アノニマス」の一二ステップグループに参加しては、衝動が抑えきれなくなってドロップアウトするということの繰り返しだった。あるとき、九〇日間一セントも賭けずに過ごし、目標を達成した満足感とともに眠りについたリーを襲ったのは、こんな体験だったという。「目覚めたとき、身体が汗に濡れて震えていた。ギャンブルへの衝動で、全身を巨大な蚊に刺されたような感じになっていた。どれほど意思の力を振り絞っても、身体をかきむしる自分を止めることはできなかった(5)」

二〇〇五年の時点でリーは四年間ギャンブルから離れており、ギャンブラーズ・アノニマスを熱心に推薦する。

心をかきむしられるようなリーの半生は、ギャンブル依存がどれほど人の人生を踏みにじるかというだけでなく、この病気の一般的な問題点を描き出している。リーの物語が示唆するように、病的なギャンブルは遺伝し、女性より男性にはるかに多い。ほぼ確実に言えることだが、ギャンブル依存症の人と近い関係にある人ほどギャンブルに病的にのめり込むリスクが高くなることには、生まれと育ちの両方が関係している。男女それぞれの一卵性と二卵性の双子でギャンブル依存症について調べた研究がいくつかある。その結果から、男性の病的ギャンブルのうち三五～五五％が遺伝要因で説明がつくと言える。女性ではそれほどはっきりしたことは言えない。有意な遺伝性は見出せないとする研究もあるが、これらの分析には女性のギャンブル依存症者のサンプル数が比較的少ないという問題がある。[6]

第3章で、D2ドーパミン受容体に関係するＴａｑＩＡ　Ａ1対立遺伝子を持つ人は、ＶＴＡ標的領域でのドーパミン信号伝達が弱く、食べ物や薬物やアルコールなどのいくつかの物質依存症で苦しむ可能性が高いことを説明した（89、112ページ）。この遺伝子を持つ人は、病的な買い物やギャンブルなど行動上の依存のリスクや、ＡＤＨＤ（注意欠陥・多動性障害）のリスクも高い。当然のことながら、遺伝子解析により、ほかの多くの遺伝子（Ｄ4やＤ1ドーパミン受容体やドーパミン・トランスポーターの遺伝子）で、やはりドーパミン信号を弱めるタイプが明らかになっており、これらもギャンブル依存症をはじめ、いくつかの依存行動に関係する。(7) こうした研究結果は、個別の事例で私たちが経験的に知っていることを裏づける。カジノを覗いたことがある人なら、ニコチン依存とアルコール依存と病的ギャンブルは併存することが多いという現実を目にしているはずだ。そこにはドーパミン作動性の快感回路の障害という共通の原因が反映している。実際、病的なギャンブラーの場合、アルコール依存症の比率は米国の同年齢層全体に比べて一〇倍高く、喫煙率は六倍高い。

ビル・リーの物語はギャンブル依存にほかのリスク要因があることも示している。リーは幼く貧しいころから傍観者として、また積極的参加者としてギャンブルに関わってきた。また、些細なことに見えるかもしれないが、株取引や賭場やカジノといった、合法違法のギャンブルに容易に接する機会があった。世界中で行われているギャンブルの研究は、合法的ギャンブルがやりやすいほどギャンブル依存は増えるという、同じ結論に達している。いまや世界中で人気のオンラインギャンブルは、ギャンブル依存を育むのに理想的な仕組みだ。やめろという人がいないため、一日二四時間、社会的な制約をほとんど受けずにギャンブルにふけることができるのだ。

リーが繰り返しギャンブルにはまりながらも、いつでもなんとか仕事で成功を続けていたという点は注目に値する。病的なギャンブラーにありがちな、リスクを負い、全力を尽くし、物事にこだわる性格というのは、ときに職場でも非常に力を発揮するのだ。

ギャンブル依存症者の多くは、ビジネスの世界でもとくに大きな成功を収める精力的で革新的な人物でもある。このような人だからこそ、困難な状況に陥っても自己管理ができるという思いがあり、どうしても人に助けを求めたがらない。

先にヘロイン常用者の依存症の進展の道筋を見たが、リーのギャンブル依存の経過にもまったく同じ形が見て取れる。耐性、離脱症状、渇望、再発のすべてがそろっている。依存症のせいで最後にはギャンブルの快感がすっかり失われ、ただむき出しの欲望だけが残る――これを明確に訴えるリーの記述は、ヘロインやコカイン依存症者が書いたとしてもおかしくない。嗜好から徐々に不足感へと変化していくリーがたどった経過は、薬物依存症者が経験する現象そのものであり、その脳内では薬物使用による快感回路神経の再配線と似たようなことが起こっている可能性が高い。

もう一つ、薬物や食物の依存と同じように、リーの病的なギャンブル発作も異常なストレス状況が引き金になっていた（最初は離婚と養育権争い、後には職場で大量殺人を目撃したときに再発した）。ギャンブラーズ・アノニマスに参加してギャンブルを止めると誓った後でさえ何度か再発した。これも、薬物依存とギャンブル依存に共通する典型的な形だ。実際、スコットランドで行われた研究によると、ギャンブラーズ・アノニマスの会合の参加者で一年後にもギャンブルを完全に自制していた人は八％にすぎなかった。(8)

このように類似性があるとはいえ、病的なギャンブルが薬物依存症ほど生活を破壊するものではないということは容易に想像できる。それでも、ギャンブルのほうが危険な面もある。ギャンブル依存症者は大きな負債を抱えることが多く、それを埋め合わせようと犯罪に走る者が少なくないのだ。ギャンブルで生活を破壊すると、その影響は何年も残る。おそらくそのせいだと思われるが、ギャンブル依存症者の自殺企図率は非常に高い。ギャンブラーズ・アノニマスの会員では約二〇%、アメリカ退役軍人庁が行っているギャンブル依存症者在宅治療プログラムの対象者に限れば四〇%もの高率に達する。(9)

不確実性の快感

働いて得た九九ドルより道ばたで拾った一ドルのほうがうれしい。それと同じで、トランプや株で勝った金は気持ちをくすぐる。

——マーク・トウェイン

ギャンブルへの嗜好はどのようにして身につくのだろう。最初に勝ちを経験することが重要だとする説がある。はじめてカジノに行った人が何度かブラックジャックに賭けて、最初の五回で続けて負けたら、失望して帰ってしまうだろう。ギャンブルに関連してネガティブな(お金を損した)イメージしか残らず、二度と賭けようとは思わない可能性が高い。逆に、最初に一回か二回勝ったとすると、ギャンブル行動が正の強化を受ける。このように最初の成功体験から小さいながらもはっきりした快感を得た一部の人が、「快感の目標値」を得るためにより高い刺激を求めていく中で、ギャンブル依存を発症するリスクは高まっていく――という説である。

この、初期成功説は一見筋が通っているようだが、おそらく間違っているか、間違っていないとしても不完全である。ギャンブル好きの人の多くは「初期成功」体験など持っていない。ギャンブル依存の発症に向かっている人ですら、そのような体験をしていない人が多い。ほんの一例を挙げるなら、宝くじを毎回買わずにはいられないという人の大半は、一生、一等を当てることはない。

最近、サルやラットの実験から別のモデルが提案されている。[10]それによると、脳はもともとある種の不確実性に快感を見出すようにできているという（認知神経科学の文献では、快感ではなく「報酬的」という用語が使われる）。

ケンブリッジ大学のウォルフラム・シュルツらが、サルにコンピューターの画面を見せ、近くのチューブから甘いシロップを出すときに画面上に合図を表示するようにして訓練する実験を行った。同時に、サルの脳に埋め込んだ電極でVTAの個々のニューロンの活動を記録した。

画面上に光の合図が現れ、約二秒間表示される。緑の光は、二秒後に必ずシロップが出てくるしるしだ。赤の光では二秒経っても報酬は与えられない。[11]

ここからは一頭のサルを追いながら実験の経過を見ていこう（少々込み入った話になるので、**図5-1**を参照しながらお読みいただくとよいだろう）。最初の試行では光は点けずにシロップを与える。シロップが与えられた直後にサルの脳内のドーパミン・ニュー

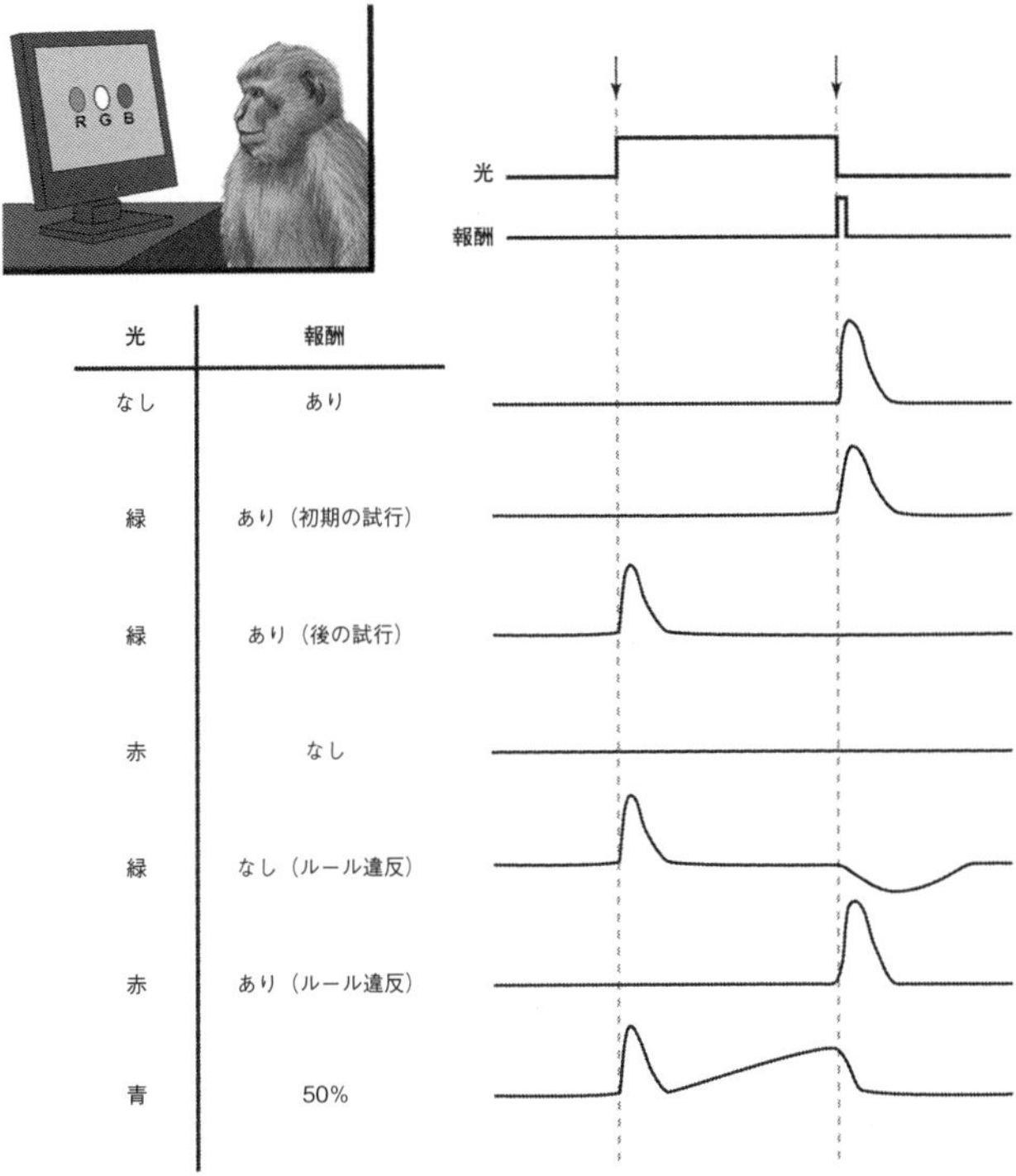

光	報酬
なし	あり
緑	あり（初期の試行）
緑	あり（後の試行）
赤	なし
緑	なし（ルール違反）
赤	あり（ルール違反）
青	50％

図5－1　シュルツらによる実験では、VTA ドーパミン・ニューロンは報酬を予測して活性化した。グラフの詳細な説明は本文参照。（イラストレーション：Joan M. K. Tycko）

ロンが短く発火（活性化）する。訓練前のこの状態で、サルはシロップを本能的に報酬と見なしているのだ（VTAやその他の領域のドーパミン・ニューロンは、休んでいるときでも完全に活動を停止しているわけではないという点は注意しておく必要がある。シロップで誘発されるスパイク信号は、低レベルのバックグラウンドの活動の上に重なって起こる）。

次に、赤と緑の光をランダムに混ぜながら試行を何度か繰り返す。緑の光のとき、最初の数回はシロップが出た後でドーパミン・ニューロンが発火し、緑の光が点いた時点では発火しない。しかししだいにサルは緑の光がシロップを確実に予告するものであることを学習し、非常に興味深い変化が生じる。ドーパミン・ニューロンが徐々に報酬自体に反応しなくなり、代わりに緑の光の点灯時に発火を見せるようになっていくのだ。同時に赤い光が無報酬を確実に予告することも学習し、赤い光の試行ではどの時点でも発火しないようになる。

ここで少し実験を離れ、このメカニズムがどれほど驚くべきものであるかを考えてみよう。一本のVTAドーパミン・ニューロンの活動は、もはや単なる生物学的な快を示すものではなく、学習による緑の光と報酬シロップとの連合を表すものとなっている。これは些細な点に思えるかもしれないが、快感と連合学習がこのように合体することで、現実にちょっとした奇跡が起こっているのだ。行動を引き起こす刺激は、それ自体本能的あるいは人工的に快をもたらすもの、たとえばセックスや食べ物や薬物である必要はなく、どんな音でも匂いでも色や形でも記憶でも、快感と結びつけられれば、それ自体が快い刺激となりうるということだ。

話をサルの実験に戻そう。実験にはさらに手が加えられた。ルール違反をするのである。たとえばこの実験に十分慣れたサルに、緑の光を見せて、シロップを与えない。この場合、緑の光が点いた時点でドーパミン・ニューロンが発火するが、二秒後、期待したシロップが出てこなかったときに、バックグラウンドの活動が短時間低下し、一時的にニューロンの活動がほとんどなくなる。

逆に、やはり訓練を積んだサルで、赤い光を点灯し、ルールに反して光が消えるときにシロップを出してやると、赤い光の点灯時にはニューロンは発火せず、思いがけないシロップがもらえた直後に発火する。

こうした反応のあり方は、現実世界での学習を導くのにきわめて有用であることがわかっている。いったん成立した連合学習の内容が現実と合わなくなり、新しい経験で書き換える必要があるという場面は、実際よくある。そのため、サルの脳の快感／報酬回路は、学習理論の研究者が〈予測誤差〉と呼ぶものを計算できるようになっていなければならない。予測誤差というのは、起こると予想されることと実際に起こったこととのズレのことだ。簡単に定式化すると次のようになる。

ドーパミン・ニューロンの反応（報酬の予測誤差を信号化したもの）＝実際の報酬－予測された報酬

「実際の報酬＝予測された報酬」の場合、たとえば訓練を積んだサルで緑の光が点いて報酬が与えられたり、赤い光が点いて何も出てこなかったりする場合は、光が消えるときにドーパミン・ニューロンは発火しない。ところが、学習したルールが破られたとき、光が消えるときにドーパミン・ニューロンが発火する。これが報酬の予測誤差の信号だ。この信号でサルの快感回路は、もう古いルールが通用しないため、新しい連合を学習すべきかもしれないということを知るのである。

ここで読者は「それがギャンブルとどう関係するのだろう？ ギャンブルでは結果はいつでも予測できないのだが」と疑問に思われることだろう。当然だ。

シュルツらは、さらに別の合図、青い光を表示する実験を行った。青い光が予告するのは、点いてから二秒後に、五分五分の確率でランダムに報酬が出たり出なかったりするということだった。この試行を繰り返すと、サルのニューロンは青い光が点いたときに短く発火したあと、奇妙な振る舞いを見せる。最初の発火が収まってから青い光が消えるまでの約一・八秒の「待ち時間」に、ドーパミン・ニューロンの発火レベル（発火頻度）が徐々に高まっていき、青い光が消える瞬間に最大値に達するのだ（図5－1、一番下のグラフ）。しかも、青い光の実験でシロップを増量してやると、「待ち時間」の最大発火レベルも高まることがわかった。

この研究者たちがやったことは、基本的にいわばサルのカジノを作ることだった。青い光が点いてから消えるまで、報酬が確定しない間の待ち時間に、VTA標的領域の快感回路は徐々に活動を高めた。この時間は、カジノで言うとスロットマシンやルーレットが回るのを見ている時間や、ブラックジャックのカードがめくられるのを待っている時間に相当する。サルの実験結果から導き出せる解釈の一つは、人間の脳はもともと、リスクのある出来事から快感を得るようにできているということだ。このモデルでは、ギャンブル好きになるのに初期の報酬は必要ないということになる。むしろ、見返りの不確実性そのものが快感を導く。

進んでリスクをとろうとする神経系は、進化上も適応的だったとするシナリオが提案されている。このような神経系を持つ動物は、重要な出来事に直面したとき、より確実な予測因子が見つかるまで判断を保留する能力を持つ。人類の祖先では、狩猟をするオスのほうが、採集をするメスよりもリスクを取ることに適していた可能性があり、そのことが、現在の人類で男性のほうがギャンブル依存や衝動のコントロール障害のリスクが高いことの由来となっているとも考えられる。

脳が報酬の価値を調整する

サルの実験では、シロップの報酬が与えられるかどうかわからないときに、ドーパミンの快感が維持された。カジノで遊ぶ人間も同じだろう。しかしカジノのアナロジーが成立するのはそこまでだ。第一に、ご承知のとおり人間には計画や判断を導く巨大化した前頭葉皮質があり、この仕組みが不確実性への対応に重大な影響を与えると考えられる。第二に、シロップは自然な報酬だということがある。第3章で見たとおり、人間は身体的に甘い食べ物や飲み物を好むようにできている。しかし、たとえばお金は抽象的な存在で、人類の祖先がはじめからお金を使っていなかったことはたしかだ。実際のところ、お金は快感回路を活性化させるのだろうか。

ハンス・ブライターらはこの問題に取り組むため、シュルツのサルの実験方法を人間の脳スキャン実験に適用した[12]。各被験者は最初に五〇ドル入った口座を与えられる。そして、これは現実のお金で、実験終了時に口座の残高が現金で手渡されるという説明を受けている。

被験者は、脳スキャンを受けながら、三つの円のいずれかが表示された画面を見る。それぞれの円は中心から三つの扇形に分かれていて、各部分に金額が書いてある。「悪い」円は、マイナスの金額かゼロしか書かれていない（マイナス六ドル、マイナス一・五ドル、〇ドル）。「普通」の円にはプラスとマイナスの金額が含まれる（プラス二・五ドル、マイナス一・五ドル、〇ドル）、最後の「良い」円には基本的にプラスの報酬が書かれている（プラス一〇ドル、プラス二・五ドル、〇ドル）。

三つのうちの一つの円が画面に表示された後、被験者がボタンを押すと、矢印が回りはじめる。矢印は約五秒間回り、一見ランダムな位置で停止する。三つの扇形のうち矢印の停止した部分の金額が結果となる。矢印はその位置で約五秒間停止している。

この実験設計により、期待フェーズ（矢印が回っている間）と結果フェーズ（矢印が止まった後）の脳の活動を測定できる。もちろん、矢印を回転させるプログラムは実験者側で制御可能で、結果はすべてバランスよく仕組むことができる（図5－2）。

実験の結果まずはっきりしたのは、シュルツのサルと同じく、被験者のVTA標的領域（側坐核、眼窩回、扁桃体）は期待フェーズと結果フェーズ（結果が良かったとき）で活性化するということだった。期待フェーズの反応レベルは、起こりうる結果に対応して異なり、「良い」円の矢印が回っているときのほうが、「普通」や「悪い」円のときよりも活動が大きかった。また、最も大きな反応が見られたのは、「良い」円で最大の報酬（プラス一〇ドル）が出たときの結果フェーズだった。こうして、お金のような抽象的な報酬であっても、それを期待したり経験したりすることで人間の快感回路が活性化しうることが明確になった。

この実験の設計は、ギャンブルの報酬に関するもう一つ別の仮説を検証するのにも利用できた。バーバラ・メラーズらは、これと似た課題を使って、「良い」円で〇ドルの結果だった人はこれを損と受け取り、「悪い」円で〇ドルだった人は勝ちと受け取るということを実証したのだ[13]。人間の心が完全に合理的であれば、どちらの〇ドルでも同じように評価するはずだが、そうはならない。人間は、「こうなっていたら」という非現実の可能性に影響される。

この非合理的な信念は、脳の活動を反映しているのだろうか。「良い」円の〇ドルに

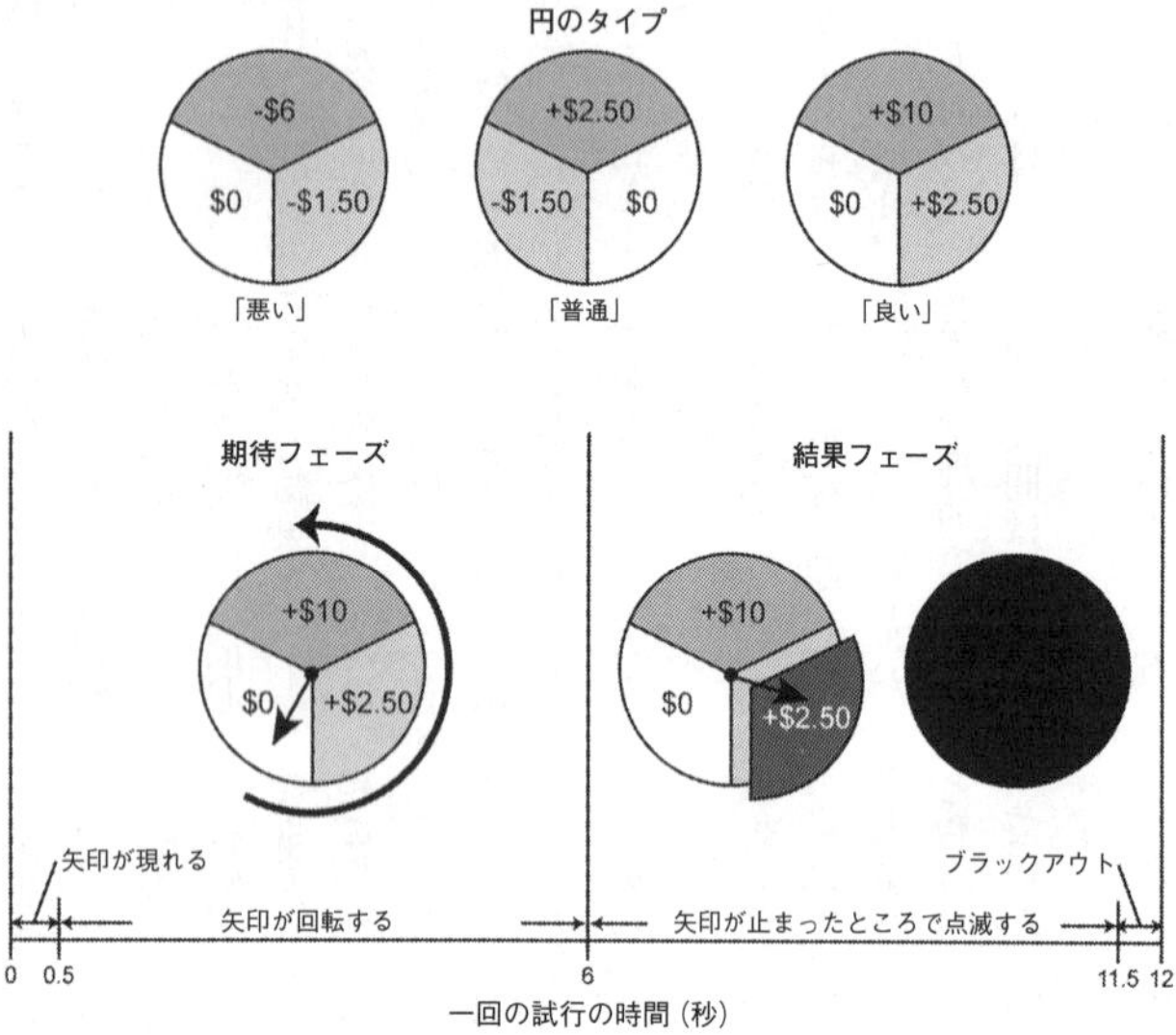

図5－2　被験者が金銭的な損得を期待したり経験したりする際の反応を検証する実験の設計。H. C. Breiter, I. Aharon, D. Kahneman, A. Dale, and P. Shizgal, "Functional imaging of neural responses to expectancy and experience of monetary gains and losses," *Neuron* 30（2001）：619-39。Elsevier の許可を得て転載。

対する反応は、「悪い」円の○ドルに対する反応より弱い。しかし、「普通」の円の○ドルに対する反応は、予測されるように「良い」円と「悪い」円の○ドルへの反応の中間レベルにはならなかった。

このように、脳の快感回路の活性化が非現実的な可能性との比較によって調整されるという仮説は、否定はできないが、現時点では証明されてもいない。

ギャンブルにはもう一つ、〈惜しい負け〉（ニアミス）に関係する非合理的な考え方がある。たとえば賭けた馬が二着だったり、スロットマシンで三つのうち二つの絵柄が揃ったりすると、それは一つの負けとしてよりも、惜しかった勝負として経験される。ニアミスの頻度を操作する実験が数多く行われており、ニアミス体験がギャンブルを続けさせる要因になることが証明されている。実際、スロットマシンを最大限に続けさせるニアミスの最適頻度については、約三〇％という数字が導き出されている[14]。画面表示式のスロットマシンのメーカーはこの効果を十分に心得ており、一部のメーカーはニアミスの率を偶然の確率よりも意図的に高くプログラムしている[15]。

もう一つ、不思議なことがある。サイコロや宝くじのような純粋な確率ゲームでは、当たりの確率は、賭をする人自身が当たり外れの過程に直接関わるか否か（くじを買ったりサイコロを転がしたりする）に関係しない。しかし、多くの研究が示すところによると、根本的にはランダムな事象であっても、賭ける人自身が個人的な関わりを持つほうが、賭ける金額が多く、そして長くギャンブルを続けるようになるのだ。場合によっては、直接的な関わりを持つ気持ちがゲームの行動のあり方に影響することすらある。たとえばサイコロを振るとき、プレイヤーは、小さい数を出そうとするときのほうがそっと転がす傾向がある。[16]

ニアミス効果や直接介入効果は一般の人々の間でも見られるが、ギャンブル依存症者の間ではごく当たり前のことだ。ケンブリッジ大学のルーク・クラークらは、ギャンブルの持つこうした非合理的な側面について二つの仮説を立てた。スロットマシンのニアミスで快感回路が大きく活性化するだろうということと、完全にコンピューター側がコントロールしているという形よりも、プレイヤー自身が何らかのコントロールをしているという形のほうが活性化が大きいだろうという二つだ。[17] クラークらは、四〇人の被験者に脳スキャナーに入った状態でスロットマシン画面を見てもらった。画面は単純化してあり、リール（ドラム）は二つだけで、一方が固定され、もう一方が回転した（図5－3）。

固定リールの位置を被験者が決められる試行と、コンピューターが決める試行の両方が実施された。二つのリールの絵柄が一致すると、被験者には賞金五〇ペンスが支払われる。固定リールと同じ絵柄が、回転リール上で当たりの一つ上または一つ下に止まった場合に、ニアミスとカウントする。ニアミスの場合もまったくの外れの場合も賞金はない。コンピューターのプログラムにより、ニアミスが六回に二回、当たりが六回に一回、完全な外れが六回に三回現れるようになっている。

各試行の前に、被験者に「勝つ確率はどのくらいだと思いますか」と質問しておく。試行後には「結果にどのくらい満足していますか」「ゲームを続けたいという気持ちはどのくらいありますか」と質問する。従来の研究を裏づける形で、固定リールの位置を自分で決めるときのほうが、勝つ確率の評価も、ゲームを続けたいという気持ちも高かった。また、勝ったときに満足した率も、自分で絵柄を決めた試行のほうがコンピューターに決められた試行のときよりも高かった。ニアミスのときは、完全な外れに比べて満足度は低かったが、続けたいという気持ちの喚起では同じだった。ただしこれは固定リールを被験者自身が操作した場合に限られる。

脳スキャンデータの検討から、二つの

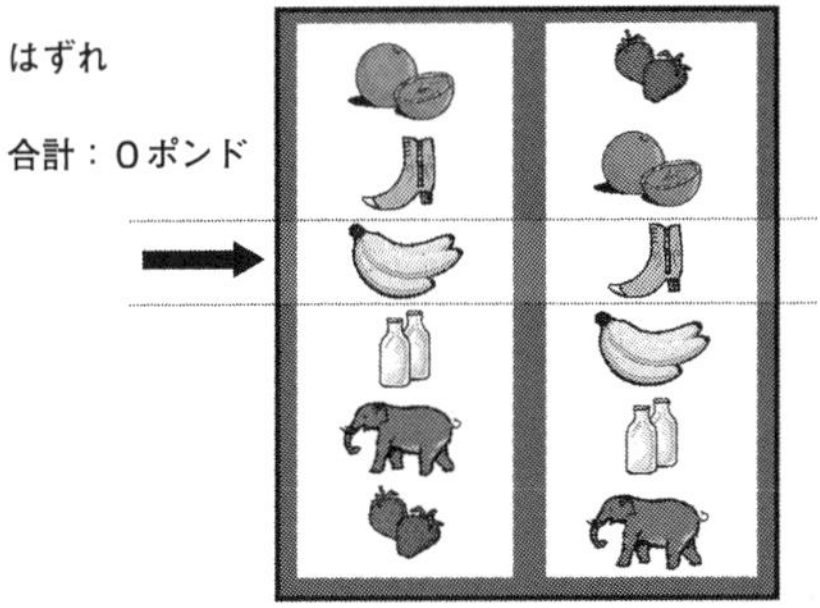

図5－3　クラークら（2009）による単純化したビデオ・スロットマシン実験におけるニアミス画面。矢印が当たりの列を示す。左のリールは被験者またはコンピューターが選んだ絵柄で止まっており、右のリールが回転して結果が得られる。L. Clark, A. J. Lawrence, F. Astley-Jones, and N. Gray, 'Gambling near-misses enhance motivation to gamble and recruit win-related brain circuitry,' *Neuron* 61（2009）：481-90より。Elsevierの許可を得て転載。

大きな結論が得られた。第一に、すべての試行においてニアミス時の快感回路のＶＴＡ標的領域の活性化は勝ちとほぼ同程度だった。ニアミスでも勝ちでも側坐核と前島は同じように活性化した。しかし、その近くにある吻側前帯状皮質《ふんそくぜんたいじょうひしつ》は、勝ちと、自分で操作した試行でのニアミスでは活性化したけれども、コンピューターが決めた試行のニアミスでは活性化しなかった。これらの結果から、ギャンブルに関わる非合理的な行動の一部が説明できるかもしれない。つまり、ニアミスによって勝ちに関連する脳領域が活性化すると、それは何らかの快感として経験されるということだ。そして、被験者が自分で何かを操作できるときにはさらに快感が強まる。脳のこのような活性化パターンが、ギャンブルを続けさせるニアミスの力の基盤になっていると考えることができる。

自分で何かを操作したときのニアミスは、満足度は比較的低いけれどもゲームを続けさせる力は強いという点は興味深い。快感回路の活性化と、脳のほかの領域で負けによって引き起こされる感覚とが混じっていることの現れなのかもしれない。

ギャンブル依存症者も快感に鈍感

話を整理しよう。お金儲けも人間の快感回路のドーパミン作動性ニューロンを活性化することがわかった。いっぽう、薬物依存症者でも食べ物依存症者でも快感回路のドーパミン機能が鈍くなっていることから、依存症というのは、依存症でない人ならば簡単に到達する快感レベルを得ようとする結果、発症すると考えられるということを、私たちは知っている。では、ギャンブル依存症についても同じモデルで説明がつくだろうか。

これを検証するため、ドイツのハンブルク・エッペンドルフ大学病院のクリスティアン・ビュッヒェルらは、一二人のギャンブル依存症者と一二人の対照群の被験者を集め、一人ずつ脳をスキャンしながら金銭報酬付きの推測ゲームをしてもらった(18)。それぞれ持ち金一五ユーロからスタートし、実験終了時に記録されている金額が現金で手渡されると、被験者には告げられる。ゲームは単純で、画面に裏向きに表示された二枚のカードのうち赤のカードはどちらかを推測し、右か左かのボタンで選ぶ（どちらか片方だけが赤だと告げられている）。二秒後に、選んだカードが表向きになる。赤なら一ユーロ勝ち、黒なら一ユーロ負けになる。もちろん実験者側はプログラムを操作しており、勝ち負けの率とその順番をコントロールしている。実験は最終的に、二三七回の試行の後、被験者の持ち金が二三ユーロになるよう設計されている（図5－4）。

ギャンブル依存症者でも対照群の被験者でも、勝ったときのほうが負けたときよりも側坐核と腹外側《ふくがいそく》前頭前皮質（VTAドーパミン投射を受けるまた別の領域）が有意に大きく活性化した。しかし両群の勝ったときの状態を比較してみると、ギャンブル依存症者ではドーパミン系が鈍化しているという仮説を支持する結果が出た。依存症者では、両方のVTA標的領域で、対照群よりも活性化が有意に低かった。面白いのは、この低下は依存症者の脳の両側で見られるけれども、右側のほうが左側より大きく低下しているということだ。第3章で、遺伝子の型により、とくに内側前脳のドーパミン信号が抑制

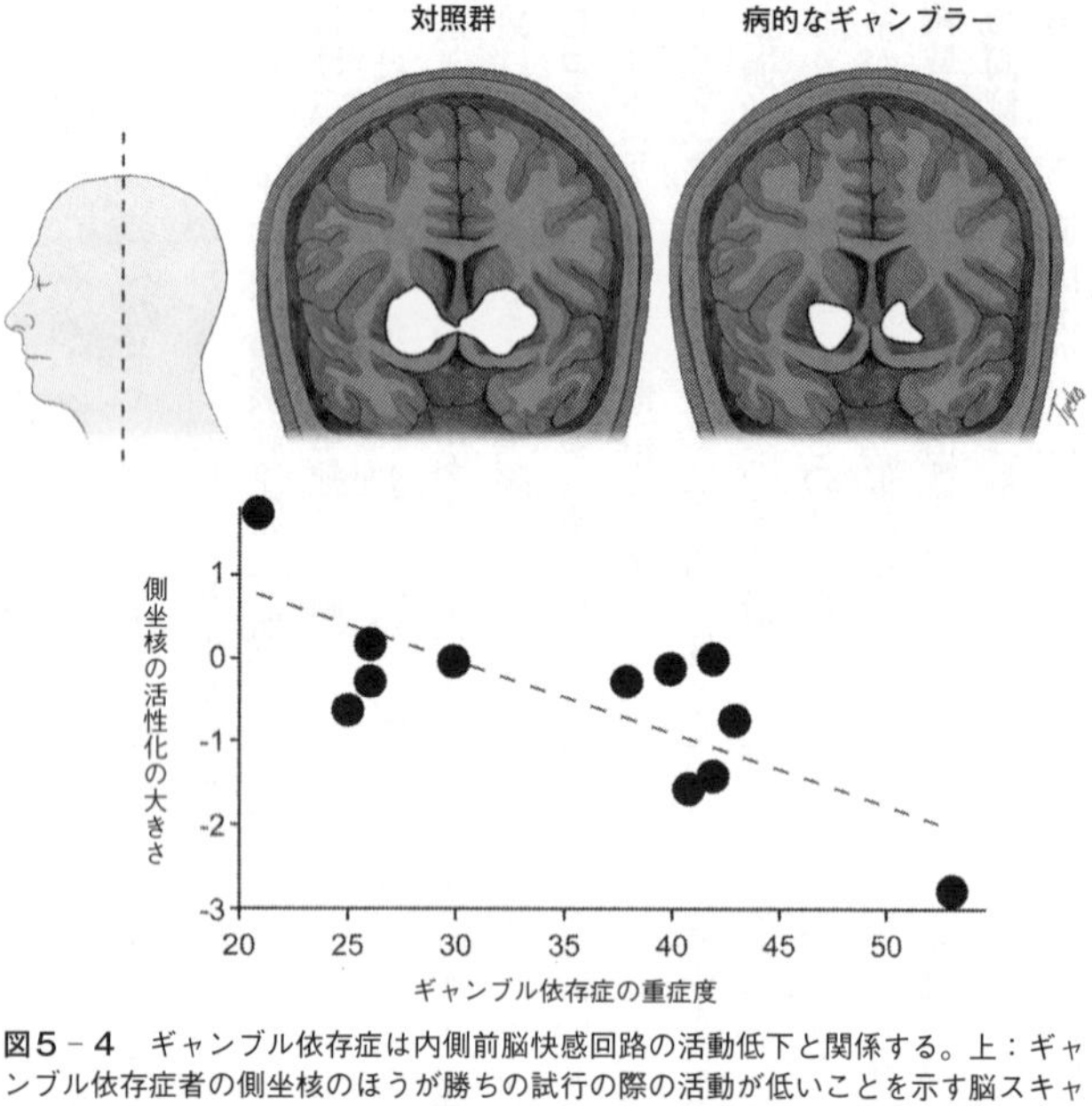

図5－4　ギャンブル依存症は内側前脳快感回路の活動低下と関係する。上：ギャンブル依存症者の側坐核のほうが勝ちの試行の際の活動が低いことを示す脳スキャン画像。下：グラフの各点は被験者ひとりひとりに対応する。点のばらつきは、ギャンブル依存症が重度であるほど勝ったときの快感回路の活動が低くなることを示す。J. Reuter, T. Raedler, M. Rose, I. Hand, J. Glascher, and C. Buchel, "Pathological gambling is linked to reduced activation of the mesolimbic reward system," *Nature Neuroscience* 8 (2005)：147-48 より。Macmillan Publishers Ltd. の許可を得て転載。copyright 2005.

されているとギャンブル依存になりやすいという研究を紹介したが（113ページ）、脳の左右差は、この研究の結果とも一致する。

ゲームが引き出す快感

お金は食べ物や水やセックスのように本来的な報酬というわけではないが、本来的な報酬に代わりうるものであるとは言える。したがって、お金というのは、厳密な意味では快感回路の活性化を引き出す任意の刺激とは言えない。ここから疑問が生じる。人間の快感回路は、完全に任意の刺激によって活性化するだろうか。ビデオゲームは好例かもしれない。そこには本来的な意味での報酬はないように思える。

スタンフォード大学のアラン・ライスらは、被験者に簡単なビデオゲームをさせながら脳スキャンを実施した[19]。被験者はスタンフォード大学の学生の男女各一一人ずつで、ビデオゲームとコンピューター全般について同等の、普通レベルの経験を持っている者を選んだ。

画面は左右に分かれており、左側はプレイヤーの「陣地」だ。右側の領域には左方向に動くボールがいくつかあり、プレイヤーはクリックしてボールを消すことができる（図5－5）。ボールが中央の分割線に当たると、分割線は少し左に動く。つまり「陣地」が減少する。分割線近くのボールがすべて消された状態で一秒経つと、線は右に移動し、プレイヤーの陣地が拡大する。被験者に与えられている指示は「できるだけ多くのボールをクリックする」ということだけだ。プレイヤーはみなすぐにゲームのコツをつかみ、陣地を拡大するクリック戦略を採用するようになる。

ゲームのプレイ中、被験者全員の脳で、多くの領域が活性化した。視覚処理、視覚的空間認知、運動機能、感覚運動統合などに関連する部位だ。これらはこの課題からすれば活性化して当然の部位だが、面白いことに、側坐核や扁桃体、眼窩前頭皮質といった内側前脳快感回路の中心部でも活性化が見られた。これらの領域は男女ともにプレイ中に活性化したが、影響は男性のほうが有意に高かった。

この結果で最も注目すべき点は、

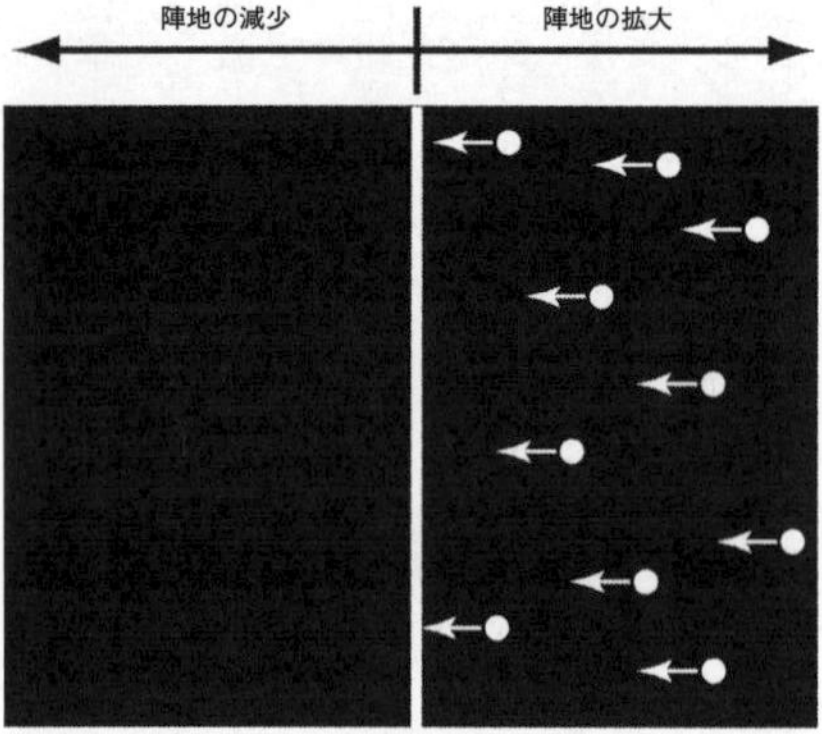

図5－5　プレイ中に女性より男性の内側前脳快感回路のほうが大きく活性化するという結果が導き出された単純なビデオゲーム。プレイヤーは右側のボールをクリックして分割線を右方向に動かし、陣地を拡大する。F. Hoeft, C. L. Watson, S. R. Kesler, K. E. Bettinger, and A.L. Reiss, "Gender differences in the mesocorticolimbic system during computer game play," *Journal of Psychiatric Research* 42 (2008)：253-58 より。Elsevier の許可を得て転載。

一般論の部分だ。つまり、ビデオゲームというまったく自然とはかけ離れていて本来的な報酬性など一切ない行動が、被験者全員で快感回路をある程度活性化したということである。おそらくビデオゲームは、目的達成や個人的関与に関係するごく一般的な快感を引き出すのだろう。また、多くのビデオゲームは、きわめて効果的な報酬スケジュールを持っている可能性が高い。ちょうどタバコと同じで、快感自体は短いが、立ち上がりが早く、何度も繰り返されるという形だ。

男性のほうが活性化レベルが高いという点も面白いが、これに関してはやや解釈が難しい。ビデオゲームには何か男性のほうが快感を感じる一般的要素があるのだろうか。それとも「陣地を獲得する」ということに関係する何かがとくに男性向きなのか。私見では、その答えはゲームの細部のほうにあると思う。たとえばテトリスのようなパターン認識と反射のゲームでこの研究を繰り返したなら、性差は消滅するのではないだろうか。

これ以前に、脳スキャン（PET）を使った別の研究が行われている。その研究では、戦車を操縦するビデオゲームをプレイする被験者のドーパミン放出が高まっていることが明らかになった[20]。しかも、このゲームで高いスコアをたたき出した被験者は、背側線条体と側坐核のドーパミン放出信号も強かった。この結果はほかの研究と同じくビデオゲームにおけるドーパミン快感回路の活性化を実証しているが、この研究の被験者はビデオゲームで勝つたびに支払い（八ポンド）を受け取っており、金銭的報酬とゲームプレイが一体化しているため単純に解釈できない。

ビデオゲームが快感回路のドーパミン作動性のニューロンを活性化させるとしたら、それはすなわちビデオゲームでも依存症になりうるということだろうか。その答えは、条件付きでイエスだ。すでに、標準化された質問票と怪しげなセラピーを準備して、ビデオゲーム依存症やインターネット依存症の治療の助けになると自称するビジネスが現れてきている。(21) しかし、とくに東アジアから発信されるメディアの説明は、問題の広がりと深刻さを過大に評価している。最良の研究から示唆されることは、大半のビデオゲーム依存症者は他者の介入なしに回復できるということだ。

人間はどんなものでも報酬にできるのか

この章では、ドーパミン快感回路についての考え方がいくつか興味深い方向に拡張されるのを見てきた。

最初、私たちは、快感回路は、食べ物や水やセックスといった本来的に適応的な刺激で活性化するか、薬物や脳内の電極刺激といった人工的な方法で利用されるか、どちらかだと考えていた。いっぽうでは、依存症の進行と共に快感回路の構造と機能が変容し、快感回路の活動から快感が流れ落ちて、嗜好が渇望へと置き換わる過程を考察した。(22) これらの観察はすべて真実だが、それがすべてを物語っているわけではなかった。

シュルツのサルの実験から、急速な連合学習により快感信号が報酬の予測誤差信号へと変化することがあり、それが将来の快感を拡大する方向へと学習を導くことを私たちは知った。しかも、同じプロセスの働きで、人間はお金儲け（もう少しでお金を儲け損なうということも含め）やビデオゲームの好成績のような任意の報酬からでも快感を得られる可能性が高いということもわかった。

　これに沿って考えていくと、人類の進化や個人の発達上、いくつか興味深い問題に突き当たる。任意の報酬から快感を得る能力は、いつ、どの段階で発達したのだろうか。それらの報酬は本当にどんなものでもかまわないのだろうか。それとも、そこには何らかの共通する点や共通する性質があるのだろうか。サルは、シロップやコカインのような本来的な快感刺激物がなくてもビデオゲームを楽しむだろうか。ラットは？　あるいは人間の赤ん坊はどうだろう？

第6章　悪徳ばかりが快感ではない

ロックバンド、アンクル・テュペロとウィルコで活動してきたジェフ・トゥイーディーは、さまざまな薬物依存症と必死で闘っていた。よく知られているのは鎮痛処方薬、アルコール、タバコの依存症だ。それとともに、慢性の偏頭痛、鬱病、パニック発作がトゥイーディーを何年も苦しめた。その一部は依存症のきっかけとなったとも言える。リハビリを行い、何年も薬物から離れた後、トゥイーディーは次のように語っている。

こんなに気分が良かったことは今まで一度もないね。こんなに健康的になったことは。……週に四回か五回、四マイルから五マイル走っていたんだけど、去年の夏に、走りすぎで両足を骨折したんだよ。走りすぎて両足の脛骨を疲労骨折。わかるだろ。いったん何かの依存症になったら、そのあとはずっと依存症人間なのさ。何か良いやり方を見つけたからといって、それで自分を傷つけないとは限らないってわけ。[1]

そうなのだ。後で見るように、エクササイズでも快感回路を活性化することができる。したがって、ニコチンやオーガズムや食べ物やギャンブルと同じように、エクササイズも依存症の基盤となりうる。それも、「六〇〇スレッドカウントのシーツに病みつき」というような日常的な言葉遣いの上での依存ではなく、正真正銘の依存症だ。本当のエクササイズ依存症者は、耐性、渇望、離脱症状、そして「普通であると感じるためだけに」エクササイズをするという、物質依存症者が示すのと同じ特徴をすべて示す。[2]では、エクササイズはいったい良いことなのか、悪いことなのか、それとも両方が少しずつ混じったものなのだろうか。

ランナーズハイ

ランニングでも水泳でもサイクリングでも、有酸素運動を続けると、心肺機能や内分泌系の機能が改善するなど健康に良いということはよく知られている。また、好きで自分からするかぎり、エクササイズは長期的な精神機能の向上にもつながる。老化に伴う認知機能の低下を遅らせるためにできることとしては、エクササイズが最もすぐれていると言える。エクササイズには、劇的な抗鬱効果もある。身体的、感情的ストレスに対して脳が過敏に反応しないようにするのだ。

定期的なエクササイズは脳に多くの変化をもたらす。たとえば脳の毛細血管を伸ばしたり分岐させたり、一部の神経の樹状突起を幾何学的に複雑にしたりする。また、互いに関連するさまざまな生化学的変化も引き起こす。たとえばＢＤＮＦ（脳由来神経栄養因子）と呼ばれる大切なタンパク質のレベルを高める。現時点では、自発的にエクササイズをする人の脳機能に良い影響を与えているのが、形態学的変化なのか生化学的変化なのか、よくわかっていない。しかし、この点については現在活発に研究が行われている。[3]

継続的エクササイズには、長期的な効果のほか、一、二時間しか持続しない短期的な効果もある。たとえば痛みの閾値が上がったり、急性の不安が軽減されたりする。また、「ランナーズハイ」もある。[4] 集中的なエクササイズの後に、単なる普通のリラクゼーションや安らぎといったものよりもはるかに深い至福感が短時間訪れることがある。これがランナーズハイだ（ランニングに限らず、激しい有酸素運動であれば何でも起こりうる）。

厳密な調査をしてみると、ランナーズハイというのはかなり稀な体験だということがわかる。プロ、アマチュアを問わず、実は大半のスポーツ選手は一度もランナーズハイを経験していない。また、経験したことのある人でも、ときおりにすぎない。実際、長距離ランナーも長距離スイマーも、長い競技が終わるころにはたいてい疲れ切っていて、至福感どころか吐き気を覚えている。一九七〇年代以来、大衆文化の中で、ランナーズハイは、エクササイズによって脳内の麻薬様分子であるエンドルフィンが生産されるために生じるという説明が広まった。この説明は、激しい運動の前後の血液を検査する研究から始まったものだ。分析の結果、運動によりベータエンドルフィンの血中濃度が上がることがわかっている。

しかし、ランナーズハイと、体内を巡るベータエンドルフィンを結びつけようとすることには、一つ大きな問題がある。ベータエンドルフィンは、血流と脳を隔てる脳関門をまったく通過できないのだ。もし血液中のベータエンドルフィンがランナーズハイをもたらしているとしたら、脳関門を通過するメッセンジャーとなる何かほかの化学物質のレベルがベータエンドルフィンにより高まる、という形をとる必要がある。いっぽう、脳内で合成され、脳関門を通過しなくても多幸感を生み出す別のタイプのエンドルフィン（あるいはエンケファリンと呼ばれる関連物質）もある（エンドルフィンとエンケファリンは合わせて内因性オピオイドと呼ばれる）。

この問題を解決する一つの方法は、エクササイズの前後に脊髄穿刺を行い、脳脊髄液を抜き出してオピオイドの濃度を見ることだ。しかし、脊髄穿刺には痛みが伴うし、合併症の危険性もわずかながらあるため、人間を対象とした実験を検討する判定委員会は、たいていの場合この種の実験は非倫理的であるという判断を下してきた。

ボン大学のヘニング・ベッカー博士らは、脳スキャナーを使って脊髄穿刺なしで脳のオピオイド濃度を測定すればランナーズハイの研究が行えることに気づいた。[5] ベッカー博士らは、ランナーズハイを経験したと話しているアマチュアの長距離ランナー一〇人を集めた。一人ずつ、すべての種類の内因性オピオイド（脳内には多くの種類のオピオイド受容体があるが、それらに結びつくすべてのオピオイド）の分泌を測定できる放射性薬物を使って平常状態の脳をスキャンし、同時にそのときの気分を調査した。次に二時間のランニングと三〇分のクールダウンの後、同じように脳のスキャンと気分調査を行った。

その結果、長時間のランニングは、脳内、とくに前頭前皮質（計画と評価の中枢）と前帯状皮質と島（痛みや快と情動とを媒介する）のオピオイドの増加と関連することがわかった。また、最も強い幸福感を報告した被験者群で、オピオイド放出レベルが最も高かった。

この研究は、最初の足がかりとしては興味深いが、まだ残されている課題は多い。有望な方向としては、オピオイド受容体の種類を絞り込めるプローブを用いて、ランナーズハイに関連する内因性オピオイドを特定することだろう。次に、それらの受容体をブロックする薬物を投与して、ランナーズハイが弱まるかどうかを見る。

オピオイド以外の脳内物質がランナーズハイを媒介している可能性もある。運動は、血中のエンドカンナビノイド（脳内に存在する天然の大麻様分子）の濃度を上げることも知られている。容易に脳関門を通過しないベータエンドルフィンと異なり、エンドカンナビノイドは体内にも循環している。つまり、運動で血中のエンドカンナビノイド濃度が上昇するとき、おそらく脳内のエンドカンナビノイド濃度も同じように上昇しており、これがランナーズハイの多幸感につながっている可能性もある[6]。

断片的な情報をつなぎ合わせてみよう。激しい運動が短時間の多幸感をもたらし、不安を軽減し、痛みの閾値を高めることは確かだ。同時に脳内のオピオイド濃度と、おそらくエンドカンナビノイド濃度も高まる。いずれも右のような効果を精神に及ぼしうる分子だ。また、エンドカンナビノイドとオピオイドは間接的にVTAのドーパミン・ニューロンを活性化させ、したがって内側前脳快感回路を刺激することもわかっている。エクササイズでも依存症が起こりうること、また、依存症を引き起こすその他の物質や行動は一般にVTAの標的領域でドーパミン放出を高めることも、私たちは知っている。ラットが回し車を回し続けていると、側坐核をはじめとするVTA標的領域でドーパミンが放出される。ラットを訓練して、回し車を回すという報酬を得るために重労働（何回もレバーを押すなど）をさせることもできる。(7) このラットはエクササイズ依存症の徴候を示していると言える。

これらの知識を総合すると、激しい運動はVTAドーパミン・ニューロンからドーパミン放出を促し、これが少なくとも一部のランナーズハイのもととなっていると考えられる。しかし残念なことに現在まで、人間に関してこの説を裏づける証拠はほとんど得られていない。

ブルックヘブン国立研究所のジーン＝ジャック・ワンらは、脳スキャナーで一二人の被験者の側坐核と背側線条体のドーパミン放出を画像化した。被験者には、最初のスキャンのあと三〇分間ランニングマシンで走ってもらい、それから一〇分間のクールダウンをして、再びスキャンをした。(8) その結果、D2ドーパミン受容体の占拠率（ドーパミン放出を示す値）の違いは、この運動セットに関しては見つからなかった。気分の評価は実施されていないため、ランナーズハイを経験した被験者がいたかどうかは不明だ。気分の評価を行うと同時に、運動強度を高め、ベッカーらが内因性オピオイドの測定で実施した程度にして実験を繰り返せば、有用な結果が得られるかもしれない。

身体的な痛みと感情的な痛み

一八世紀の終わり頃、イギリスの哲学者ジェレミー・ベンサムが有名な言葉を残している。「自然は人間を二つの独立した支配者の下に置いた。痛みと快感だ。人間のあらゆる行為、あらゆる発言、あらゆる思考はこの二つに支配されている。この服従を逃れようと努力をすることはできるが、そのすべては結局、その服従を証明し、確認するだけに終わる」(9)。現在蓄積されている神経生物学的証拠からすると、ベンサムは半分だけ正しかった。快はたしかに人間の心の働きの指針となり、美徳へも悪徳へも導いてくれる。痛みも同じだ。しかし、痛みと快は一本の棒の両端ではない。そう考えるだけの理由がある。快の反対は痛みではないのだ。愛の反対が憎しみではなく無関心であるのと同じように、快の反対は痛みではなく倦怠、つまり感覚と経験への興味の欠如なのである。

快感と痛みが同時に感受されうるということは、SM好きでなくともわかる。ベッカーの実験のように長距離ランナーは苦しみながらも至福を味わっているし、出産時の女性もそうだ。認知神経科学の言葉遣いで言うと、快感も、痛みも、共にサリエンス（顕現性）を示すということになる。つまり、それは潜在的に重要な経験であって、注意を向けるに値するということだ。情動とはサリエンスの通貨である。多幸感や愛のようなポジティブな情動も、恐怖や怒りや嫌悪のようなネガティブな感情も、どちらも、それは無視してはならない出来事だということを告げるものなのだ。

第4章で、てんかん発作や電極による脳刺激で、快感や感情を伴わないオーガズムが生じることがあるという話をしたのを覚えておいでだろうか（155ページ）。通常私たちはオーガズムを（あるいはどんなことでも）統合知覚として経験するけれども、こうした特殊な事例から、オーガズムには実際には、脳の別々の領域に由来する感覚的・識別的な要素と快感・情動の要素とがあるということがわかる。

痛みについても同じだ。感覚的・識別的経路は視床の外側部、つまり正中から離れた部分を走り、触覚や筋の感覚に関係する皮質（一次体性感覚野）に通じている。いっぽうこれと並行して、痛みの情動感覚に関わる経路が、視床内側部を通り、島と前帯状皮質という二つの情動中枢に達している。

視床外側部の経路にのみ損傷を受けた人は、痛覚刺激に対して不快感を報告するが、刺激の具体的な性質（鈍い痛み、鋭い痛み、冷たい、熱いなど）を表現したり、痛む場所を特定したりできない。内側の情動経路だけに損傷を受けると、反対に痛覚失象徴と呼ばれる状態に陥る。痛覚刺激の質や場所はわかるが、そこに感情的な重みを伴わないのだ。痛覚失象徴の人は、痛覚刺激を受けると反射的に痛みを避けようとする（そして反射的に顔をしかめる）など正常な反応を見せるが、その痛みにそれほど煩わされないように見える。

日常会話ではよく「心の痛み」や「苦痛に満ちた社会的状況」というような表現が聞かれるが、これは言葉の上の単なる比喩なのだろうか。それとも実際に身体の痛みを感じるのと同じ激しい情動を経験しているのだろうか。最近の研究で蓄積されてきた証拠からすると、「心の痛み」を感じているときは、身体的な痛みの経路のうち視床の内側部が活性化し、外側部が活性化していないようだ。ごく軽度の社会的苦痛（グループから除外される、ゲームで仲間に裏切られるなど）を与える実験から、こうしたときに島と前帯状皮質が有意に活性化していることが証明されている。「心の痛み」は単なる比喩ではない。脳の活動に関する限り、それはたしかに身体的な痛みと共通する部分を持つのだ[10]。

痛みと快感回路

最近、動物による研究と人間を対象とした研究から、快と痛みについてかなり奇妙な事実が明らかになった。快感回路の鍵を握るVTAニューロンからのドーパミン放出は、痛覚刺激によっても引き起こされるというのだ。ミシガン大学のジョン＝カー・ズビータらは、被験者の顎の筋肉に濃縮食塩水を注入し続けることで痛覚刺激を与え、その間に脳スキャナーでドーパミン放出を測定した[11]。この処置により、一時間ほどうずくような痛みが持続する。対照群の被験者には普通の生理食塩水を注入した。こちらは痛まない。被験者全員に、感じる痛みの感情的側面と感覚的側面の両方を評価する調査票に記入してもらった。

第一の結果として、この長時間の痛覚刺激により、背側線条体と側坐核の両方でドーパミン放出が増加した。また、ドーパミン放出が多かった被験者は、自分の感情的な痛みも大きく評価していた。

この結果をどう解釈すればよいのだろう。VTA－側坐核のドーパミン経路は、快感／報酬回路の核と考えられていたのではなかったのか。

これを理解するためには、現在の脳スキャンはきわめて精度が低いという点を思い出す必要がある。脳画像中の一つの点（ボクセル＝三次元的ピクセル）でさえ、数千から数百万のニューロンの塊の反応を、数秒にわたって平均したものにすぎない。つまり、空間的にも時間的にも現在の脳スキャンの解像度は非常に低いのだ。

ラットの脳に電極を差し込み、VTAの個々のドーパミン・ニューロンの活動を記録しながら痛覚刺激実験を行うとどうなるか。これを実施したのがインペリアル・カレッジ・ロンドンのマーク・アングレスを中心とするチームだ。アングレスらはラットの脚に短時間の（四秒間）電気ショックを与え、VTAドーパミン・ニューロンの一本一本の反応を記録した。[12] すべてのVTAドーパミン・ニューロンは報酬（シロップなど）により活性化するが、痛覚刺激に対する反応は二種類のパターンに分かれた。VTA背側のドーパミン・ニューロンは電気ショックで一時的に抑制された。つまり、ニューロンの発火レベル（一秒間の発火回数）が平常時（バックグラウンド・レベル）を下回った[13]。いっぽう、VTA腹側のドーパミン・ニューロンは電気ショックで一時的に活性化した。

つまり、VTAには二種類の回路が併存しているように見える。片方はこれまで長々と論じてきた古典的な快感回路で、快／報酬で活性化し、痛みで抑制される。これに対して第二の回路は「サリエンス回路」で、快感刺激でも痛覚刺激でも活性化し、情動反応と密接に結びついている。

これは、痛みもまた何らかの意味で快だということを意味しているのだろうか。それとも単にサリエントだ（目立つ）ということに過ぎないのか。その答えははっきりしない。さらなる研究を待つ必要がある。

短時間の痛みというのは必ず終わるものであり、そのときの痛みからの救済という体験はそれ自体、快である。長期的、慢性的な痛みでは話は違ってくる。ストレスホルモンの働きで脳の快感回路に長期的な変化が現れる可能性が高い。その状態にさらに痛みを加えると、内側前脳に「スーパーサリエント」反応が生じ、これが一部の人々でのSM趣味や、あるいはチリペッパーを山盛りにして味わうことに関与している、という説明は、確証はないが魅力的だ。

瞑想状態の脳

悪徳以外の快感の中で文化的に広く見られるのは〈瞑想〉だ。瞑想はスピリチュアルな実践と結びつくことが多い。しかし、厳密に言って瞑想とは何なのだろう。シャニーダ・ナタラージャは著書『至福の脳』の中で以下の基準を挙げる。（1）明確に定義されていて伝授が可能な特定の技法による（シャワーを浴びながらぼんやりしている状態は瞑想ではない）。（2）筋肉が徐々に弛緩していく。（3）論理的処理が低下する。（4）自分自身で誘導する（したがって薬物や催眠術を利用するものは含まない）[14]。実際のところ、この基準にあてはまる瞑想技法はきわめて多い。あらゆる瞑想実践は、基準としてこうした意識的な注意と感情の調整を行うものだが、それ以外の面では実にバラエティーに富む。神経生物学者で、瞑想実践も行うリチャード・デヴィッドソンに言わせると、「瞑想という実践は非常に幅広く、『スポーツ』というのと似ている」とのことだ[15]。

たとえば、眠りのヨーガとも言われるヨーガ・ニドラでは、瞑想者はリラックスして夢を見て、中立的な観察者となる。瞑想者は自分の行動を意識的にコントロールできなくなり、心は行動を起こそうとしなくなる。

この技法を禅と比べてみよう。禅の瞑想は「考えないことについて考える」という目的を持つが、心の注意は働かせるよう指導する。そのために禅では決まった座り方をさせ、目は開いている。禅の瞑想実践では、心を感覚世界から遮断して夢想的な状態に入ることは勧められない[16]。

これとは別の仏教の伝統に〈慈悲の瞑想〉がある。これは自己中心的な傾向を消し去ることを目的とし、最終的には、長期にわたる訓練の末に、生きとし生けるものすべてに対する全般的な慈悲心を感じることを目ざす。この実践では特定の事物や記憶やイメージに注意を集中することはない。

近年、このような瞑想状態の脳をスキャンし、各脳領域の活性化、非活性化のパターンを確認する研究が行われている。瞑想の多様性を考えれば当然のことだが、結果はさまざまである[17]。研究方法としては、一人の被験者の瞑想状態とそうでない状態を対照するというのが一般的だ。ハーバード大学医学部のハーバート・ベンソンらは、対照的な状態として、被験者に黙ったまま動物のランダムなリストを書くよう求め、これを基準状態として、クンダリーニの瞑想で脳がどのように変化するかを測定した。クンダリーニの瞑想では、熟練した瞑想者が呼吸を意識しながら、吸う息で「サットナム」、吐く息で「ワヘグル」と静かに唱える。対照状態の作業と比べると、瞑想時には脳の多くの領域で活動が高まっていた。背外側《はいがいそく》前頭前皮質（判断と計画の中枢）、前帯状皮質（情動中枢）、海馬、線条体、そしておそらくは側坐核もだ（この研究で用いられた画像の解像度では、側坐核の判定は難しい）。一回の瞑想中でも、最初の段階から後の段階へと変化する脳の活動のパターンが見られた。

これに対して禅の瞑想では（すべてではなく一部ではあるが）、背外側前頭皮質と前帯状皮質の活動の低下が報告されている。しかも、同じ禅の瞑想でも長年の実践経験が脳の活動パターンに影響するという。ウィスコンシン大学マディソン校のリチャード・デヴィッドソンらの研究によると、熟練した瞑想者（平均一万九〇〇〇時間）は未経験者よりも脳が大きく活性化するが、さらに熟練した瞑想者（平均四万四〇〇〇時間）は未経験者よりも活動が少なく、この変化をグラフにすると逆Uの字を描くという。測定された脳の領域は、注意の処理に関係すると見られる一群の皮質だ。[18]

瞑想はたしかにリラックス効果があるし、幸福感を伴うと言われることもある。しかし、実際のところ内側前脳快感回路の活性化はどうなのだろうか。現時点で私が知る限り、この問題をまともに取り上げた研究が一つだけある。デンマークにあるジョン・F・ケネディ研究所のハンス・ルーらがヨーガ・ニドラ瞑想の熟練者を対象に実施した研究だ。[19]目を閉じて話を聴いてもらっている状態と対照すると、瞑想者の側坐核ではドーパミン放出が有意に増加していた。この結果は示唆的ではあるが、追試と、ほかの瞑想での同様の実験が必要だ。

神秘体験

スピリチュアルな実践という意味では、瞑想と祈りは同一線上にある。どちらにもある種の弛緩的、解離的な面がある。では、もっと一過性で激しい現象、たとえば忘我的な心霊体験や神秘体験では、脳の活動はどうなっているのだろうか。モントリオール大学のマリオ・ボールガールとヴァンサン・パケットは、カルメル会の修道女から志願者を募り、この疑問の解明を試みた[20]。カルメル会は、一日の大半を静かに祈りと瞑想で過ごすカトリックの修道会である。その究極の目的は、神との完全な合一感を得るウニオ・ミスティカという状態に達することにある。カルメル会修道士でも、大半の者は生涯に一度か二度しかウニオ・ミスティカを経験しないと言われており、単純に脳スキャンをしながらこの状態になってもらうというわけにはいかない。この問題を解決するため、修道女たちには、それまで経験した中で最も激しかった神秘体験を思い出し、それを頭の中で追体験してもらった。対照する状態として、ほかの（カルメル会関係の）人との最も強い合一状態を思い出し、同じように追体験してもらった。

脳スキャン画像で比較すると、神秘体験の回想中のほうが対照状態よりも前帯状皮質と眼窩前頭皮質、そして頭頂皮質の一部などで活動が大きかったが、内側前脳快感回路の中心部分では差は見られなかった。この結果について私自身は、この実験ではウニオ・ミスティカ中の神経の活動パターンはほとんど捉えられていないと感じている。パケットとボールガールは、熟練した俳優は過去の感情的体験を思い出すだけでその感情に関連する脳の部位の活性化を引き出せることから、ウニオ・ミスティカの想起も原体験を十分に反映するはずだと主張している。しかし私は、激しい幸福感を伴う体験にそれがあてはまるかどうか疑問に思う。恋に落ちたときのことを懸命に思い出せば恋愛感覚を得られるだろうか。オーガズムの体験を思い出せばオーガズムを感じられるだろうか。そんなことはない。記憶の想起では、実際に恋に落ちているときやオーガズムを感じているときに見られる脳の活性化パターンは得られないのだ。こうしてみると、忘我的な宗教体験が内側前脳快感回路を活性化させるかどうかという問いに対しては、まだ答えが得られていないと言うべきだろう。

問題はそれにとどまらない。ボールガールとジャーナリストのデニス・オリアリーは、神秘的合一の想起が脳にその体験と同じ活性化パターンを引き起こすと主張するだけでなく、さらに一歩進めて、この実験が「魂の存在」の強力な根拠になっていると論じるのだ。「スピリチュアルな経験が宇宙の現実と接触する経験である以上、その体験は複雑なものになると考えるべきである」と彼らは議論を進める。[21] たしかに、修道女たちがウニオ・ミスティカを思い出しているとき、脳の多くの場所が活性化した。しかし、脳スキャンを使った生物医学的論文を調べてみれば、さまざまな刺激に対して脳の多くの領域が反応していることを示す論文がたくさんあることがわかるはずだ。脳スキャンをしながらドタバタ喜劇を見れば、やはり複雑な脳の活性化パターンが現れるだろう。逆に、修道女の神秘的合一の想起で脳のほとんどの領域が活性化しなかったらどうだろう。それは魂の存在を否定する証拠となるのだろうか。もちろんそんなことはない。魂が存在するかしないかはわからない。ただ、ボールガールとパケットの研究はその問題について何の光も投げかけていないということは言える。

慈善の快感

小学校一年生のときだった。故郷の町カリフォルニア州サンタモニカで、私は放課後になるとユダヤ人コミュニティ・センターに通っていた。センターのロビーにはユダヤ慈善基金への募金を求める大きな張り紙があり、そこには「痛むまで与えよ」と書かれていた。私にはその意味が理解できなかったが、何となく嫌な雰囲気を感じて、ロビーを通るときには張り紙が目に入らないよう遠回りをしていた。数カ月後、張り紙が書き換えられた。そこには、前とまったく同じ書体で「気持ちよくなるまで与えよ」と書かれていた。「大人ってやつは」と私は思った。「どうして何もかも、こんなに訳がわからないようにしなければいけないんだ」

最近、オレゴン大学のウィリアム・ハーボーらの研究論文を読んだとき、このときの記憶が蘇ってきた。[22] ハーボーらの研究の目的は、課税や寄付に関連する経済モデルを検証するため、快感／報酬の神経基盤である側坐核の活性化を測定することにあった。

慈善行為については、「純粋な愛他主義」から行う人もいるとする説がある。そのような人は、困っている人を助けるなど、公共の善に資すること自体から満足感を得ているというのだ。純粋な愛他主義者が気に掛けるのは、その行為でどれほどの恩恵が人に与えられるかということだけで、その過程は気にしない――この説に立つと、たとえその富の移転が税金のような強制的なものであっても、こうした人々は何らかの快感を得ることになる。

いっぽう、「心の温もり」説は、何かを与えるという判断を自分が下すという、その自主的判断が大切だと考える。ちょうどサイコロ博打をするときに自分で振るほうが、あるいはロトで自分で番号を選ぶほうが好まれるように、快感は主体性の感覚から生じるということだ。この説で言えば、税金を義務的に支払う行為は「心の温もり」を生まない。

三番目の説は、慈善の快感は、社会的立場の上昇から生じるとする。その人は、裕福な人だと、あるいは寛大な人だとほかの人たちから見られることに喜びを感じているというのだ。

もちろんこれらの説は互いに排他的ではない。純粋な愛他主義と、自分から進んでするという心の温もりの両方から行動を起こした人が、同時に社会的な認知を欲しているということもありうる。

ハーボーらの実験は第一の説と第二の説を検証する設計になっており、第三の説は取り入れられていない。ハーボーらは、オレゴン州ユージーン一帯から一九人の若い女性の被験者を募り、脳スキャナーに入った状態でさまざまな金銭的やり取りをしてもらった。被験者には、各人がどのような選択をしたかは、誰にも、実験の実施者にさえわからないようになっていると告げられた（これは実際にそうなっていた。選択はコンピューターの記憶装置に直接書き込まれ、コーディングされてから分析された）。おそらくこれは、社会的立場の強化を動機から除外するための仕組みだったのだろう。

各被験者は最初一〇〇ドルの口座をもっている。ここからある金額を地域のフードバンク（困窮者への食糧配給センター）に振り分ける。場合によって、寄付の金額を被験者が決められるケースと、選択の余地なく「課金」されるケースがある。また、無条件でお金を受け取るケースもある。

実験は以下のように進められた。まず被験者の前に置かれた画面に、一定の金額、たとえば一五ドルとか三〇ドルといった数字が現れる。数秒後、この金額の寄付についての条件が示される。その金額が被験者へのプレゼントとなるか、強制的に口座から引き落とされるか、あるいは寄付をするかしないかをボタンで選べるかの三通りだ。脳画像で見ると、ほぼ全員で、強制的な引き落としでも自発的寄付でも、お金を受け取るのとほとんど同じ側坐核の領域が活性化した。しかし平均して見ると、強制課金よりも自発的寄付のほうが活性化が強かった（図6－1）。この結果は寄付の動機について「純粋な愛他主義」説と「心の温もり」説の両方を支持する。

もちろん、この被験者たちが嬉々として税金を払っているというわけではない。税金の行き先の中には、フードバンクほど心に響かない制度がたくさんあるだろう。また、このような条件下で誰もの脳が同じように反応するとはかぎらない。被験者の約半数は、寄付よりもお金の受け取りで快感中枢が大きく活性化したし、半分はその反対だった。当然のことながら、寄付に快感を覚える人たちのほうが、そうでない人たちよりも寄付

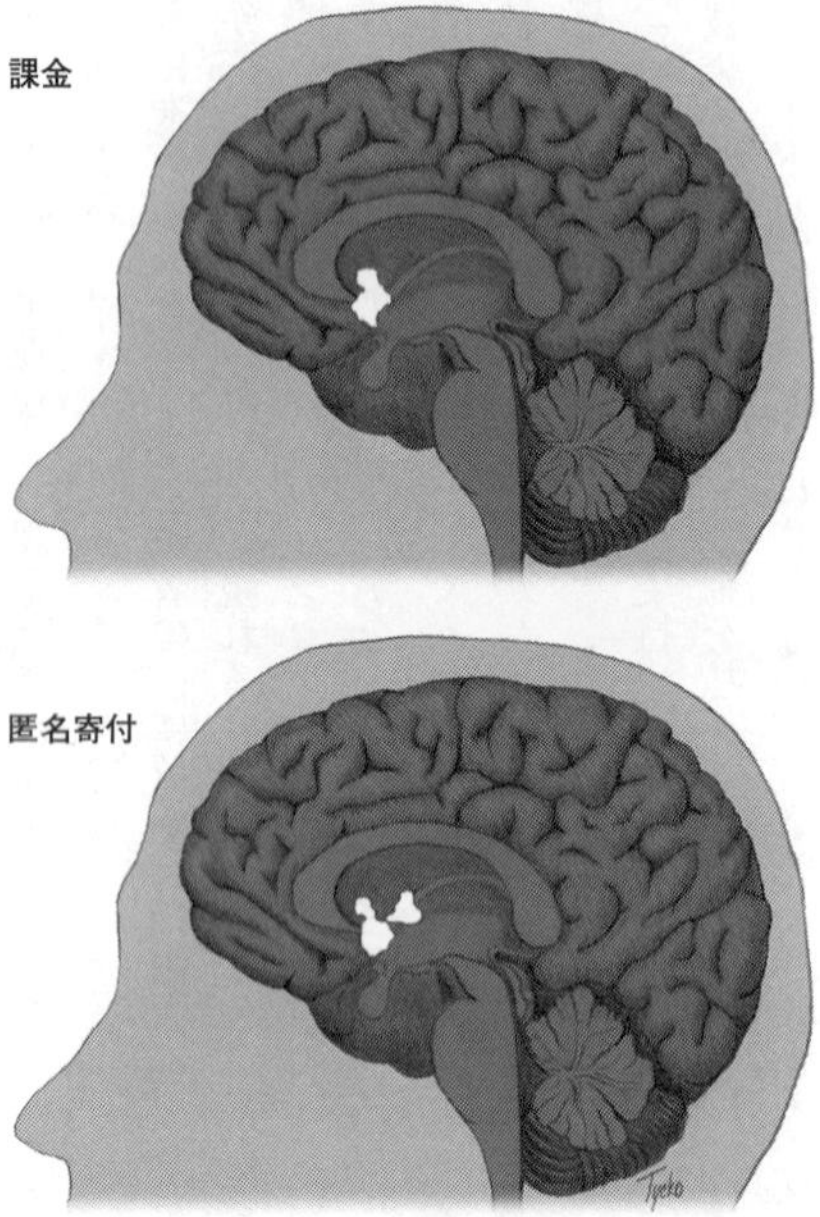

図6－1　内側前脳快感回路の核心部分である側坐核は、強制的な引き落とし（課金、上図）の場合も匿名寄付（下図）の場合も、どちらでも活性化した。両者の活性化パターンはほぼ重なっていた。W. T. Harbaugh, U. Mayr, and D. R. Burghart, "Neural responses to taxation and voluntary giving reveal motives for charitable donations", *Science* 316（2007）：1622-25 より。AAAS の許可を得て転載。

をするほうを選ぶ確率が有意に高かった。

この結果から一つの哲学的疑問が生じる。強制課金であれ匿名寄付であれ、与えることと自体が快感だとしたら、「純粋な愛他主義」というものは実は存在しないのではないだろうか。言い換えると、〈生来の高潔さ〉から快感を得ているのだとしたら、それはそれほど高潔なこととは言えないのではないだろうか(23)。

社会的評価を受ける快感

ハーボーらの実験では、社会的立場や評価の問題を除外するために被験者の選択がわからないようにされていたが、現実世界ではそのような条件はありえない。人間の行動はすべて社会的文脈の中に組み込まれていて、その文脈が人間の感じ方や判断に大きく影響する。すでに見たように、ごく軽い社会的拒絶でさえ、心の痛みの中枢である前帯状皮質を活性化させるのだ（207ページ）。ということは、逆に社会的にポジティブな関係は快感中枢を活性化させるのだろうか。

社会的にポジティブな関係の一例として、他人に受け入れられること、つまり自分が他人に肯定的な評価を得るということがある。日本の生理学研究所の定藤規弘らは、「良い評価」で活性化する脳領域を特定し、それを金銭的報酬による活性化パターンと比較する研究を行った。金銭的報酬を表す課題はこれまで見てきた実験と似たもので、脳スキャナーに入った被験者が画面に現れた三枚のカードから一枚選び、それに応じた金銭的報酬を得るという形だった。その結果得られた活性化パターンもこれまでの研究と同様だった。大きな額の報酬ほど活性化も大きかった。また、眼窩前頭皮質、島、背側線条体、側坐核など多くの脳領域が活性化した。

実験の二日目、被験者たちには詳細なパーソナリティ調査票に記入をしてもらい、短い面接をビデオに録画した。その後再びスキャナーに入ってもらい、男女それぞれ四人ずつの評価者が調査票とビデオをもとに被験者のパーソナリティを評価したという形で、社会関係フィードバックを与えた。本当らしく見せるため、評価者の顔写真を見せ、実験の最後にこの人たちとの面談があると告げておく。フィードバックは、被験者自身の顔写真の下に評価語が一言付くという形をとった。良い評価語としては「信頼できる」や「誠実」などがあり、中間的な評価には「我慢強い」などがあった。もちろんこれらの評価はすべて実験者が書いたもので、ランダムな順番で表示された。

実験の主要な結論は、社会的に最もポジティブな評価は、報酬回路の中で金銭的報酬が活性化するのと実質的に同じ部分、とくに側坐核と背側線条体を活性化するということだった。この結果から、社会的報酬と金銭的報酬には、どちらも媒介する共通の神経回路が存在するものと考えられる(24)。

隣人との比較が快感回路に影響する

近年、社会科学者は、個人が経済的判断などを下す際に〈社会的な比較〉が重要な働きをしていることに気づき始めている。人は、自分の経済的な状況や見通しを絶対的な尺度で見るのではなく、周囲の人間との比較で見る。すでに金銭的報酬が快感回路の一部を活性化しうることを見てきたが、もし社会的な比較が脳の機能に組み込まれているとしたら、快感回路の活動は、受け取る金額の絶対量ではなく社会的に相対的な額を反映したものになると仮定してもおかしくないだろう。この問題に取り組んだのは、ボン大学のアルミン・ファルクらだった。ファルクらは二人ずつ一九組の被験者に、二人ずつ横に並べて脳スキャンをしながら、単純な知覚課題を同時に解いてもらった[25]。画面全体に点々が現れ、一・五秒後にそれが消えるとすぐにある数字（たとえば二四）が現れる。被験者は即座に、点々の数がその数字より多かったか少なかったかをボタンで答える。

しばらくすると画面に自分の成績と隣の人の成績が表示され、同時にそれぞれに支払われる金額が出てくる（たとえば「彼：六〇ユーロ、あなた：一二〇ユーロ」といった具合だ）。支払いは解答が正しかったときにだけ行われる。もし二人とも不正解のときは支払いはない。片方だけが正解したときは、その被験者に三〇または六〇ユーロが支払われ、間違った人には支払われない。しかし二人とも正解したときには（試行の約六六％がこのケースだった）、三〇ユーロから一二〇ユーロまでのうち適当な金額をコンピューターがランダムに割り当てる。二人とも同じ金額のこともあれば、少し違うこともあり、また大きく差が出ることもある。

この実験から、社会的な比較が脳の報酬中枢の活動に強く影響することがはっきりした。側坐核は、自分の報酬と隣の人の報酬が大きく食い違ったときに一番強く活性化したのである。モーセの十戒の十番目に、「隣人の家を欲してはならない。隣人の妻、男女の奴隷、牛、ろば、プラズマテレビ、ポルシェなど隣人のものを一切欲してはならない」[26]とあるにもかかわらず、人間は自分の体験や環境を、周囲の人のそれと比較するようにできているように見える。

情報そのものが快感を導く

私たちは情報を生き甲斐にしている。ニュースやゴシップや噂が大好きだし、なにより自分の未来についての情報を知りたがる。そして、経済学者や心理学者による多くの研究が、誰もが経験的に知っていることを裏づけている。すなわち、私たちは情報を後ではなく今すぐ知りたい、ということだ。

未来がどうなるかを知りたいという欲求は、サルにもあるだろうか。あるとしたら、その情報はやはり食べ物や水といった本能的に快感を呼び覚ます刺激が活性化するのと同じＶＴＡのドーパミン・ニューロンを活性化するのだろうか。別の言い方をするなら、未来についての情報はそれ自体が快感を生み出すものだろうか。

これら互いに関連しあう疑問に取り組んだのは、メリーランド州ベセスダにある国立眼科研究所のイーサン・ブロムバーグ＝マーティンと彦坂興秀[27]だ。彼らは二頭のサルを使い、一連の実験を行った。まず二頭を、喉の渇いた状態で単純な判断課題をこなすよう訓練しておく。画面の左右にマークが現れたとき、どちらかに目をやると、数秒後に報酬として水が出てくる。水は多いときと少ないときがある。サルがどちらのマークを選ぶかは関係しない。また水が多いか少ないかもランダムで、全体としては同程度の頻度になるよう設定された。

しかしここに一つのひねりがあった。片方のマークを選ぶと、水が出てくるまでのあいだに、ある手がかり情報——出てくる報酬の水が多いか少ないかを示す印——が表示され、反対側のマークを選ぶと、予測に役立たない無意味な印がランダムに表示されるのだ。つまり、この実験の設計では、サルが事前情報の側を選ぼうと、無意味な印の側を選ぼうと関係なく、多いほうの水がもらえる確率は同じで、出てくるまでの時間も変わらない。

しかし、このような選択肢が与えられると、サルも人間と同様に未来についての情報を受け取るほうを選ぶ。一〇回ほど繰り返すと、二頭ともほぼ毎回情報側のマークを選ぶようになった。サルのVTAと黒質のドーパミン・ニューロン一本一本の活動を記録してみると、発火レベルは、多い水を予告する印を見たときに一瞬高まり、水が少ないことを告げる印を見たときには一瞬低下した。ここで肝心なのは、訓練を受けたサルでは、予告を見たときに反応するのと同じニューロンが、予告を導く側のマークを見るだけで興奮し、逆に情報につながらないランダムな印を導く側のマークを見るときには抑制されるということだ。喉の渇きを癒す快感を期待する信号を出すのと同じドーパミン・ニューロンが、情報を期待する信号を出すということになる。たとえその情報が、自分ではどうにもならないことがらについての情報であってもだ。サルは（そしておそらく人間も）情報そのものから快感を得ているのである。

思うに、この実験は革命的なものではないだろうか。有用性が一切なく、抽象的な、知識のための知識にすぎないものが快感／報酬回路を働かせるということが示唆されているのだ。遺伝子を次世代に広げていくのに不可欠な食べ物や水やセックスから得られる快感ではない。あるいは、抽象的ではあっても、有用なモノと交換することで現実世界の利益につながる金銭的な報酬から得られる快感でもない。さらには、慈善行為や、他人からのポジティブなフィードバックなど、社会集団を形成する動物種においては進化上有益でありうることから得られる快感でもない。

この実験から示唆されるのは、観念というのは依存性薬物と似たところがあるということだ。すでに見てきたように、ある種の向精神薬は、快感回路を「乗っ取り」、通常は食べ物やセックスなどで引き出される快感を呼び覚ます。しかし、進化上の新しい系統（霊長類や、おそらくは鯨類も）では、抽象的な心的構成概念が快感回路を働かせられるようになっているのである。その最たる例が人類だ。

神経科学者のリード・モンタギューは、多くの研究者による認知神経科学的概念を縒り合わせて、抽象的な観念から快感を得る人間の能力を「スーパーパワー」と呼んでいる。[28] 私もモンタギューに賛成したい。

この点についてさらに言うなら、人間の観念は、快を求める最も基本的な欲求と直接ぶつかり合うことさえある。実際、宗教的な原理に基づいて行動している人は、性的な活動を、より重要だと自分が考えるもののために慎むということがある。同様に、政治的、あるいはスピリチュアルな理由でハンガーストライキをする人は、動物として最も古く最も基本的な欲求に反してまで、己の観念を押し進めて快感／報酬回路を活性化させている。

快感を変容させる人間の能力

観念をして快感回路を働かせるというこのスーパーパワーは、細胞レベルではどのように生じてくるのだろう。ひとことで言うと、よくわからない。しかしもう少し言葉を費やして推測するなら、それは経験による快感回路の変容の最も新しく複雑な現れにほかならないのではないか（細胞学の世界では「ニューロンの使用依存可塑性」という言い方をする）。

感覚的な経験や心の中の状態というのは、脳の中ではニューロンの活動の特定のパターンとして表れる。この活動パターンがニューロンの機能、とくに電気的機能を変化させることがある。第2章で、刺激のある種のパターンがシナプスの連結を強化したり抑圧したりする（長期増強＝ＬＴＰと長期抑圧＝ＬＴＤ）という話をしたのを覚えておいでだろうか（77〜79ページ）。長期増強と長期抑圧は、経験がニューロンの電気的信号機能に与える変化の一面にすぎない。経験がニューロン上のメモリに書き込まれるときの時間のスケールはさまざまだ。一度の経験で変化が起こることもあるし、経験を繰り返す必要がある場合もある。数秒のうちに急激に起こる変化も、何日もかかる変化もある。短時間しか持続しない変化も、生涯維持される変化もある。

脳内のすべてのニューロンの機能はこのように経験により変化する。しかし本書の議論の目的から言えば、内側前脳快感回路とそれに直接つながる領域のニューロン（快感回路にスイッチを入れるニューロンと、快感回路によってスイッチが入るニューロン）で変化が起こるという点がポイントとなる。これが意味することは単純だ。古くからあるセックスや食べ物などの刺激によって引き起こされる生来の快感は、経験によってもっと複雑な現象へと変容させられるということだ（図6－2）。

シュルツのサルが、緑の光とその後に続くドロップの報酬とを連合させることを学習したとき、サルは即座に、手がかりが提示された時点でドーパミン・ニューロンの発火レベルを高めるようになった。おそらく、緑の光の信号をVTAのドーパミン・ニューロンに伝える興奮性の軸索があり、その軸索とドーパミン・ニューロンとのシナプスが直ちに長期増強を被り、緑の光と快感との結びつきを生み出したと考えられる[29]。

次に、任意の刺激（お金など）や抽象的な観念と快感とが結びつく基盤も、これと同じモデルで考えられる。抽象的な観念が脳内の特定のパターンの神経の活動で表されるとするなら、そのパターンが快感回路に伝えられ、回路の変化を押し進めるのかもしれない。このような連合の形成は、長期記憶と同じように、もっとゆっくりと進み、永続的になる可能性もある。長期記憶が脳内に彫像されるとき、神経の配線の微小構造の変化が関係していると思われる。抽象的な観念を快感と結びつける際には、経験によって生じるこのようなタイプの神経の変化が必要とされる可能性は高い。

最後に、第2章で見たように、薬物依存は快感回路の機能を徐々に変化させつづけ、それまで快感と嗜好であったものを不

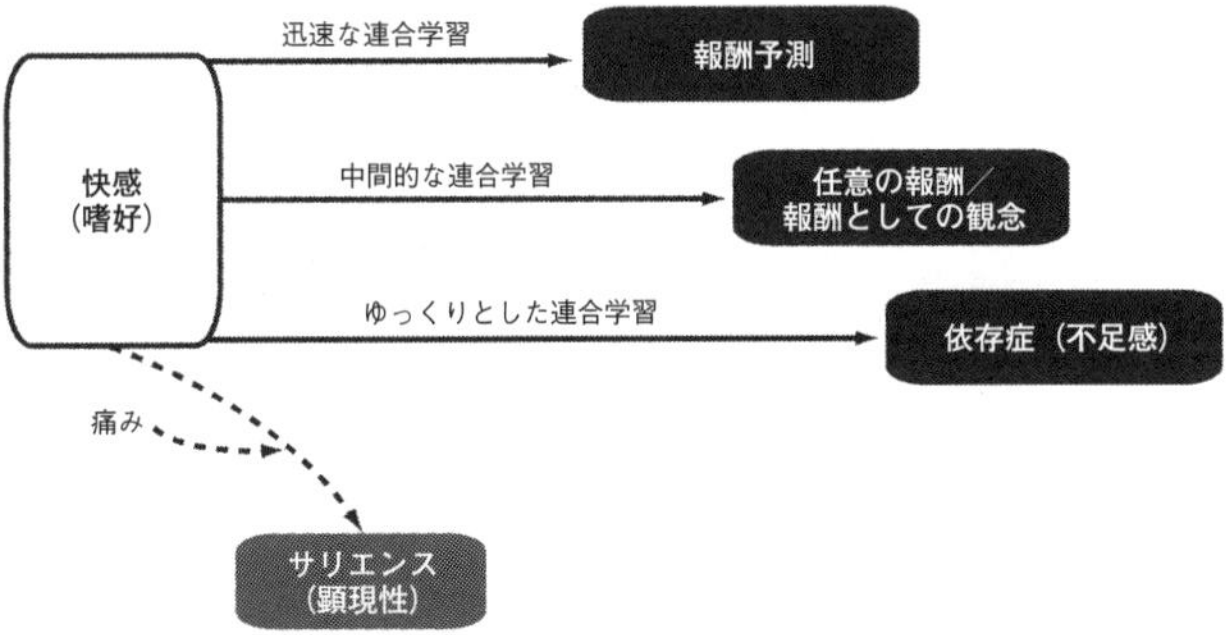

図6－2　人間に生来備わる単純な快感が経験により変容していく様子。快感は内側前脳快感回路における連合学習プロセスにより変化し、良いもの、悪いもの含めてさまざまな現象を引き起こしうる。シュルツのサルのように、快感回路において間をおかずに始まる連合学習は、報酬の予測につながる。連合が繰り返され、それに伴い比較的ゆっくりと回路の機能の変化がはじまり、比較的長期間変化が続く場合、任意の報酬（お金など）の成立や、リード・モンタギューの「スーパーパワー」のように観念で快感が引き出されるようなことにもつながる。最後に、快感回路をある種の薬物や行動により繰り返し活性化させると、嗜好が不足感へと変化し、耐性と離脱症状と渇望が生じてくる場合もある。（イラストレーション：Joan M. K. Tycko）

足感と渇望へと変質させる（73ページ）。これも長期的なプロセスで、樹状突起棘の密度の増加など**（図2-5）**、ニューロンの構造を変化させてしまう。行動上の依存症の発達に際しても快感回路に同様の変化が起こっている可能性は高いが、今のところその仮説を検証する研究はほとんど行われていない。

要するに、人間の脳における快感と連合学習の相互作用は諸刃の剣と言える。経験により快感回路を長期的に変化させる能力のおかげで、人間はさまざまなものを自由に報酬と感じることができ、抽象的観念さえも快いものにできる。突き詰めて言えば、人間の行動や文化の多くはこの現象に依存している。しかし残念なことに、その同じプロセスが、快感を依存症へと変化させてしまうのである。

第7章　快感の未来

カーツワイルの予測

著名な発明家にして未来主義者のレイ・カーツワイルは、自分の脳の中に極小機器〈ナノボット〉を潜ませる日を待ちきれずにいる。カーツワイルの考えでは、このような機器はさまざまなセンサーや刺激器を備え、体外のコンピューターとワイヤレスで通信する。[1] 脳内を動き回るナノボットが現実のものとなれば、脳の機能について飛躍的に理解が進むのみならず、人に究極のバーチャルリアリティを経験させてくれるはずだ。

二〇二〇年代後半までには、私たちの脳の中に入った（手術で入れるのではなく、細い血管を通って脳に入る）ナノボットが、神経系の内側から完全没入バーチャルリアリティ環境を作り出すようになる。バーチャルリアリティ環境に入りたいときは、ナノボットが現実の感覚からの入力信号を遮断し、代わりの信号を脳に与えて、実際にバーチャル環境にいるかのように感じさせる。こうしてすべての感覚を統合し

た完全没入バーチャルリアリティが体験できる。(2)

お察しのとおり、この種のナノボットの仕事が脳の感覚領域の操作に限定されなければならない理由はない。カーツワイルの描くナノボットなら、運動機能も認知プロセスも記憶も感情も、そして基本的欲求も容易に操作できるだろう。この考え方のもとには、人間の脳のすべてのニューロンの電気的活動と化学的活動を、マイクロ秒の正確さで活性化したり不活性化したりできるという基本的前提がある。だとすれば、社会的認知から体温調節まで、すべての脳機能をコントロールできるはずだ。バーチャルリアリティが純粋な感覚経験に限定される必要はない。私たちの関心に近いところで言えば、快感回路のニューロンも、ナノボットで正確に操作できるということになるだろう。ヘロイン的快感とおいしい味覚が半々に混じった新しい快感が欲しい？　問題なし。そこに痛み少々を加えてスーパーサリエントにする？　簡単だ。

しかも、ナノボットが媒介するバーチャルリアリティなどほんの序の口だ。カーツワイルの予測によれば、二〇三〇年代後半には、私たちは日常的に脳を分子単位でスキャンしており、ニューロンの機能と可塑性を支配する法則を完全に理解できているため、自分の精神プロセスを強大な未来のコンピューターに「アップロード」しているという。「このプロセスは人間の人格、記憶、技能、来歴のすべてをキャプチャするものとなるだろう」とカーツワイルは言う。(3)そうなれば、脳と心と機械の境界など消え去ってしまう。ひとたび個人の精神的自我が機械の中に転写されたなら、精神的機能や知覚や行為の操作は、単なるソフトウェア・モジュールになってしまう。気分を明るくしたい？　経験を正確に記憶したい？　最高のオーガズムを経験したい？　大丈夫。そのためのアプリがある。

カーツワイルのシナリオはいつ実現するか

カーツワイルは特定の未来の出来事について予測を立て、それについて積極的に論じる。私はカーツワイルを尊敬しているし、彼のそういうところを高く評価しているが、脳ナノボットの導入が二〇二〇年代、脳の内容や能力のアップロードが二〇三〇年代という時間的予想には疑問を呈したい。カーツワイルの予測のもとにはいくつかの前提がある、一つは、これらを実現するためのプロセッサーやメモリや顕微鏡やＤＮＡ解析器といったテクノロジーについて、その能力や速度や解像度や現実的コストはこれまで、線形的（一次関数的）にではなく指数関数的に向上してきており、今後もその状況が続くと考えるのが合理的であるという前提だ。またカーツワイルは、人間の心は完全に脳の中に（少なくとも神経系の中に）存在するという前提に立っている。不死の魂や、集合的エネルギーといった非生物学的なものは、個人の精神的自我を構成する要素には含まれないということだ。以上の点に関しては私もカーツワイルに同意する。

しかしカーツワイルはさらに、生物学についての理解、とくに神経生物学についての私たちの理解も、テクノロジーに導かれて指数関数的に深まると主張する。カーツワイルが予想するシナリオには明確には述べられていないが、二〇二〇年代のある時点で一つの驚異的な飛躍が起こることが、この予測の重大な要件となっている。脳についてのデータ（接続パターンや活動パターンなど）が指数関数的ペースで蓄積されていけば、人間の意識、知覚、判断、行為といった長年の謎が必然的に解明されるという想定である。それが解明されたうえで、脳の機能についての理解や、個人個人の脳内で機能に対応するパラメータを測定する技術が（ナノボットのようなテクノロジーの力により）指数関数的に進展し、二〇三九年にはコンピューターに脳をアップロードできるところまでいく

ここまでいくと私は賛成できない。私の考えでは、生物学的プロセスについての私たちの理解は、あくまでも一次関数的な進展にとどまる。いちばんの問題は、カーツワイルが生物学的なデータの収集と生物学的な洞察とを一緒に論じている点にあると思う。

遺伝子の塩基配列の解析を例にとろう。たしかに人類は何人かのヒトゲノムの塩基配列を解析したし、その作業のスピードやコストは指数関数的に改善してきている。ヒトゲノムをはじめ、すでに解析が終了しているラットやマウスやハエやサルのゲノムは、生物学者にとって貴重なツールともなっている。[4] 加えて、ヒトゲノムの解明から今日までに得られた基礎的な理解は重要なものだ。それでも、これらの成果は革命的と呼ぶにはほど遠い。たとえば、遺伝子の複製は、従来考えられていたよりももっと一般的な現

象であることを私たちは知った。あるいは人間の遺伝子の数は比較的少ないけれども、その調整のあり方はこれまで予測されてきたよりずっと複雑で、接合の形も多いことがわかった。これらは有用な情報ではあるが、しかし根本的な考え方の変更を強いるものではなく、遺伝子についての理解を指数関数的に深めるものでもない。ヒトゲノムの塩基配列がすべて解析されたとき、それを見て「ああ、わかった。これで人間は個性的になるのだな」とか「ああ、わかった。こうやって受精卵は妊娠期間中に赤ん坊になるのだな」とか言える人はいなかったのだ。

近年、遺伝学の分野では、本当にパラダイムシフトと呼べるような洞察がいくつも現れてきている。たとえば、ＤＮＡがメチル化と呼ばれるプロセスで化学的に一部の構造を変化させ、その結果、ヒストンと呼ばれるタンパク質群（染色体の構造体となり、ＤＮＡの転写を調整する）との相互作用の仕方が変化し、それにより特定の遺伝子の発現が抑制されるということがはっきりした。また、遺伝子が発現するには「マイクロＲＮＡ」が大きな役割を果たしていることもわかった。これらの発見は多くの謎を解明し、遺伝学の理解を大きく前進させた。しかし、これまでこの分野でなしとげられてきた基礎概念のブレークスルーの大半と同じく、これらの発見も一歩一歩我慢強く進められてきた小さな進展の積み重ねであり、カーツワイルの言うようなテクノロジーに導かれた巨大なデータセットの成果ではなかったのだ。

一つ一つの積み重ねということは、脳機能についての知識の進展についても言える。

一例を挙げよう。私たちはいま、「アレン・ブレイン・アトラス」という脳の地図を手にしている。この地図は、マウスの脳におけるほぼすべての遺伝子の発現パターンを、大量の高精度画像で詳細に示す。(5) インターネット上で誰でも閲覧できるこの資料は研究者にとって実にありがたいツールだ。しかしこの知識は「ヘウレーカ（わかったぞ！）」の瞬間を経て指数関数的に増大したものではない。脳スキャナーの時間的・空間的解像度はたしかに急激に進歩しているが、その進歩が生み出す洞察の進展は、基本的に一次関数的である。

誤解しないでほしいのだが、私も脳の根本に関わる長年の謎はいずれ解き明かされると信じている。脳はけっして脳によって理解されないと主張する悲観論者に同調するつもりはない。脳の機能に関する難題を解く鍵がテクノロジーの進歩にあると考える点でもカーツワイルと同じだ。しかし、神経生物学的データが今日まで指数関数的ペースで蓄積しているのは私も知っているが、神経機能についての理解が一次関数的にしか進まない以上、脳内を動き回るナノボットが二〇二〇年代までに実用化されるという予想は、楽観的に過ぎると私には思える。

カーツワイルのナノボットの大きさは七マイクロメートルとされる。ニューロンの細胞体の直径の半分ほどだ。ナノボットは、脳の組織の中を移動して回り、マイクロセンサーと刺激器を使って日常的に脳の機能を評価するという役割を負う。ナノボットの働きをフォルクスワーゲンのビートルでたとえてみよう。ビートルは、道を走っているときに道路脇に駐車中のSUV（ニューロン）を見つけると、横づけして停車しスキャンを始める。ここでカーツワイルのシナリオが抱える多くの問題の最初の一つが生じる。脳にはニューロンとグリア細胞がぎっしりと詰まっているため、ほとんど隙間がないのだ（**図7－1**）。しかも、細胞間の隙間は食塩水で埋められているだけでなく、タンパク質と糖でで

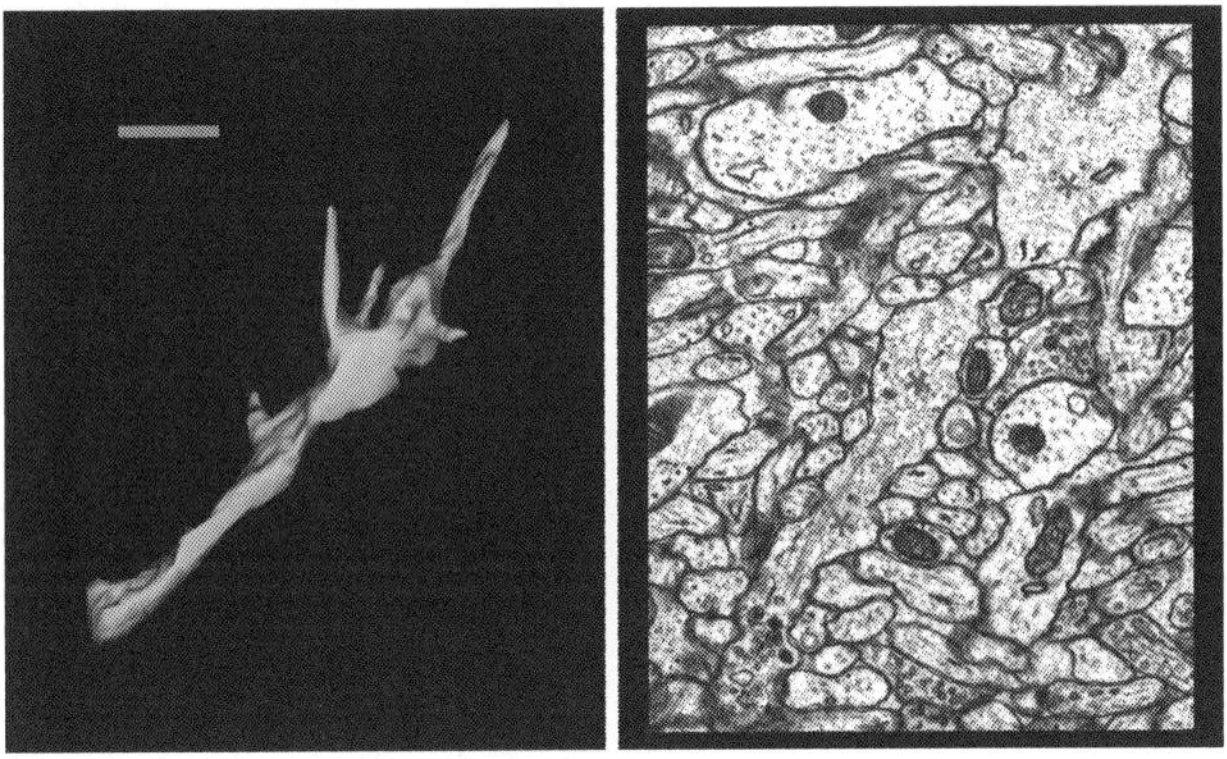

図7－1　脳はニューロンとグリア細胞が空間をほぼ埋め尽くしており、残された隙間はごく小さなものにすぎない。左図は脳内で成長する軸索の先端をコンピューターで再構成した画像。これを見るとニューロンの周囲にはたっぷりと空間があるように見えるが、同じ軸索の先端を透過型電子顕微鏡で撮影した完全な画像で見ると右図のようになる。この画像では、この軸索（星印）がニューロンやグリア細胞からなる濃密で複雑な組織の中に埋まっている様子がよくわかる。左図の左上のスケールバーは0.5マイクロメートル。つまり、このスケールバーの14倍の大きさを持つカーツワイルの脳ナノボットは、生きているこの接続の網の目を押し分けて進むことになる。画像はK. M. Harris, J. C. Fiala, and L. Ostroff,“Structural changes at dendritic spine synapses during long-term potentiation”, Philosophical Transactions of the Royal Society of London, Series B 358（2003）: 745-48より。Royal Societyの許可を得て転載。

きた構造物が細胞同士をつなぎ、細胞間の信号伝達に重要な役割を果たしている。つまりこういうことになる。ビートルが近寄ってみると、駐車場には巨大なSUV「GMCユーコン」が縦横に延々と並び、目に見える限りの場所を埋め尽くしている。車と車の間は一センチほどしかない。その一センチの隙間にも必要なケーブルが張り巡らされている(正確に言うなら、SUVは三次元的に並んでいる。つまり駐車場が何階建てにもなって見上げる限りどこまでも続いていなければいけないのだが、平面駐車場のイメージでも、言わんとしていることはおわかりだろう)。

勇猛果敢なわれらがナノボットがたとえジェットエンジンと強力なカッティンググレーザーを装備していたとしても、どうすれば破壊の跡を残さずに脳の中を移動して回れるのだろう。ナノボット自身のエネルギー源の問題もある。さらに、脳には異物を攻撃して飲み込む役割を負うミクログリアという特別な細胞があるが、この細胞も避けなければならない。しかも、これらすべてを、そもそもナノボットが測定している脳の生理現象を損ねることなく実行しなければならないのだ。根本的に解決不能な問題というわけではないが、簡単な問題ではない。二〇二〇年代というのはもうすぐそこまで来ている。カーツワイルの予測どおりにナノボットが開発されるとしたら、ごく短い期間できわめて多くの課題を克服しなければならない。

遺伝子スクリーニングで依存症リスクを予測

脳のアップロードや脳内ナノボットといった面白すぎる話はしばらく脇に置くとして、これから二〇年ほどのあいだに快感の神経生物学的理解の進展が、私たちの生活にどのように影響を与えるかを予想してみよう。私たち生物学者は、そもそもこのような推測を避けるよう訓練されてきている。間違いを犯しやすいからだ（**図7－2**）。それでも私はあえて危険を冒し、快感の未来について短期的、長期的な予測をいくつか立ててみようと思う。

それほど遠くない将来に確実に実現しそうなのは、個人個人の依存症リスク（依存症のなりやすさ）を予測する遺伝子スクリーニングだ。さまざまな依存症の発症リスク要因の

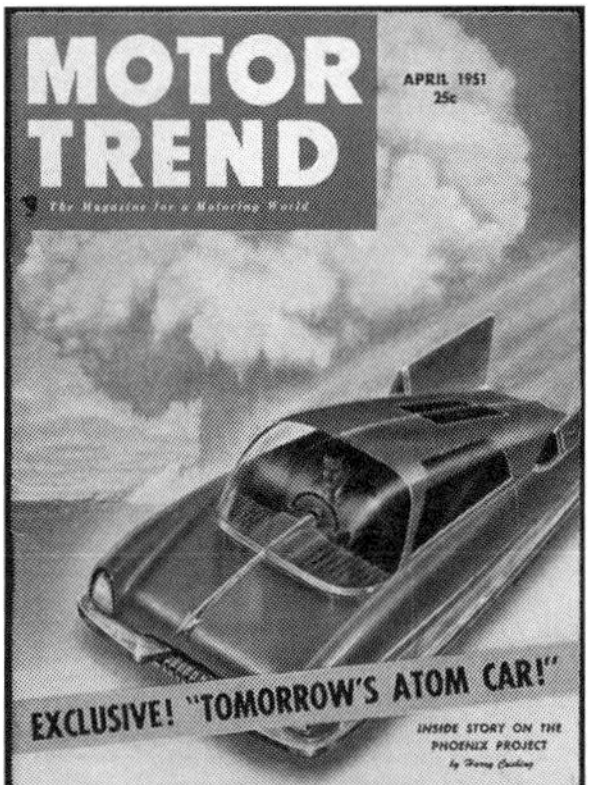

図7－2　科学技術の未来予測は間違いを犯しやすい。原子力で走る自動車という発想は、1951年にはまるでおかしいものではなかった。*Motor Trend*（Source Interlink Midea, LLC）より許可を得て転載。

約半分は遺伝的に説明がつくということはすでに述べた。とくにD2ドーパミン受容体の遺伝子多型がいくつかの依存症に関連していることも見てきた（89、112、174ページ）。D2受容体機能が弱くなる型の遺伝子を持つ人は、物質（アルコール、ニコチン、鎮静剤、食べ物など）に対しても、行動（病的なギャンブルやセックスなど）についても、依存症になる可能性が高い。内側前脳快感回路のドーパミン作動性の部分を構成するほかの分子についても、遺伝子多型が依存症に関連している証拠が見つかっている。たとえばほかのタイプのドーパミン受容体や、シナプス間隙に放出されたドーパミンをシナプス端末に再取り込みする際に働くドーパミン・トランスポーター（**図1-4**）、ドーパミンを分解する酵素COMT（カテコール-O-メチルトランスフェラーゼ）や、その他これらに関連する神経伝達物質などだ。ドーパミンの直接的作用から一段階離れたところにあるタンパク質の遺伝子も関連要因になることがある。たとえば、ドーパミン受容体が活動するとニューロン内のDARPP-32というタンパク質が化学修飾を受ける。このDARPP-32の遺伝子の一つの型が、依存症と関連する探索行動と関連するのだ。おそらく、内側前脳のドーパミン機能に関わる遺伝子群の塩基配列を見ることで、他のどの遺伝子を解析するよりも、依存症の発症リスクがよく見えるようになると考えられる。(6)ドーパミン信号系に関わる遺伝子は依存症の遺伝的性質を探る重要な手がかりの一つではあるが、各種の快感に関わるほかの生化学的システムの中にも、その遺伝子の型が意味を持つものがある。たとえば内因性のオピオイドやエンドカンナビノイドだ。これらの物質の研究が特定の依存症、もっと言えば特定の薬物の依存症にどう関わっていくかは興味深いところだ。つまり、全般的な依存症傾向を予測する遺伝子多型が存在する可能性があるいっぽうで、オピオイド受容体遺伝子のある特定の型が、たとえばアルコール依存には関連してコカイン依存には関連しないというようなこともありうるのだ（この例えはまったくの想像で、ただ全体的なイメージを明確にするために挙げたにすぎない）。

この文脈で、快感に関わる一部の行動に関係していると思われる生化学的システムがほかにもあったことを思い出してみよう。オキシトシンやその受容体の遺伝子の多型ならば、仮にセックス依存症に関連して、他の依存症に関連しなかったとしても不思議はない（160ページ）。また、食欲調整回路の重要なホルモンのオレキシンや神経伝達物質のNPY（およびその受容体または作動体）の遺伝子多型が、食べ物依存症に関連して、ほかの強迫行動に関連しないということもありうる（101ページ）。

快感回路スキャンの応用

遺伝子スクリーニングは身体を傷つけることなく実施できる。頬の内側を拭って細胞をいくつか集めるだけですむ。この種の検査が標準化されれば、費用も抑えられるはずだ。脳スキャンで依存症リスクをスクリーニングするのはもっと大変だし、費用もかかる。第3章で大きく取り上げた実験を思い出してほしい。肥満した人は、ミルクセーキを飲んだときの背側線条体の活性化が痩せた人よりも有意に小さかった（112ページ）。

これは、食べ物依存症は快感が鈍くなることで進行するという仮説を支持する結果だった。この実験から、背側線条体や側坐核などのドーパミン系反応の大きさからさまざまな依存症の傾向が予測できると考えられる。このアプローチには、ギャンブル、食べ物、ニコチンなど、特定の依存症に合わせた検査ができるという利点もある。しかし現実問題として煩雑でお金がかかるため、このような手法が研究室外で広く用いられる可能性は低い。

快感回路のスキャンを使おうという気運がすでに高まっている分野が一つある。有罪判決を受けた小児性愛者の仮釈放と治療に関する判断の分野だ。判定の目安としてこれまで多くの研究が推奨してきた方法は、ペニスの勃起の測定だった。治療後に裸の子どもの写真やビデオを見せてまだ勃起するようなら、さらに性犯罪を犯す危険性があるというわけだ。(7)

最近、チューリッヒにあるスイス連邦工科大学のエルケ・ギツェウスキーの研究チームが男性のホモセクシュアル小児性愛者の入院患者（治療中）を対象に調査を行い、裸の男の子の写真が患者たちの内側前脳快感回路を有意に活性化することを示した。小児性愛の徴候を示さないホモセクシュアルの男性（ほかの条件ではほぼ同じ）では、活性化しなかった。(8)

当然のことだが、これらの研究の勃起測定についても脳スキャン測定についても、一般化しすぎる危険性がある。不適切な場面で性的な興奮を感じるということは誰もが経験しているが、ほとんどの人はそれに基づいた行動は起こさない。子どもを性的暴行から守るためにできるだけのことをしたいと考えるのは当然だが、裸の子どもの写真に反応して脳の快感回路が活性化するかどうかが、小児性愛行動の予測因子として役に立つかどうかは、まだはっきりしないのだ。

対症療法的な薬物治療

本書の執筆時点では、依存症からの脱却や再発防止に使える治療薬は、非常に不完全なものにすぎない。いちばんよく使われる薬は、一つの依存性物質をほかの形に置き換えるようなタイプのものだ。ニコチンパッチは喫煙の代わりになって、喫煙行動を減らす。これで喫煙に関連する健康問題の一部はたしかに軽減するが、しかしこの治療自体はニコチン依存症を根本的に治療するものではない。その人はまだニコチン依存症のままだ。

同様に、ヘロイン依存症者を半合成鎮痛剤のメタドンやブプレノルフィンで治療するというのも、その場しのぎにすぎない。これらの薬物はヘロインよりも遅効性で多幸感も弱い。また経口薬なので、注射に伴うリスク（血液感染など）を避けられる。それでも、ニコチンパッチと同じく、根本的な依存症は治療されておらず、長期的な解決にはならない。

治療薬のもう一つの開発戦略は、嫌悪反応を引き出して自制を促進するという方向だ。

ジスルフィラム〔商品名アンタビューズ〕〔訳注　日本での商品名はノックビン〕は一九五四年に米食品医薬品局（ＦＤＡ）の認可を受けたアルコール依存症治療薬だ。この薬は、アルコールの分解過程で働く重要な酵素、アセトアルデヒド脱水素酵素を阻害することで作用する。この酵素の働きを阻害すると、アルコールを飲んだときに血中のアセトアルデヒド濃度が上昇し、気分が悪くなる。(9) 言うまでもないが、ジスルフィラムの処方は、注意深く監視できる環境でのみ有効である。アルコールを飲みたくて仕方がない人は、ジスルフィラムの服用をすぐに止めてしまう。しかも、この薬はアルコールへの渇望を抑えるわけではない。再発の苦痛を増すだけに終わる。

三番目の戦略として、乱用薬物が脳に侵入しないようにして、向精神作用を抑えるという治療法が開発されてきた。この方向で注目に値するのは、ワクチンを開発し、薬物が脳に入る前に患者自身の免疫系を血中の薬物にぶつけて破壊してしまうというアプローチだ。現在、ニコチンやメタンフェタミンやコカインを免疫反応を引き起こすタンパク質と結びつけたワクチンが、動物で試験されている。(10) 遺伝的に依存症傾向の強い子どもにこの種のワクチンを投与したらどうかという、倫理的な問題をはらむ提案もなされている。

これからの依存症薬物治療

回復期の依存症者の渇望を弱めるのに実際に役立つ治療薬が現れてきたのは、ここ数年のことだ。ナルトレキソン（商品名レビア）はその一つで、禁酒中のアルコール依存症者の渇望を大きく弱めると考えられている。認知行動療法と組み合わせて処方すると、再発率はさらに大きく低下する。ナルトレキソンはμタイプのオピオイド受容体のアンタゴニストで、内因性オピオイドの信号伝達に直接作用し、またドーパミン系の信号伝達にも間接的に作用する。依存症患者はナルトレキソンの錠剤服用を止めてしまうことが多いが、月に一回の注射で済むナルトレキソンの徐放性製剤（商品名ビビトロール）で改善できる。ナルトレキソンはヘロイン依存症者の再発防止にもある程度の効果が認められている。

ニコチン依存症の治療では、二種類の薬が米国で認可されている。ブプロピオン（商品名ウェルブトリン、ジバン）はドーパミン再取り込み阻害薬である。バレニクリン（商品名チャンティックス、チャンピックス）は脳内のある種のニコチン受容体の活性化を抑制する。[11] 両方とも禁煙中のニコチン依存症者のニコチンへの渇望を軽減し、再喫煙率を有意に減少させることが報告されている（バレニクリンのほうがやや効果が高いようだ）。残念なことに、両方とも危険な副作用がある。とくに注意すべきは自殺を考える人が増えることで、処方の際には精神科医の直接の監督を必要とする。快感回路を標的にする治療薬では、気分の変化が問題になることが多い。その一例が食欲抑制薬リモナバンで、自殺のリスクが高まるとして最近ヨーロッパの大半の国で処方が禁止された（119ページ）。

ニコチンや、アルコール、ヘロインといった、鎮静、麻酔作用を持つ薬への渇望を抑える効果のある治療薬が出現し始めているいっぽう、コカインやアンフェタミンなど、興奮性の薬物を止めようとする努力を支える薬はほとんど存在しない。現在、数多くの抗依存症薬がさまざまな開発段階にあることは心強い[12]。開発中の新薬の一部は、ドーパミンやオピオイドやエンドカンナビノイドといった快感の生化学システムの中心的な部分を少し違った方面から狙おうとしている。しかし、まったく新しい興味深い方向に向かっている新薬もある。

私たちは、多くの依存症で一般にストレスが再発の引き金になることを知っている。アルコールのような物質依存でもギャンブルのような行動依存でも同じだ。そこで、エクササイズや瞑想といった行動的な技法でストレスを軽減するというのは明らかに一つの解決法になる。また、CRFやニューロキニン1など脳内のストレスホルモンの作用を、受容体ブロッカーを使って阻害するというのも一つの方法だ。これで渇望が軽減されるかもしれない。一つの仮説として、ストレスホルモン受容体を遮断することで、VTAドーパミン・ニューロンにつながるグルタミン酸作動性のシナプスがストレスで長期増強を受けないようにして、快感に結びつく行動上のきっかけ（クラック・パイプを目にしたり、スロットマシンの音を聞いたりすること）により渇望が引き出されないようになるとも考えられる。

依存症の進行が、快感回路内のグルタミン酸作動性シナプスの強度と微小構造の漸進的、持続的変化に関係するという仮説からは、依存症治療薬開発の新しい標的が見えてくる。グルタミン酸受容体に直接作用する薬や、受容体の働きを調整するタンパク質だ。しかし問題もある、グルタミン酸は脳内（脊髄も）の各所で最も広く働く神経伝達物質であるため、これに作用する薬は予想外に多様な副作用を引き起こす危険性があるのだ。

幸いなことにグルタミン酸受容体には多くのサブタイプがあるため、一つのサブタイプだけに作用する薬ならばうまくいく可能性もある。反応が遅い代謝型と呼ばれるサブタイプは神経系の中の比較的限定された領域に分布しており、神経の特定の活動パターンによってのみ活性化する[13]。代謝型グルタミン酸受容体タイプ5（ｍＧｌｕＲ５）と呼ばれる受容体は快感回路の主要部分、たとえば側坐核や背側線条体のニューロンに強く発現するため、とくに注目を集めている。

スイスのローザンヌにあるグラクソ・スミスクライン研究所のフランソワ・コンケらは、遺伝子操作でｍＧｌｕＲ５を持たないマウスを作ったところ、驚くべき発見をした。このマウスはコカインにまったく関心を示さなかったのだ。コカインを自己投与できるようにしてやってもレバーを押さず、コカインが与えられる実験箱にもとくに関心を向けなかった。コカインが作用していないわけではなかった。ｍＧｌｕＲ５欠損マウスの快感回路では、ドーパミン・レベルはやはり上昇していた。しかし、このマウスはただ、コカイン依存症にならないだけのように見えた[14]。当然のことだが、製薬各社はこの結果や類似の研究に注目し、ｍＧｌｕＲ５のみを遮断したり調整したりする化合物の開発に多大な関心を寄せた。現時点では開発中の薬の大半はまだ臨床以前の段階にある。ラットやマウスでの実験から、mGluR5のアンタゴニストは、コカイン、アンフェタミン、ニコチン、アルコールの依存症治療に有望と言えそうだ。これらの薬品が人間の臨床試験段階に入ったなら、動物ではモデル化できないギャンブルなどの行動依存症への有効性を確かめることができるだろう。[15] 数年後には、依存症の最善の治療は、渇望を軽減する薬物療法（たとえばナルトレキソン＝mGluR5アンタゴニスト）と行動療法の組み合わせということになっている可能性もある。

電極埋め込み法の限界

神経生理学者は、人間の脳を構成する数千億のニューロンの一つ一つの働きを任意の組み合わせで記録し、その一本一本を刺激（あるいは抑制）できる未来を夢見ている。残念ながらこのような未来はまだはるか彼方にある。過去六〇年ほどのあいだ、脳のシステムに関心を抱いた研究者たちは、ほとんどの場合、猿やラットの脳に電極を差し込み、個々のニューロンの発火を記録するという方法で神経生理学の問題に取り組んできた。このようなニューロンごとのアプローチは脳の機能に関して大量の情報を蓄積してきたし、現在でも積み重ね続けている。しかし、そこには多くの制限がある。

問題の一つは、脳においては多くのニューロンの活動を同時に記録してはじめて見えてくるタイプの情報があるということだ。その種の情報は、多くのニューロンの全体的活動パターンの中に存在する（同時に発火するニューロンの数と、どのニューロンが発火したかという情報や、一群のニューロンに分散した発火の時間的パターンなど）。過去二〇年のあいだに電極を三次元的に並べたアレイが開発され、一つの脳領域の五〇〜二〇〇ほどのニューロンの活動を同時に記録できるようになった。二つの電極アレイを脳の別々の領域に埋め込み、同時に測定するという研究もいくつか実施されている。これらの実験は、意識を持って行動しているラットやマウスやサルに対して行われ、脳機能の重要な基本原理をいくつか明らかにしてきた（たとえば海馬のニューロンは経路の決まった発火パターンで周囲の環境の空間地図を作っていることや、感覚刺激に注意を払うと、その刺激で活性化するニューロンの発火の同期が増える傾向があることなど）[16]。運動皮質から電極アレイで記録した信号を使ってロボットの腕や脚を動かすことも可能になっている。脊髄損傷で手足が麻痺した人に希望を与える技法である[17]。

電極を使う研究は、単一の電極でもアレイでも、脳に挿入するために頭蓋骨に穴を開ける必要があるという点が大きな障害となる。また、脳にダメージを与えかねない炎症や、脳内のミクログリア細胞の免疫反応を引き起こしてしまう可能性も問題だ。そのため、この技法が人間に対して用いられるのは、きわめて少数のケースに限られる。これに対して脳スキャンにはそうした欠点がなく、悪影響がないため繰り返し用いることができる〔訳注　CTやPETでは放射線被曝の問題がある〕。しかし、すでに指摘したように、スキャンで得られる情報は非常に粗い。いちばんよく使われる脳スキャンはｆＭＲＩだが、これはニューロンの活動を直接測定するものではない。ｆＭＲＩが測定するのは、脳のある部分の活動が増大したときに（一～三秒遅れて）局所的に増加する血流なのだ。本書の執筆時点で最高クラスの脳スキャナーの能力は、空間解像度で約一ミリ、時間分解能で数秒でしかない。経頭蓋磁気刺激（ＴＭＳ）と呼ばれる、頭蓋骨に穴を開けずに脳を刺激したり活動を抑えたりする技法は、もっと粗い。通常、空間的に一～二センチの精度しかなく、しかも脳の深部に効果的に作用を及ぼすことができない。

ニューロンを操作する光学的技法

人間の脳のニューロンの一つ一つの活動を、頭に穴を開けることなくまとめて大量に記録し、さらには個々のニューロンを別々に刺激するという神経生理学者の究極の夢は、まだまだ実現しそうにない。しかし全体として、現在用いられている数々の画像化技術や刺激技法は、向かうべき方向を示していると言える。

この分野でのいちばんの問題は、頭蓋骨に穴を開けて脳の表面を見るとゆで卵のように見えること、つまり脳が透明でないという点にある。脳は可視光を通さないのだ。幸いなことに赤外線はいくぶん楽に脳組織を透過する。生体多光子顕微鏡法という技法では、（通常はマウスの）頭蓋骨に穴を開け、そこにガラスの窓を固定して脳をカバーし、マウスが傷から回復するまで一～二週間待ってから、顕微鏡下でガラス窓を通して超強力赤外線レーザーのビームをごく短時間脳内に照射する。レーザービームは、それが集中的に当てられた平面にある蛍光分子を発光させる。ビームは脳表面から〇・五ミリ程度の深さまで届く。蛍光分子の発光は、可視光の波長で、比較的長く続く。この青や緑や赤の光を顕微鏡に取り付けたセンサーで集めると、生きた脳の表面下の構造が明瞭な画像として得られるのだ（図7―3）。「それは凄いけれども、快感の未来とどう関係するんだ？」と読者は疑問に思われていることだろう。だがもう少し我慢してお付き合いいただきたい。

多光子顕微鏡法の難点は、ニューロンにもともと蛍光分子などあまりないということだ。生きている脳のニューロンの構造を見るには、人工的に蛍光分子を入れてやる必要がある。[18] しかし利点として、蛍光プローブをうまく設計することで、ニューロンの構造や機能の特定の面だけを焦点化して測定できるということがある。細胞内の全体に拡散し、常時光を発する分子を使えば、細胞全体の形がわかり、ニューロンの微細構造の変化を見ることができる（図7―3）。別の分子を使えば、カルシウムイオンの局所的な集中を見たり（これはスパイク活動を表す）、ニューロンの膜表面全体の電位を測定したりすることすらできる。神経伝達物質の受容体に蛍光分子を付けてやれば、あるシナプスに受容体分子がいくつあるかをカウントできる。

最近、このような光学的技法の一つとして、ニューロンの活動を光でコントロールするツールが加わった。スタンフォード大学のカール・ダイセロスの研究が最も有名だが、いくつかの研究所で、特定の波長の光を吸収するとニューロンを活性化したり抑制したりするタンパク質が開発されている。[19] たとえば藻類が持つチャネルロドプシン2という

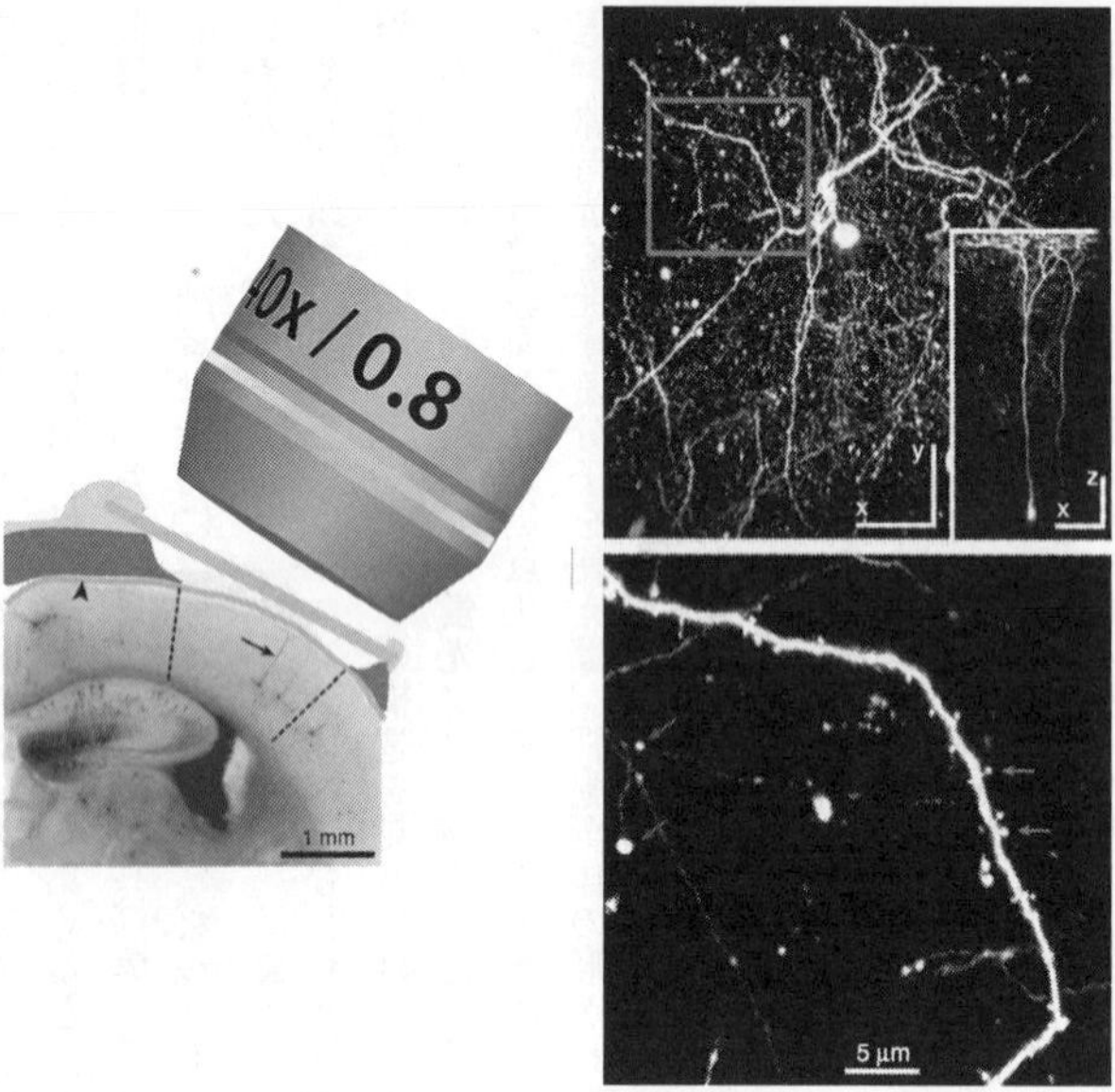

図7－3　生体多光子顕微鏡法を使えば、生きている不透明な脳の表面から0.5ミリ奥までの構造を画像化できる。左は、頭蓋骨に開けた小さな穴に外科的に埋め込まれたガラス窓に、顕微鏡の対物レンズを近づけている図だ。ガラスの下には新皮質の組織が見えている。上右図は、遺伝子操作で特定のニューロンに蛍光タンパク質を発現させたマウスの新皮質を上から見た様子。対象の遠近をつぶして同一面に投影してある。表面から奥までの像を多層的に使ってコンピューターで3次元に再構成し、90度回転させれば、このニューロンを横から見た様子がわかる（上右図の右下のはめ込み画像）。右上の投影像の一部（灰色の枠）を拡大すると（右下図）、棘のついた生きている樹状突起を見ることができる。興奮性シナプスはこの棘に接続する。A. Holtmaat, T. Bonhoeffer, D. K. Chow, J. Chuckowree, V. De Paola, S. B. Hofer, M. Hubener, T. Keck, G. Knott, W. C. Lee, R. Mostany, T. D. Mrsic-Flogel, E. Nedivi, C. Portera-Cailliau, K. Svoboda, J. T. Trachtenberg, and L. Wilbrecht, "Long-term, high-resolution imaging in the mouse neocortex through a cranial window", *Nature Protocols* 4（2009）：1128-44, copyright 2009 より。Macmillan Publishers Ltd の許可を得て転載。

タンパク質は、青い光を吸収すると、即座にイオンチャンネルを開いて陽イオンを流入させせる。このタンパク質を（さまざまな遺伝子操作を用いて）ニューロンに発現させ、青い光を当ててやると、ミリ秒単位の正確さで活動電位を引き起こすことができる。

微生物由来の別のタンパク質、ハロロドプシンは逆の作用を持つ。黄色い光を当てるとニューロンの発火を抑えるのだ。神経生理学者はこのようなツールに大きな関心を寄せ、この技法の改良と応用に多大な努力を注ぎ込んでいるところだ。

現在の最先端の技法をまとめると、以下のようになる。多光子顕微鏡法と蛍光分子を使えば個々のニューロンの電気的活動と構造を記録し、各ニューロンを厳密に活性化したり抑制したりできる。この方法では頭蓋骨に穴を開ける必要があり、表面から〇・五ミリまでしか見られないが、脳は傷つけずにすむ。

つまり、現時点では新皮質や嗅球や小脳の表層は調べられるが、脳の奥深くにある快感回路の中核部や感情の中枢やホルモンをコントロールする領域などには手が届かないということだ。こうした深部構造のニューロンを光学的技法で測定したり刺激したりするには、光学ファイバーを挿入して光を集めたり届けたりしなければならないが、そうすると脳を大きく傷つける。いずれにせよ頭蓋骨には穴を開けなければならず、そこに大きな機器（顕微鏡やレーザー装置など）を取り付ける必要もある。また、測定のための蛍光プローブや光学的活動制御のための光励起イオンチャンネルは、遺伝子操作や、ウイルスによる媒介、場合によっては小分子プローブ注射などの技法でニューロンに導入する必要がある。もっとも、遺伝子やウイルスを適切に構成してプローブを特定のニューロン群に届けるという方面では、やや明るい見通しも出てきている。

脳の中にはさまざまな種類のニューロンやグリア細胞が詰まっている（図7－1）。たとえば、本書でずっと取り上げてきたVTAドーパミン・ニューロンの周りにも、グリア細胞や、VTAの非ドーパミン・ニューロンがある。VTAドーパミン・ニューロンの活動を光学的に測定したりコントロールしたりするために、それが正しい細胞で、隣にある非ドーパミン・ニューロンではないということをどうすれば確認できるのだろう。一つの戦略は、ドーパミン・ニューロンにだけ発現する遺伝子（おそらくドーパミン・トランスポーターの）を見つけ、そのタンパク質をコントロールする要素を利用してドーパミン・ニューロンにだけチャネルロドプシン2を発現させるという方向だ。こうすれば、青い光をVTAに当てたときに、ドーパミン・ニューロンだけが発火する。

遺伝子学と光学を組み合わせるこの戦略が、生きている脳の特定のニューロンを測定したりコントロールしたりする、現在最先端の方法だと言える。

もしニューロンの操作が可能になったなら

ここでしばらくSF作家になったつもりで、神経生理学者の究極の夢が実現した遠い未来がどのようになっているかを空想してみよう。おそらく、今日の多光子顕微鏡法とニューロン機能の光学的操作から進化した技術が、何らかの形で使われていることだろう。

あなたは野球帽をかぶる。その野球帽にはさまざまな機器が埋め込まれていて、脳内のあらゆるニューロンの組み合わせについて、その活動を正確にコントロールできるのだ。その野球帽で快感はどうなるだろう。まず、単純なところから見ていこう。内側前脳快感回路の中心部に刺激を受けたオールズのラット（19ページ）やヒースの患者（23ページ）が感じたような快感をあなたが経験できることは間違いない。ヘロインによる恍惚やオーガズムに関連する快感を引き出すこともできるだろう。

想像しにくいのは、どうすれば回路を微調整して、新たな色合いを持つ微妙な快感を紡ぎ出したり、快感を組み合わせたりできるかだ。たとえば、ヘロインがVTAドーパミン・ニューロン（とほかの一部の領域）を活性化することはわかっている。また、VTAドーパミン・ニューロンが多くの標的領域（側坐核、背側線条体、島、眼窩前皮質など）に投射していることもわかっている。これらの投射領域のうち一部だけを刺激したらどう感じられるだろう。あるいは一部のニューロン群を何らかのパターンで順に刺激したら。ヘロインやコカインなどの薬物や、セックスや摂食やギャンブルなどの行動のそれぞれが生み出す経験よりも、もっとずっと微妙で変化に富んだ体験を作り出して、人工的な快感のパラメータ空間を隅々まで探索し尽くすことができるかもしれない。

こんな空想はどうだろうか。その野球帽をかぶると、視野の一部に操作ウィンドウが現れる。ウィンドウ内にはいくつかの目盛りとつまみが表示され、それを眼球の動きで操作できる。性的感覚を少しと、危険がもたらすスリル、それに満腹感少々を混ぜ合わせる。快感と一緒に感情も操作しよう。ちょっとばかり痛みを加えると、いっそう面白くなる。からくておいしい料理のようだ。今日、ウェブ上で向精神薬を使った「トリップ・リポート」(www.erowid.org)が報告されているように、未来にはそれぞれの快感レシピが報告されているかもしれない。「側坐核の高周波刺激を二秒、それから持続的にオキシトシンを増やすのを試してみてください」というように。

野球帽には記録装置も付いているため、現実世界(あるいはバーチャル世界)でのこの感覚経験に対しては、この快感シーケンスを流す、というようなプログラミングも可能だ。もちろん、野球帽はネットワーク化もできるため、さまざまなインタラクティブな活動もできる。

依存症についてはどうだろう。野球帽依存になる人が大量に出てくるのでは? そうかもしれない。しかし、野球帽に神経回路を正確にコントロールする機能があるのなら、快感と依存を切り離すこともできるだろう。依存症が、VTAドーパミン・ニューロンにつながるグルタミン酸作動性の軸索の長期増強や、側坐核のニューロンの本来の興奮性の変化をもとにしているのだとしたら、快感シーケンスの終わりに別の刺激シーケンスを与えてこれらのシナプスやイオンチャンネルをリセットして依存症を発症しないようにできるかもしれない(その場合、この経験の記憶の一部も消える可能性があるが)。もちろん、昔ながらの(野球帽によらない)依存症についても、この方法を使えば快感回路の機能をリセットすることで治療できる。

快感の社会環境

弓は張ったままでは耐えられない。人間の性質、あるいは人間の弱さも、何か合法的な娯楽がなければやっていけない。

――セルバンテス『ドン・キホーテ・デ・ラ・マンチャ』(一六〇五)

遠い未来の快感を思い描こうとするとき、いちばん想像しにくいのは未来のテクノロジーではなく、テクノロジーを取り巻く社会的、法的、経済的システムだ。頭を傷つけない手軽な帽子で誰もが自分の快感を正確にコントロールできるようになったとき、その機能はどう使われ、あるいは乱用され、どう商品化され、どう規制されているのだろう。向精神薬の歴史を参考にするなら、混乱を極めていると見るべきだろう。近年の歴史を振り返るだけでも、アルコールやニコチンやヘロインやコカインはいずれも、政府により合法化され、禁止され、課税され、規制されてきた。薬物に対する政策は、相容れない利害関係の複雑な網の目を映し出す。資本主義者の観点からすれば、向精神薬は巨大な利益を生み出すがゆえに、これまでもその販売と使用が推進されてきたし、これからも同じだということになる。医療と社会の観点からすれば、健康被害があり、依存症を生み出す向精神薬については禁止または制限の努力が必要だということになる。しかし、私たちの法律は必ずしも社会に対する現実的なリスクを反映しているとは限らない。タバコは依存性が高く、喫煙が原因で死亡する人は毎年何百万人にも上るが、大半の国でタバコは容認されている。いっぽう、大麻が人を死に追いやることはほとんどありえないが、こちらは非合法化されたままだ[20]。未来の快感テクノロジーの発展が、これまでよりも合理的に規制され、商品化されていくとは、私にはとても思えない。現在の薬物規制法と同じように、政治と商売に左右される悲惨な状況が私たちを待ち受けている可能性が高い。

もし多幸感を伴う快感と依存症とが切り離せるようになったなら、向精神薬の使用に関する法的、社会的、宗教的規範はどのように変わるのだろう。今日、私たちは、依存症は生理学的な疾患であると口では言うけれども、たいていの人は心のどこかで、依存症は意志の弱さの表れだと思い続けている。とくに重要なのは、このような思いが医療保険システムに浸透していて、大半の保険会社は現在の依存症治療に保険金を支払おうとしないということだ。また、法制度上も、依存症者は治療されるよりも処罰されることのほうが多い。

私たちが快感野球帽を手に入れたときには、快感を道徳的に考え直す必要が出てくる。あらゆる快感が依存症のリスクなしに味わえるとしたら、それでも私たちは節制を美徳と見なすだろうか。快とは骨折りと犠牲によって得られるべきものだと考えるだろうか。このような社会的な問題を正確に予測することこそが、おそらくいちばん難しい部分だ。

　しかし、快感の未来についての考えを突き詰めていくと、最後には人間の問題に行き着く。もし快感がどこにでもあるありふれたものになったなら、快感を抽象的な観念に結びつける人間の「スーパーパワー」はどうなってしまうのだろう。背景の雑音の海の中に押し流されてしまうのだろうか。もし快感がどこにでもあるものになったなら、人間独特の目的というものはなお存在するだろうか。快感がありふれたものになったとき、私たちは何を欲するのだろうか。

謝辞

本書は私の二冊目の著書になる。一冊目が注目を浴びなかったなら、二冊目を書こうと思わなかっただろう。だからまず、誰よりも、最初の本 *The Accidental Mind: How Brain Evolution Has Given Us Love, Memory, Dreams, and God*〔邦訳『つぎはぎだらけの脳と心』インターシフト刊、夏目大訳〕を読んで(買って)くださった皆さんに感謝を捧げたい。また、書評やネット上や手紙で質問やコメントや批評を寄せてくださった皆さまにも特別な感謝を。皆さんがいなかったら、再び執筆に向かう気持ちになれなかっただろう。

科学的情報を明確にかつ面白く伝えるというのは難しい仕事だが、思うに、優れたイラストレーションは計り知れないほど助けになる。幸いなことに私はジョーン・タイコという知的で才能あふれる科学イラストレーターと組むことができた。ジョーンの見識と技能と優れたアイディアに感謝する。

本書の草稿を読んでもらった多くの人が貴重なフィードバックを返してくれて、原稿はとても良くなった。なかでもデイヴィッド・ギンティ、ケイト・サンフォード、イレーン・レヴィン、ジョン・レーンには心からの感謝を捧げたい。ジョンは背景調査、図版の著作権問題の解決、また苦しいときの素敵なジョークで大きな助けになってくれた。

刺激的なアイディアを提供してくれるとともに、度重なる私の不在や、最近ではぼんやりしていることの多い私の態度に耐えてくれたジョンズ・ホプキンス大学医学部の私の研究室のメンバーにも感謝する。神経科学部の同僚たちは、ランチを食べながら、動物のマスターベーションだの向精神薬だのといった本書に関連して私の頭を離れなかった話題に長時間我慢して付き合ってくれた。私を殴らずに我慢してくれて（東ボルティモアでは珍しいことではない）ありがとう。

本書は出版業界人の支えと批評から多くの恩恵を得ている。とくに私の代理人であり、本書の出版計画全体の方向付けに大きな役割を果たしたスコット・モイアーズ、そして私の考えと文章を明確にしてくれた編集者のリック・コットの力は大きい。私は経験を積んだ科学者ではあるが、ライターとしてはアマチュアであり、ここにお届けする成果は、この二人のプロフェッショナルによる見識と温情にあふれた努力に多くを負っている。

本の執筆というのは、最良の環境にあってさえ、孤独で内省的な作業である。本書の場合、私生活でもとんでもなく苦しい時期であった。変わることのない愛と支えをくれた二人の子どもたち、ジェイコブとナタリーに感謝を。きみたちなしではやっていけない。嵐の中の羅針盤になってくれた素敵な友人たち。とくに、ジョイ・マカン、アダム・サピアスタイン、ケイト・サンフォード、ローラ・リプソン、サシャ・デュラクには、心の底から感謝したい。

訳者あとがき

本書は、神経科学者デイヴィッド・J・リンデンによる *The Compass of Pleasure*（Viking, 2011）の全訳である。「快のコンパス」という本書の原題は、人間の快感が働くさまざまな領域の範囲（コンパス）を網羅的にカバーするという意味とともに、快感は人を導く羅針盤（コンパス）であるという含みを感じさせる。

その原題通り、本書ではドラッグやアルコール、高カロリー食、セックス、ギャンブル、さらにはエクササイズや慈善行為に至るまで、さまざまな刺激がもたらす快感に目を向けていく。焦点は、それぞれの快感につながる〈依存症〉という現象と、それを支える脳内のニューロンレベルの変化だ。そこから見えてくるのは、悪徳であろうと美徳であろうと、人を反復的行動に駆りたてるのは、神経学的に同じ快感だということである。この意味で、快感は人の行動を導く羅針盤（コンパス）だと言える。

もう一つの結論は、依存症とは、人間が持つある能力の裏返しだということである。その能力とは、何でも望みの対象を（生存や繁殖の必要性とは無関係に）快感刺激にしてしまえる柔軟性である。この柔軟な能力も依存症も、共に、脳のニューロンのある種の物理的・構造的変化を基盤にしている。その変化は、学習や長期記憶のメカニズムとも同種のものなのだ。

このような結論から著者は、悪徳と快感に対する社会の見方が見直されることを期待するが、訳者としてはもう一つ、依存症者本人が、自分の身体と脳の状態についてこうした生物学的な認識を持つことで、回復への力にしていただけるのではないかという希望を持っている。

著者はこう言う――依存症の発症は本人の責任ではないかもしれないが、依存症からの回復は本人の責任だ、と。〈意思の力〉ではどうにもならないことがある。しかしどうにかなることもある。たとえいったん形成されたニューロンの物理的構造を元に戻すことができなくても、それに対抗する他の接続を意図的に形成することはできる。自分の責任ではないこと。自分に責任のあること。そういう見方をすることで、自分を責め続ける依存症者は少しばかり苦悩から解放されるかもしれない。このことは依存症者ばかりでなく、脳神経の機能に起因する各種の障害に苦しむ人たちについても言える。本書は、鬱病や不安障害の患者さんや家族のみなさんにも読んでいただければと願っている（その場合、読者の負担が大きいようなら、プロローグ末尾の著者の要望には反するけれども、科学的説明の詳細はすっとばしていただいてもかまわないだろう）。

著者は、主観的な快感とともに活性化が観察される脳内の組織を〈快感回路〉（pleasure

circuit）と呼ぶ。この表現はあまり一般的ではなく、脳科学の分野ではふつうこの神経回路は〈報酬系〉（reward system）と呼ばれている。本書の中でも、学術的な記述の中ではところどころ「報酬」という言葉遣いが顔を出す。当初はこの pleasure circuit を〈報酬回路〉と訳出しようかとも考えたが、実験心理学の研究書でもなく、快感という人間の主観的体験に視野を広げている本書では、快感回路という表現がふさわしいと考え直した。

第1章の末尾で、すべての快感はこの回路に還元されるかという問いを立てた後、著者はこう書いている。「快感回路が単独で活動しても、色合いも深みもない無味乾燥な快感が生じるだけだ」。快感は、「記憶や連想や感情や社会的意味や光景や音や匂いで飾り立てられて」はじめて力を持つ。そのようなトータルな体験の中でこそ、報酬は快感となるのだ。

著者リンデンには、『つぎはぎだらけの脳と心』（*The Accidental Mind*、夏目大訳、インターシフト）という前著がある。人間の脳は統一的な設計のもとに作られたわけではなく、進化の過程で「その場しのぎ」を繰り返してできあがったものだという話で、こちらもお勧めの本だが、その中で著者は、脳科学の分野では、分子レベル、細胞レベルの説明と、人間の行動や意識のレベルの説明の間に、まだまだ大きなギャップがあると指摘している。〈報酬〉と〈快感〉の問題は、そのギャップの一つの表れだと言えるだろう。本書で著者は、その欠落したギャップの両側、〈快感〉体験レベルと〈快感〉回路レベルの両方を統一的な視点で捉えようとしているのだ。

それでもやはり、著者が「わからない」とする箇所は本書の中にもかなりある。脳科学はまだ、すべてを説明するにはほど遠い段階にある。だが、本書が明らかにしているように、人間は「わからない」ということ自体に快感を覚える能力を持ち合わせている。その能力が探究を先に進めるのだ。本書を読み終えた読者にも、ご自身の脳と快感についてなお残る謎を楽しんでいただけたらと思う。

最後に、今回もまた辛抱強く訳稿の完成を待ってくださった河出書房新社の藤崎寛之氏に御礼を申し上げる。

二〇一一年一一月

岩坂　彰

文庫版訳者あとがき

「ここはどこ？　私は誰？」

サスペンスドラマで定番の、記憶を失った人の台詞だ。科学書のあとがきとしては、逆向性全健忘で見当識を失っている人、とでも言うべきかもしれないが、ともかく、自分が誰だか分からなくなっているわけだ。ところで、ここで問われている「私」とは、具体的には何だろうか。

ドラマなら、さしあたり、自分の名前や職業ということになるだろう。家族関係や過去の経歴も含まれるかもしれない。「あなた、いったい何者なの？」こんな台詞なら、社会的立場や、その人の特別な能力が問われている。

思春期の若者が「私は何者なのか」と自問するとき、そこに含意されるのはおそらく、他人から与えられた名前や立場や外的要素をすべて取り払った「私」とは誰か、ということだろう。ちなみに、思春期を過ぎてもそんな自問をしているとしたら、たぶんその人は哲学者と呼べる。

しかし、自覚的であるかどうかはともかく、多くの人は「本当の私」を求める漠然とした気持ちを持ち続けているのではないだろうか。私は誰、と問うことを表面的には忘れてしまった記憶喪失者として。

そこで脳科学である。脳科学とひとくちに言っても、内容も方向も様々だ。脳トレもあれば、脳についての知見をヒントにした自己啓発本もある。「脳はこう働く」という仮説を教義とする宗教に近いものまである。しかし、本書のような脳科学書は、一般向けでありながら、そうした実用的な用途を持たない。それでも、二〇一二年の出版後、本訳書は、このほど文庫化されるまでに読者に興味を持っていただけた。

快感というテーマが刺激的だったこともあるだろう。しかしなにより、脳をベースに人間の（快感の）あり方を知ることが、読者にとって「自分は何者か」の問いにつながっているからだろうと、訳者は勝手に思っている。なにしろ脳というのは「究極の私」なのだから。

単行本の出版後、脳研究者の池谷裕二氏に高評価の書評を頂戴した。その一節にこう書かれている。「生命の本質たる『快』の探究はヒトを知ることにも通じる」（読売新聞二〇一二年二月一九日）。

本書は、人間の快感と、そのダークサイドとしての依存症の神経学的メカニズムに迫る本だが、啓発本のように「こうすれば依存症が治る」と教えてくれるわけではない。興味深いトピックが次々と並べられるが、語られている内容はあくまでも科学的研究の事実である。脳神経の分子レベル、細胞レベルの現象と、感覚・行動のレベル、さらには社会文化レベルの現象を一体的に理解するための純粋な知識である。その知識をもとに、読者は自ら、例えば「依存症は自分の責任なのか」と考え直すことができる。「快感が自由に操作できるようになったなら、はたして私は何を欲するだろうか」と自問してみることもできる。それは、人間とは何か、自分は何者かという自己認識の問い直しなのである。もちろん本の読み方は読者の自由だが、訳者としては、「私は何者か」を捉え直す材料として本書を読んでいただけたらと願っている。

さて、右に、脳は「究極の私」だと書いたが、近年「私＝脳」という見方は変わりつつある。腸が第二の脳と言われるように、動物の身体はすべてが中枢に集約されているわけではないし、脳は身体各部と切り離されて存在するわけでもない。動物は脳も含めた全身で機能している。「私」という存在に身体感覚は欠かせない。とくに神経端末の触覚の感覚器は、自己意識と切り離せない。

第三の脳とも言われる皮膚の感覚。それが、本書の著者デイヴィッド・J・リンデンの次作のテーマとなる。触覚という感覚が、単に受動的なものではなく、認知や情動が積極的に関与する総合的な経験であることを、本書と同様に興味深いトピックを積み重ねながら描き出していくはずである。性的触れ合いの感覚についてもかなり具体的な記述があるようで、訳者は今から身構えている。ご期待いただきたい。

二〇一四年六月　　岩坂　彰

有害性の順位と、英国におけるその薬物使用の罰則とを比較している。有害性と罰則は、多くの場合対応していないというのがその結論だ。

は臨床試験で評価されていないが、不安の軽減、鎮痛、発作のコントロールなど、ほかの適応では評価されている。

(16) E. K. Miller and M. A. Wilson, 'All my circuits: using multiple electrodes to understand functioning neural networks,' *Neuron* 60 (2008): 483-88.

(17) M. A. Nicolelis and M. A. Lebedev, 'Principles of neural ensemble physiology underlying the operation of brain-machine interfaces,' *Nature Reviews Neuroscience* 10 (2009): 530-40; N. G. Hatsopoulos and J. P. Donoghue, 'The science of neural interface systems,' *Annual Review of Neuroscience* 32 (2009): 249-66.

(18) 生きているマウスの脳のニューロンに蛍光分子を導入する方法はたくさんあることがわかっている。1つは、遺伝子操作で、ニューロンに蛍光タンパク質を作る命令を出させるような塩基配列の断片をDNAに組み込むことだ。遺伝子操作したウイルスを脳に注入して、このようなDNAを導入する方法もある。このウイルスが特定のニューロンに感染すると、ニューロンは蛍光タンパク質を作り始める。また、タンパク質ではない小さな蛍光分子を脳内に直接注射し、ニューロン（ときにはグリア細胞）に吸収させるという方法もある。生体多光子画像化技法の利用について考察したレビューを2つ挙げる。O. Garaschuk, R. I. Milos, C. Grienberger, N. Marandi, H. Adelsberger, and A. Konnerth, 'Optical monitoring of brain function in vivo: from neurons to networks,' *Pflügers Archiv* 453 (2006): 385-96; A. Holtmaat, T. Bonhoeffer, D. K. Chow, J. Chuckowree, V. De Paola, S. B. Hofer, M. Hubener, T. Keck, G. Knott, W. C. Lee, R. Mostany, T. D. Mrsic-Flogel, E. Nedivi, C. Portera-Cailliau, K. Svoboda, J. T. Trachtenberg, and L. Wilbrecht, 'Long-term, high-resolution imaging in the mouse neocortex through a cranial window,' *Nature Protocols* 4 (2009): 1128-44.

(19) V. Gradinaru, K. R. Thompson, F. Zhang, M. Mogri, K. Kay, M. B. Schneider, and K. Deisseroth, 'Targeting and readout strategies for fast optical neural control in vitro and in vivo,' *Journal of Neuroscience* 27 (2007): 14231-38.

(20) この論文は実に興味深い。 D. Nutt, L. A. King, W. Saulsbury, and C. Blakemore, 'Development of a rational scale to assess the harm of drugs of potential misuse,' *Lancet* 369 (2007): 1047-53. アルコールやニコチンからエクスタシー、ヘロインにいたるまで数多くの向精神薬についてその社会的害悪と当人に与える被害を数値化しようとする試みだ。そのうえで、その

(9) ジスルフィラム服用中にアルコールを飲んだときの効果は、アルコール脱水素酵素2型の遺伝子対の片方または両方が欠けている人が真っ赤になる反応に似ている。この遺伝子は、東アジア人やアメリカ先住民で欠けている人が多い。

(10) F. M. Orson, B. M. Kinsey, R. A. K. Singh, Y. Wu, T. Gardner, and T. R. Kosten, 'Substance abuse vaccines,' *Annals of the New York Academy of Sciences* 1141 (2008): 257-69.

(11) 神経伝達物質アセチルコリンは、ニューロン上の2つのタイプの受容体を活性化する。反応が遅いムスカリン性受容体と反応が速いニコチン性受容体だ。ニコチンは、もちろんニコチン性受容体を活性化する。ニコチン性受容体はいくつかのサブユニットが組み合わさってできている。バレニクリンは、$\alpha 4 \beta 2$という特定の組み合わせタイプのニコチン性受容体と結合する。バレニクリンはこの受容体に対して純粋な作動薬でもブロッカーでもなく、「部分的アゴニスト」として働く。つまり、受容体と結合するが、活性化は弱い。同時にアセチルコリンやニコチンによる活性化を抑える。

(12) 新しい抗依存症薬の短期的見通しについては、G. F. Koob, G. K. Lloyd, and B. J. Mason, 'Development of pharmacotherapies for drug addiction: a Rosetta Stone approach,' *Nature Reviews Drug Discovery* 8 (2009): 500-515で概観されている。

(13) グルタミン酸受容体は、反応が速いイオンチャンネル型と、反応が遅い代謝型の2つに大別される。イオンチャンネル型はイオンチャンネルを開いて迅速に伝わる電気的信号を発生させる（脳内で大量の情報を担っている）。代謝型はGタンパクと呼ばれる媒介の信号形態を通じてイオンチャンネルや酵素を活性化したり抑制したりする。代謝型グルタミン酸受容体の活動は一般に数秒から数十秒持続し、さらに長時間続く可塑性プロセスを引き起こすことも多い。ヒトの脳には主要な代謝型受容体が8種類あり、それぞれに異なる分布を持ち、異なる電気的、生化学的結果を引き起こす。

(14) C. Chiamulera, M. P. Epping-Jordan, A. Zocchi, C. Marcon, C. Cottiny, S. Tacconi, M. Corsi, F. Orzi, and F. Conquet, 'Reinforcing and locomotor stimulant effects of cocaine are absent in mGluR5 null mutant mice,' *Nature Neuroscience* 4 (2001): 873-74.

(15) 本書の執筆時点でmGluR5アンタゴニストは、依存症治療薬として

〔邦訳：『ポスト・ヒューマン誕生：コンピュータが人類の知性を超えるとき』井上健監訳、日本放送出版協会〕, 163-67.
(2)『GOOD』誌に掲載されたRay Kurzweilインタビュー http://www.good.is/post/going-down-the-rabbit-hole/, posted April 7, 2009.
(3) Kurzweil, *The Singularity Is Near*, 198-203.
(4) 私自身の研究室の事例を挙げよう。私たちは小脳（運動のコントロールと運動学習にかかわる脳）の記憶保存を支える細胞レベル、分子レベルのプロセスを研究している。同僚の David Ginty や Paul Worley の研究室と共同で、短期記憶から長期記憶への移行に血清応答因子（SRF）と呼ばれるタンパク質が必要であることを示唆する証拠を見つけた。この仮説を検証するためにSRFの働きを阻害してみる場合には、私たちはただマウスのゲノム・データベースを検索してSRFの塩基配列に相当する箇所を見つけ、その部分の機能を遮断するRNAプローブを作るだけでいい。次にそのプローブを金の小片上に付け、圧縮窒素ガスを使ってマウスのニューロンに注入する。すでにわかっているマウスのゲノムの中にSRF遺伝子の塩基配列を見つけても大発見ということにはならないが、それでも非常に有用なツールであることに変わりはない。
(5) 慈善家のポール・G・アレンとジョディ・アレン・パットンが、アレン脳科学研究所の最初の資金を提供した。画像は http://www.brain-map.org で見ることができる〔訳注：原書出版直後の2011年4月、アレン・ブレイン・アトラスでヒトの脳の地図が公開された〕。
(6) M. J. Frank, B. B. Doll, J. Oas-Terpstra, and F. Moreno, 'Prefrontal and striatal dopaminergic genes predict individual differences in exploration and exploitation,' *Nature Neuroscience* 12 (2009): 1062-68; J.-C. Dreher, P. Kohn, B. Kolachana, D. Weinberger, and K. F. Berman, 'Variation in dopamine genes influences responsivity of the human reward system,' *Proceedings of the National Academy of Sciences of the USA* 106 (2009): 617-22.
(7) J. V. Becker and V. L. Quinsey, 'Assessing suspected child molesters,' *Child Abuse & Neglect* 17 (1993): 169-74.
(8) この研究では、小児性愛群と非小児性愛群とで年齢と社会経済的地位が同等になるよう対象者が選ばれた。B. Schiffer, T. Krueger, T. Paul, A. de Greiff, M. Forsting, N. Leygraf, M. Schedlowski, and E. Gizewski, 'Brain response to visual stimuli in homosexual pedophiles,' *Journal of Psychiatry and Neuroscience* 33 (2008): 23-33.

者たちは、単にポジティブな言葉を見ること自体が報酬的である可能性があるという問題点に対処するため、見事な対照実験を用いた。被験者に、同じ評価語を架空の第三者（その姿をビデオで見せておく）に対する評価として提示して見せたのだ。これらの評価語は報酬回路を活性化させなかった。金銭的報酬と社会的報酬が同じ回路を活性化させるという解釈については、但し書きを強調しておく必要がある。これらの研究で用いられた脳画像は解像度が低く、この２つの報酬がまったく同じニューロンを活性化させているのかどうかはわからないのだ。理論上は、側坐核に２種類の回路があって２種類の報酬に対応しており、細胞レベルで解析すれば区別できるという可能性もある。

(25) K. Fleissbach, B. Weber, P. Trautner, T. Dohmen, U. Sunde, C. E. Elger, and A. Falk, 'Social comparison affects reward-related brain activity in the human ventral striatum,' *Science* 318 (2007): 1305-8.

(26) 出エジプト記第 20 章 17 節。若干のパラフレーズあり。

(27) E. S. Bromberg-Martin and O. Hikosaka, 'Midbrain dopamine neurons signal preference for advance information about upcoming rewards,' *Neuron* 63 (2009): 119-26.

(28) 観念が人間の脳の快感／報酬回路をどのように呼び起こし、人間のさまざまな行動や文化を生み出すのかということに関する Read Montague の説は、*Why Choose This Book? How We Make Decisions* (New York: Dutton, 2006) に示されている。ペーパーバック版のタイトルは *Your Brain Is (Almost) Perfect: How We Make Decisions* (New York: Plume, 2007) と変えられていて、間違えやすい。

(29) この連合は VTA を活性化する興奮性のシナプスの強化によって作られると私たちは想像しているが、そうでない可能性もある。たとえば VTA ドーパミン・ニューロンにつながる抑制性のシナプスが長期抑圧を受けるのかもしれない。あるいは、VTA ドーパミン・ニューロンのスパイク信号を生み出すメカニズム（電位感受性イオンチャンネル）に変化が生じ、それにより緑の光に対応するシナプスからの入力に対してより多くのスパイクを生み出すように反応するということも考えられる。

第７章　快感の未来

(1) Ray Kurzweil, *The Singularity Is Near* (New York: Viking Penguin, 2005)

Neuroscientist's Case for the Existence of the Soul (New York: HarperCollins, 2007). この著作のもととなっている論文は、M. Beauregard and V. Paquette, 'Neural correlates of a mystical experience in Carmelite nuns,' *Neuroscience Letters* 405 (2006): 186-90. あらかじめ注意しておくが、私の見るところ、この論文は不明瞭な書き方がしてある。論文の「概要」には「カルメル会の修道女が主観的に神と合一している状態のときに脳の活動を測定した」とあるが、ナンセンスだ。「方法」の部分で著者たち自身が明らかにしているように、「カルメル会の修道女が、主観的に神と合一している状態になったずっと昔の経験を思い出そうとしているときに脳の活動を測定した」というのが真実だ。この2つの間には非常に大きな違いがある可能性が高い。

(21) Beauregard and O'Leary, *The Spiritual Brain*, 276.

(22) W. T. Harbaugh, U. Mayr, and D. R. Burghart, 'Neural responses to taxation and voluntary giving reveal motives for charitable donations,' *Science* 316 (2007): 1622-25. この論文のもとには、匿名募金でVTAと側坐核が活性化することを示した先行研究がある。J. Moll, F. Krueger, R. Zahn, M. Pardini, R. de Oliveira-Souza, and J. Grafman, 'Human fronto-mesolimbic networks guide decisions about charitable donation,' *Proceedings of the National Academy of Sciences of the USA* 103 (2006): 15623-28. 当然のことだが、この種の実験はさまざまな政治的議論を生み出した。Terence Kealey は Times Online (London) で次のように書いている。「第一に、これは国家だけが貧者を救うという左派の信念の誤りを証明している。……第二に、これはもちろん、税は広く支持されないという右派の信念の誤りを証明している」(http://www.timesonline.co.uk/tol/comment/columnists/guest_contributors/article2204111.ece)。参った。

(23) 哲学は私の専門ではないが、向社会的行動（他人のための行動）の動機というのは哲学分野で関心を持たれてきたテーマだということは指摘しておく価値があるだろう。たとえばカントは、同情という感情から行われる行為は、行為者がそれによりよい気分になることであるがゆえに真に愛他的行為ではなく、したがって賞賛に値しないと書いている。脳の快感回路のスキャン結果から見る限り、カントが言うような真の愛他的行為という基準を満たすことはかなり難しいと思われる。

(24) K. Izuma, D. N. Saito, and N. Sadato, 'Processing of social and monetary rewards in the human striatum,' *Neuron* 58 (2008): 284-94. この論文の研究

of Meditation (London: Gaia, 2008), 18-19. 括弧内は本書著者のコメント。
(15) Bonnie J. Horrigan による Richard Davidson へのインタビューより。*Explore* 1 (2005), 380-388 に掲載。
(16) 13 世紀に日本の曹洞宗を開いた禅僧、道元（希玄）は、座禅について以下のように概説している。「善も悪も考えず、正誤も判断しない。心と意識の働きを止める。すべての欲、すべての観念と判断を終わりにする。……思念が現れたならそれを心に留め、次に捨て去れ。すべての執着をしっかりと忘れるとき、自然に座禅そのものとなる」。Hee-Jin Kim, *Eihei Dogen:Mystical Realist* (London: Wisdom Publications, 2004) に引用された普勧座禅儀より。〔訳注：英訳より和訳。普勧座禅儀の相当箇所は以下の部分と思われる。「諸縁を放捨し、万事を休息して、善悪を思わず、是非を管することなかれ。心意識の運転を停め、念想観の測量を止めて、作仏を図ることなかれ。……この不思量底を思量せよ。不思量底いかんが思量せん。非思量。これすなわち坐禅の要術なり。」『道元禅師四宝集』（金沢文庫）〕
(17) 瞑想中の脳を測定した研究文献は大量にあるが、大半は脳スキャナーが使われるようになる以前の脳波計（EEG）を使用したものだ。2006 年までの文献についての優れたレビューが B. R. Cahn and J. Polich, 'Meditation states and traits: EEG, ERP and neuroimaging studies,' *Psychological Bulletin* 132 (2006): 180-211 にある。脳スキャンを使った瞑想研究の文献を 2 つ挙げる。S. W. Lazar, G. Bush, R. L. Gollub, G. L. Frichione, G. Khalsa, and H. Benson, 'Functional brain mapping of the relaxation response and meditation,' *NeuroReport* 11 (2000): 1581-85; G. Pagnoni, M. Cekic, and Y. Guo, '"Thinking about not-thinking": neural correlates of conceptual processing during Zen meditation,' *PLoS ONE* 3 (2008): e3083.
(18) J. A. Brefczynski-Lewis, A. Lutz, H. S. Schaefer, D. B. Levinson, and R. J. Davidson, 'Neural correlates of attentional expertise in long-term meditation practitioners,' *Proceedings of the National Academy of Sciences of the USA* 104 (2007): 11483-88.
(19) T. W. Kjaer, C. Bertelsen, P. Piccini, D. Brooks, J. Alving, and H. C. Lou, 'Increased dopamine tone during meditation-induced change of consciousness,' *Cognitive Brain Research* 13 (2002): 255-59.
(20) Mario Beauregard and Denyse O'Leary, *The Spiritual Brain: A*

(6) A. Dietrich and W. F. McDaniel, 'Endocannabinoids and exercise,' *British Journal of Sports Medicine* 38 (2004): 536-41.
(7) W. M. Wilson and C. A. Marsden, 'Extracellular dopamine in the nucleus accumbens of the rat during treadmill running,' *Acta Physiologica Scandanavica* 155 (1995): 465-66; I. H. Iversen, 'Techniques for establishing schedules with wheel running as reinforcement in rats,' *Journal of the Experimental Analysis of Behavior* 60 (1993): 219-38.
(8) G. J. Wang, N. D. Volkow, J. S. Fowler, D. Franceschi, J. Logan, N. R. Pappas, C. T. Wong, and N. Netusil, 'PET studies of the effects of aerobic exercise on human striatal dopamine release,' *Journal of Nuclear Medicine* 41 (2000): 1352-56.
(9) Jeremy Bentham, *An Introduction to the Principles of Morals and Legislation* (1789; rev. 1823; reprint, Oxford: Clarendon Press, 1907), 1.
(10) 自分の著作を参照文献に挙げるというのはインチキ臭いというのは承知しているが、ここではそうせざるをえない。David J. Linden, *The Accidental Mind: How Brain Evolution Has Given Us Love, Memory, Dreams, and God* (Cambridge, Mass.: Belknap Press of the Harvard University Press, 2007), 100-104〔邦訳：『つぎはぎだらけの脳と心』夏目大訳、インターシフト〕に、脳の中の痛覚回路のうち感情に関わる部分と感覚的、識別的な部分との対比について有用な考察がある。
(11) 本書で取り上げたほかの多くの研究と同様、この実験もトレーサーとして放射性のラクロプライドを用いている。これはD2ドーパミン受容体に選択的に結びつく薬剤だ。D. J. Scott, M. M. Heitzeg, R. A. Koeppe, C. S. Stohler, and J. K. Zubieta, 'Variations in the human pain stress experience mediated by ventral and dorsal basal ganglia dopamine activity,' *Journal of Neuroscience* 26 (2006): 10789-95.
(12) F. Brischoux, S. Chakraborty, D. I. Brierley, and M. A. Ungless, 'Phasic excitation of dopamine neurons in ventral VTA by noxious stimuli,' *Proceedings of the National Academy of Sciences of the USA* 106 (2009): 4894-99.
(13) 緑の光を見てシロップを期待するよう訓練されたサルで、緑の光の後にシロップを与えないというシュルツの実験の際のドーパミン・ニューロンの反応との類似性を思い出してほしい（図5-1)。
(14) Shanida Nataraja, *The Blissful Brain: Neuroscience and Proof of the Power*

感に関する過度に単純化されたモデルを嘆いている。このサイトでBellは「ニューロカリプスの4ドーパメン (four dopamen of the neurocalypse)」〔訳注：黙示録の四騎士 four horse men of the apocalypseのもじり〕という素敵な表現を使っている。「このほかに私が嫌うのは、何か快いことについて、『ニューロカリプスの4ドーパメン』、つまり薬物、セックス、ギャンブル、チョコレートのいずれかと同じ効果が脳に働いているという言い方である。この4つのうちどれを使っても、だいたいほかのものの影響を説明できる。そして運が良ければこの4つを利用して、タイトルは刺激的だが科学的には無内容な論文が書ける」。http://mindhacks.com/2008/02/18/push-my-brain-button/。 Creative Commons Attribution License, version 2.0に準拠して引用。

第6章　悪徳ばかりが快感ではない

(1) Jason CrockによるJeff Tweedyインタビュー。 http://pitchfork.com/features/interviews/6602-wilco/, 2007年5月7日。

(2) エクササイズ依存症については、調査に基づいた研究がたくさんある。一例を挙げるなら、V. V. MacLaren and L. A. Best, 'Symptoms of exercise dependence and physical activity in students,' *Perceptual and Motor Skills* 105 (2007): 1257-64だ。想像できるとおり、拒食症や過食症など、身体イメージに基づく摂食障害患者ではエクササイズ依存症率が高い。

(3) エクササイズが脳と精神機能に与える長期的影響については、多くの文献がある。最近発表された優れたレビュー、H. van Praag, 'Exercise and the brain: something to chew on,' *Trends in Neuroscience* 32 (2009): 283-90は、エクササイズとダイエットのある一面との間に生じる神経上の協同作用の可能性について論じている。

(4) S. Brené, A. Bjørnebekk, E. Åberg, A. A. Mathe, L. Olson, and M. Werme, 'Running is rewarding and antidepressive,' *Physiology & Behavior* 92 (2007): 136-40; K. F. Koltyn, 'Analgesia following exercise,' *Sports Medicine* 29 (2000): 85-98.

(5) H. Boecker, T. Sprenger, M. E. Spilker, G. Henriksen, M. Koppenhoefer, K. J. Wagner, M. Valet, A. Berthele, and T. R. Tolle, 'The runner's high: opioidergic mechanisms in the human brain,' *Cerebral Cortex* 18 (2008): 2523-31.

深夜の非番のときにしていたサイコロゲームのフィールド調査に基づく古典的な論文である。

(17) L. Clark, A. J. Lawrence, F. Astley-Jones, and N. Gray, 'Gambling near-misses enhance motivation to gamble and recruit win-related brain circuitry,' *Neuron* 61 (2009): 481-90.

(18) 被験者は全員男性だった（さらにほぼ全員が喫煙者だった）。J. Reuter, T. Raedler, M. Rose, I. Hand, J. Gläscher, and C. Büchel, 'Pathological gambling is linked to reduced activation of the mesolimbic reward system,' *Nature Neuroscience* 8 (2005): 147-48.

(19) F. Hoeft, C. L. Watson, S. R. Kesler, K. E. Bettinger, and A. L. Reiss, 'Gender differences in the mesocorticolimbic system during computer gameplay,' *Journal of Psychiatric Research* 42 (2008): 253-58.

(20) M. J. Koepp, R. N. Gunn, A. D. Lawrence, V. J. Cunningham, A. Dagher, T. Jones, D. J. Brooks, C. J. Bench, and P. M. Grasby, 'Evidence for striatal dopamine release during a video game,' *Nature* 393 (1998): 266-68.

(21) Kimberly Young 博士が開発した「Internet Addiction Test」が http://www.netaddiction.com/index.php?option=com_bfquiz&view=onepage&catid=46&Itemid=106 にある。「夜遅くアクセスして睡眠不足になることがどのくらいありますか？」といった質問が並んでいる。ビデオゲーム依存症とされるものや、インターネット利用のさまざまな側面を調査や面接で評価した研究文献は大量にある。初期の例として M. D. Griffiths and N. Hunt, 'Dependence on computer games by adolescents,' *Psychological Reports* 82 (1998): 475-80 などがある。残念なことに、こうした研究の多くはあまりきちんとしたものではない。私としては、最近発表された以下のメタ解析の著者らに同意せざるをえない。S. Byun, C. Ruffini, J. E. Mills, A. C. Douglas, M. Niang, S. Stepchenkova, S. K. Lee, J. Loutfi, J. K. Lee, M. Atallah, and M. Blanton, 'Internet addiction: metasynthesis of 1996-2006 quantitative research,' *CyberPsychology & Behavior* 12 (2009): 203-7. 203 ページにこのような記述がある。「この分析から、過去の研究は、採用しているインターネット依存の定義の基準が一定しておらず、サンプリングに重大な偏りを生じさせる可能性のある募集方法を用い、確実な分析法ではなくおもに予備的な分析法を用いてデータを検証していることが明らかになった」

(22) Vaughn Bell は Mind Hacks というウェブサイトで、ドーパミンと快

(12) ここで扱っている論文はH. C. Breiter, I. Aharon, D. Kahneman, A. Dale, and P. Shizgal, 'Functional imaging of neural responses to expectancy and experience of monetary gains and losses,' *Neuron* 30 (2001): 619-39. 同様の研究としてB. Knutson, C. M. Adams, G. W. Fong, and D. Hommer, 'Anticipation of increasing monetary reward selectively recruits nucleus accumbens,' *Journal of Neuroscience* 21 (2001): RC159 (1-5) がある。人間の脳スキャンの結果とサルの脳に挿入した微小電極記録を比較する際には、両者が関連しているけれども等価的なものではないという点に注意する必要がある。電極はVTAの個々のドーパミン・ニューロンのスパイクを記録するが、脳スキャナーは血液の酸化のゆっくりとした変化を測定しているにすぎない。その変化が間接的に、脳の一領域全体に含まれるさまざまなタイプのニューロンの大きなグループの活動を示している。電極は、この種の研究で用いられる脳スキャナーに比べて、時間的な分解能で約2000倍、空間的な解像度で約100倍優れている。

(13) B. A. Mellers, A. Schwartz, K. Ho, and I. Ritov, 'Decision affect theory: emotional reactions to the outcomes of risky option,' *Psychological Science* 8 (1997): 423-29.

(14) J. I. Kassinove and M. L. Schare, 'Effects of the 'near miss' and the 'big win' on persistence at fruit machine gambling,' *Psychology of Addictive Behaviors* 15 (2001): 155-58.

(15) K. A. Harrigan, 'Slot machine structural characteristics: creating near misses using high award symbol ratios,' *International Journal of Mental Health and Addiction* 6 (2008): 353-68. あるビデオ・スロットマシンのメーカーがニアミスを偶然の確率以上に多く表示するようマシンをプログラムしたことが、ネバダ州賭博委員会の規則に違反するという判断が1989年に下された。上記の研究はこの判断を精査したものである。ビデオ・スロットマシンでは、当たり対象の真ん中の絵柄の上下に1つずつ別の絵柄が表示される。興味深いことに、委員会の判断により、上の段や下の段を利用した「バーチャル・リール・マッピング」の別のニアミス技法は利用の継続が認められた。たとえば当たり対象の真ん中の段がチェリー、ゴールドバー、リンゴで、その下の段にプラムが3つ揃うというような表示である。このようなタイプのニアミスでもプレーの継続は促進される。

(16) J. M. Henslin, 'Craps and magic,' *American Journal of Sociology* 73 (1967): 316-30. 1960年代にミズーリ州セントルイスのタクシー運転手が

L. Kennedy, 'The genetics of gambling and behavioral addictions,' *CNS Spectrums* 11 (2006): 931-39.
(7) セロトニン信号を弱める遺伝子バリアントも、やはり病的ギャンブルとADHDに関係する。セロトニン合成(トリプトファン水酸化酵素)、セロトニン輸送、セロトニンその他の伝達物質(モノアミン酸化酵素MAO-A)の酵素による分解などに関わる遺伝子である。
(8) R. M. Stewart and R. I. Brown, 'An outcome study of Gamblers Anonymous,' *British Journal of Psychiatry* 152 (1988): 284-88.
(9) O. Kausch, 'Suicide attempts among veterans seeking treatment for pathological gambling,' *Journal of Clinical Psychiatry* 64 (2003): 1031-38.
(10) 近年、人間の意思決定について心理学的、神経生物学的に追求する本がいくつか出て、一般の関心を引いている。この分野はニューロエコノミクス(神経経済学)と呼ばれるようになった。たとえばDan Ariely, *Predictably Irrational: The Hidden Forces That Shape Our Decisions* (New York: Harper Collins, 2008)〔邦訳:『予想どおりに不合理』熊谷淳子訳、早川書房〕、Jonah Lehrer, *How We Decide* (New York: Houghton Mifflin, 2009)〔邦訳:『一流のプロは「感情脳」で決断する』門脇陽子訳、アスペクト〕などがある。脳内の快感回路は意思決定の中心であり、この点について詳しく説明したいところだが、これについては広く語られているので、ここでは我慢する。ニューロエコノミクスについてすでに何冊かお読みで、このテーマの基礎となる神経生物学と計算理論についてもっと深く知りたいという方には、Montague, *Why Choose This Book? How We Make Decisions* (New York: Dutton, 2006)をお勧めする。
(11) この実験では、VTAのドーパミン・ニューロンと、隣接する黒質と呼ばれる領域のドーパミン・ニューロンの両方が記録されている。実験に用いられた視覚的な合図は、実際は赤と緑と青ではなく、特殊な配置のパターンだった。この説明ではわかりやすいように色分けを用いた。すでに古典となった元研究はJ. R. Hollerman and W. Schultz, 'Dopamine neurons report an error in the temporal prediction of reward during learning,' *Nature Neuroscience* 1 (1998): 304-9; C. D. Fiorillo, P. N. Tobler, and W. Schultz, 'Discrete coding of reward probability and uncertainty by dopamine neurons,' *Science* 299 (2003): 1898-902。このテーマに関する最近の包括的レビューはW. Schultz, 'Multiple dopamine functions at different time courses,' *Annual Review of Neuroscience* 30 (2007): 259-88。

る。オキシトシン遺伝子を欠損させたマウスは、オスもメスも、すでに知っているほかのマウスについての社会的記憶を持たないように見える（互いのお尻を、まるで初めて出会った相手のように嗅ぎ合う）。オキシトシンとつがいの絆形成については H. E. Ross and L. J. Young, 'Oxytocin and the neural mechanisms regulating social cognition and affiliative behaviour,' *Frontiers in Neuroendocrinology* 30 (2009): 543-47 を参照。

第５章　ギャンブル依存症

(1) Susan Cheever, *Desire: Where Sex Meets Addiction* (New York: Simon & Schuster, 2008), 14-15. Cheever の本は非常に面白い。自身の生活と、生物学者から心理セラピストまで依存症のさまざまな専門家へのインタビューを織り交ぜて見事にまとめあげている。
(2) ギャンブル依存症の罹患率は、イギリス、イタリア、ニュージーランド、スウェーデン、スイス、カナダ、アメリカなど多くの国で調査されている。しかし、調査に付きものの真実性や回答率の問題が立ちはだかる。しかも、いくつかの調査では「問題のあるギャンブル」と、もっと深刻な「病的なギャンブル」を分けている。それでも、これら豊かな国の人口の1から2％がギャンブル依存者であるようだ。S. Stucki and M. Rihs-Middel, 'Prevalence of adult problem and pathological gambling between 2000 and 2005: an update,' *Journal of Gambling Studies* 23 (2007): 245-57 は、病的ギャンブル調査の有用なメタ分析を行っている。アメリカで最近14歳から21歳までを対象に行われた電話による聞き取り調査によると、病的ギャンブル率は、成人とほぼ同じで2％だった。J. W. Welte, G. M. Barnes, M. O. Tidwell, and J. H. Hoffman, 'The prevalence of problem gambling among U. S. adolescents and young adults: results from a national survey,' *Journal of Gambling Studies* 24 (2008): 119-33.
(3) Bill Lee, *Born to Lose: Memoirs of a Compulsive Gambler* (Center City, Minn.: Hazelden, 2005).
(4) 同、71。
(5) 同、145。
(6) 病的なギャンブルの遺伝性を考察しているレビューが2つある。N. M. Petry, 'Gambling and substance-use disorders: current status and future directions,' *American Journal on Addictions* 16 (2007): 1-9; D. S. Lobo and J.

ある。このトピックについて詳しくは、S. H. Kennedy and S. Rizvi, 'Sexual dysfunction, depression, and the impact of antidepressants,' *Journal of Clinical Psychopharmacology* 29 (2009): 157-64 を参照。オーガズムについてさらに知りたい方は Barry R. Komisaruk, Carlos Beyer-Flores, and Beverly Whipple, *The Science of Orgasm* (Baltimore: Johns Hopkins University Press, 2006) を読むといいだろう。

(24) セックス依存症については、Benoit Denizet-Lewis が *America Anonymous: Eight Addicts in Search of a Life* (New York: Simon & Schuster, 2009) の中で、明晰に、かつ思い遣りをもって検証を行っている。この本は、育ちも年齢も生活環境もさまざまなセックス、薬物、アルコール、万引きの依存症者が苦闘しながら回復していく様子を追っていく。

(25) T. Baumgartner, M. Heinrichs, A. Vonlanthen, U. Fischbacher, and E. Fehr, 'Oxytocin shapes the neural circuitry of trust and trust adaptation in humans,' *Neuron* 58 (2008): 639-50; M. Kosfeld, M. Heinrichs, P. J. Zak, U. Fischbacher, and E. Fehr, 'Oxytocin increases trust in humans,' *Nature* 435 (2005): 673-76; G. Domes, M. Heinrichs, A. Michel, C. Berger, and S. C. Herpertz, 'Oxytocin improves "mind-reading" in humans,' *Biological Psychiatry* 61 (2007): 731-33.

(26) M. Heinrichs, B. von Dawans, and G. Domes, 'Oxytocin, vasopressin, and human social behavior,' *Frontiers in Neuroendocrinology* 30 (2009): 548-57 に、この分野についての興味深いレビューと、各種のパーソナリティ障害の治療薬としてある種の神経ホルモンを用いる可能性についての考察がある。

(27) M. M. Lim, Z. Wang, D. E. Olazabal, X. Ren, E. F. Terwilliger, and L. J. Young, 'Enhanced partner preference in a promiscuous species by manipulating the expression of a single gene,' *Nature* 429 (2004): 754-57; M. M. Lim and L. J. Young, 'Vasopressin-dependent neural circuits underlying pair bond formation in the monogamous prairie vole,' *Neuroscience* 125 (2004):35-45.

(28) B. J. Aragona, Y. Liu, Y. J. Yu, J. T. Curtis, J. M. Detwiler, T. R. Insel, and Z. Wang, 'Nucleus accumbens dopamine differentially mediates the formation and maintenance of monogamous pair bonds,' *Nature Neuroscience* 9 (2005): 133-39; J. T. Curtis, Y. Liu, B. J. Aragona, and Z. Wang, 'Dopamine and monogamy,' *Brain Research* 1126 (2006): 76-90.

(29) オキシトシンはオスの社会行動にも役割を果たしている可能性があ

った医学的、科学的な環境に興奮するからこそ、実験台に志願したのか。
(21) ここの記述はいくつかの研究結果をまとめたものである。J. R. Georgiadis, R. Kortekaas, R. Kuipers, A. Nieuwenburg, J. Pruim, A. A. Reinders, and G. Holstege, "Regional cerebral blood flow changes associated with clitorally induced orgasm in healthy women," *European Journal of Neuroscience* 24 (2006): 3305-16; J. R. Georgiadis, A. A. Reinders, A. M. Paans, R. Renken, and R. Kortekaas, "Men versus women on sexual brain function: prominent differences during tactile genital stimulation, but not during orgasm," *Human Brain Mapping* 30 (2009): 3089-101; J. R.Georgiadis, A. A. Reinders, F. H. Van der Graaf, A. M. Paans, and R. Kortekaas, "Brain activation during human male ejaculation revisited," *Neuroreport* 18 (2007): 553-57.
(22) 興味深いことに、判定委員会の中ではどのグループも同じくらい無力だった。女性が男性より優れているということもなく、婦人科医が心理学者より優れているということもなかった。E. B. Vance and N. N. Wagner, "Written descriptions of orgasm: a study of sex differences," *Archives of Sexual Behavior* 5 (1976):87-98 を参照。
(23) オーガズムを抑制する薬物で一般的に使われているものに、抗鬱薬の SSRI がある。実際、セロトニン受容体、とくに 5HT-2 受容体が活性化すると、オーガズムを強力に抑制し、性欲を低下させる（このことから SSRI を早漏治療のために適応外使用することがある)。逆に、セロトニン放出を減らしたり、5HT-2 受容体を遮断したりする作用を持つ薬物は、性欲とオーガズムを刺激する。5HT-2 受容体が活性化するとどのようなメカニズムでオーガズムや性欲が減退するのかはよくわかっていない。ひとつの仮説として、セロトニンはドーパミン放出を減少させることで性機能を慢性的に抑える効果を持つという考えがある。しかし、これは単なる仮説に過ぎず、SSRI の性的な副作用がセロトニンレベルへの作用によるものかどうかさえはっきりしていない。SSRI の副作用として生じることのある膣の乾燥や勃起不全については、性器組織に作用する別の神経伝達物質、酸化窒素の影響も示唆されている。SSRI の性的な副作用を軽減するために、ドーパミンを促進するブプロピオン（商品名 Wellbutrin、Zyban〔いずれも日本未承認〕）を合わせる医師もいる。5HT-2 受容体ブロッカーであるトラゾドン〔デジレル、レスリン〕を SSRI と組み合わせる戦略もある。それでもほかのセロトニン受容体に働くため、抗鬱作用は

(15) この研究では性的指向はKinsey Sexual Attraction Scaleにより自己報告で評価されていた。この評価尺度では、過去の性的行動についての質問を用い、回答者を完全な同性愛(スコア6)から完全な異性愛(スコア0)まで連続的な尺度の上で分類する。引用した研究はG. Rieger, M. L. Chivers, and J. M. Bailey, "Sexual arousal patterns of bisexual men," *Psychological Science* 16 (2005): 579-84.

(16) R. J. Levin and W. van Berlo, "Sexual arousal and orgasm in subjects who experience forced or non-consensual sexual stimulation —— a review," *Journal of Clinical Forensic Medicine* 11 (2004): 82-88. このレビューの結論は、レイプの際の膣液の分泌もオーガズムも、女性の興奮や同意を示すものと見なしてはならないということである。

(17) この研究は性欲の低い女性の治療薬の開発に大きな意味を持つ。膣の血管の反応は正常に見える。したがって薬の標的は生殖器ではなく脳とするのが適当である可能性が高い。 E. Laan, E. M. van Driel, and R. H. van Lunsen, "Genital responsiveness in healthy women with and without sexual arousal disorder," *Journal of Sexual Medicine* 5 (2008): 1424-35.

(18) ある研究によると、脊髄が完全に損傷した女性患者の脳のスキャン中に膣と子宮頸の刺激でオーガズムに達したという。脳の活性化のパターンから、性器刺激からの信号は迷走神経経由で脳に伝えられたと考えられる。迷走神経は脳幹から外に出ているため、脊髄損傷の影響を受けていない。B. R. Komisaruk and B. Whipple, "Functional MRI of the brain during orgasm in women," *Annual Review of Sex Research* 16 (2005): 62-86.

(19) エイリアンによる誘拐の話を喜んで読んでいる人間として、「rectal probe」(直腸プローブ)という単語をタイプして、言葉に表せないほどの満足感を味わっている。〔訳注:アメリカのサブカルチャーにおいてエイリアンが人間の直腸を調べるというのは1つの定着したトピックとなっている。〕「エイリアンによる誘拐」という現象について洞察に満ちた分析を行っているSusan A. Clancy, *Abducted: How People Come to Believe They Were Kidnapped by Aliens* (Cambridge, A: Harvard University Press, 2007)〔邦訳:『なぜ人はエイリアンに誘拐されたと思うのか』林雅代訳、ハヤカワ文庫NF〕はお勧めだ。

(20) 被験者はこのとき何を思っているのかと、疑問に思われるだろう。深く空想に浸って周囲の色気のない医療スタッフを気持ちから締め出さなければならないのか、あるいはこの女性が直腸プローブや静注ラインとい

correlates of sexual arousal in homosexual and heterosexual men," *Behavioral Neuroscience* 121 (2007): 237-48.

(12) 刺激として生殖器の写真を使う研究は J. Ponseti, H. A. Bosinski, S. Wolff, M. Peller, O. Jansen, H. M. Mehdorn, C. Buchel, and H. R. Siebner, "A functional endophenotype for sexual orientation in humans," *NeuroImage* 33 (2006): 825-33.

(13) 私の知る限りでは、脳スキャンと性器の状態の測定とを結びつけた研究はこれが最初だ。B. A. Arnow, J. E. Desmond, L. L. Banner, G. H. Glover, A. Solomon, M. L. Polan, T. F. Lue, and S. W. Atlas, "Brain activation and sexual arousal in healthy, heterosexual males," *Brain* 125 (2002): 1014-23 を参照。

(14) ここでは3つの研究の結果をまとめて書いている。M. L. Chivers, G. Rieger, E. Latty, and J. M. Bailey, "A sex difference in the specificity of sexual arousal," *Psychological Science* 15 (2004): 736-44; M. L. Chivers and J. M. Bailey, "A sex difference in features that elicit genital response," *Biological Psychology* 70 (2005): 115-20; M. L. Chivers, M. C. Seto, and R. Blanchard, "Gender and sexual orientation differences in sexual response to sexual activities versus gender of actors in sexual films," *Journal of Personality and Social Psychology* 93 (2007): 1108-21. おそらく読者は私と同じようにこれらの研究で使用された各ビデオの内容に興味をお持ちだろう。これは単に好色な興味ではない。たとえば女性同士がクンニリングスをしているか互いの性器に何かを挿入しているかで反応が異なることも考えられる。厳密な記述は Chivers et al. (2007) にある。以下のようなものだ。

> 実験に用いた刺激は18本のビデオクリップで、それぞれ90秒間、音付きで再生した。刺激映像は9つのカテゴリーからなる。対照（風景。リラクゼーション音楽付き）、人間以外の性行為（ボノボ Pan paniscus）、女性の非性的活動（ヌードでのエクササイズ）、女性のマスターベーション、女性同士の性行為（クンニリングスおよびストラップ固定での張り形を使った膣への挿入）、男性の非性的活動（ヌードでのエクササイズ）、男性のマスターベーション、男性同士での性行為（フェラチオおよびアナル挿入）、男女の性行為（クンニリングスおよび膣への挿入）。被験者は、それぞれのカテゴリーについて2種類の映像を見た。すべてのビデオクリップは商業的に販売されているものから抜粋されている。

るのを感じる」。被験者は、それぞれの文章について、「まったく違う」から「完全にそのとおり」まで9段階の評価をする。この検査は http://www.prenhall.com/divisions/hss/app/social/chap10_1.html に掲載されており、ご自分で試してみることができる。

(8) 脳スキャンの観点から言うと、恋に落ちている脳は、ヘロインやコカインやアンフェタミンでハイになっている脳とそう違わない（つまり多くのポップソングで歌われている詞の前提を裏づけている）。面白いことに、恋人の顔で活性化するのはほとんどが右側の快感回路で、ドラッグは両側に働く。このほか、恋愛刺激では意外な場所が活性化する。小脳深部の核で、通常は運動や運動学習を司る部分だ。ブラウンらの研究は、A. Aron, H. Fisher, D. J. Mashek, G. Strong, H. Li, and L. L. Brown, "Reward, motivation, and emotion systems associated with early-stage intense romantic love," *Journal of Neurophysiology* 94 (2005): 327-37 に報告されている。この研究には、元となった先行研究がある。 A. Bartels and S. Zeki, "The neural basis of romantic love," *Neuroreport* 11 (2000): 3829-34. 両研究の結果はほぼ一致しており、本書では両方を合わせて記述した。

(9) 本書の執筆時点でこの結果はまだ公表されていないが、アメリカ心理学会でのブラウン博士とのオンライン・インタビューで非公式に聞いている。 http://www.the-aps.org/press/releases/09/4.htm を参照。

(10) あらかじめ性的画像への反応が類似した被験者を揃えておくというこの実験設計には、利点と欠点がある。利点の1つは、この設計により視覚刺激への興奮の平均的男女差がコントロールできるということだ。欠点としては、女性の被験者が女性全体を代表できなくなるということがある。これらの女性はあからさまな性的画像に対する反応が男性に近いというバイアスがかかる。もう1つ、男女間の性的画像を見るとき、男性と女性で、考えることは同じかという問題がある。女性のほうがそこに加わることを想像する度合いが大きいという可能性がないだろうか。この論文は興味深い。S. Hamann, R. A. Herman, C. L. Nolan, and K. Wallen, "Men and women differ in amygdala response to visual sexual stimuli," *Nature Neuroscience* 7 (2004): 411-16.

(11) 対照素材は、スポーツといってもおそらくホモセクシュアル的なものを避けていた。たとえばマッチョなフットボールプレーヤー同士が互いの尻を叩いて励まし合うようなものは含まれていない。A. Safron, B. Barch, J. M. Bailey, D. R. Gitelman, T. B. Parrish, and P. J. Reber, "Neural

取り組んでいる。Bailey と Zuk は文献を精査し、同性間の性行動についていくつか可能性のある説明を挙げる（それぞれが排他的な説明ではない）。たとえば適応的な説明では、社会的絆（この行動が緊張を和らげ、協力関係を形成し、社会的団結を高める）、訓練（未成熟な個体が求愛や交尾技術を学ぶ）、血縁選択（同性間の性行動に関わることで、きょうだいやきょうだいの子に能力を与える）がある。非適応的な説明としては、相手の特定間違い（オスとメスを確実に見分けられない）、性欲亢進（高い性欲や高い性的反応性など、性行動に関連するけれども別種の性向に基づいて選択が働いた際に副産物として同性間の性的行動が生じる）などがある。

(4) このオスのペンギンのつがいと、卵から孵ったメスのヒナの物語は美しい子ども向けのお話として本になった。*And Tango Makes Three*, by Justin Richardson and Peter Parnell, illustrated by Henry Cole (New York: Simon and Schuster, 2005、〔邦訳：『タンタンタンゴはパパふたり』尾辻かな子、前田和男訳、ポット出版〕)。野生動物のメス同士が形成した長期的なつがいにも有名な例がある。コアホウドリは大型の海鳥で、ハワイ諸島に繁殖コロニーを持つ。最近、オアフ島のコロニーで繁殖するつがいの約3分の1がメス同士であることがわかった。これらのつがいは数年間共に過ごし、互いに毛づくろいをする。交尾はオスと行い、それぞれが卵を1つ産む。しかし卵の1つは巣から転がり出て、残った1つが孵り、メスのつがいが共同でそのヒナを育てる。この事例については L. C. Young, B. J. Zaun, and E. A. VanderWerf, "Successful same-sex pairing in Laysan albatross," *Biology Letters* 4 (2008): 323-25 を参照。

(5) C. W. Moeliker, "The first case of homosexual necrophilia in the mallard Anas platyrhynchos (Aves:Anatidae)," *DEINSEA* 8 (2001): 243-47.

(6) 言うまでもないことだが、ある文化に恋愛の観念があるからといって、必ずしもそれが配偶者の選択の主因となるわけではない。恋愛の観念が一般的でありながら、既存の（男性中心の）宗教的、社会的権力構造を損なうという理由から、恋愛が自由に認められない文化も数多くある。

(7) 恋愛感情を量的に評価するための15の項目からなる PSL（Passionate Love Scale）という心理学的標準化検査が考案されている。項目は以下のようなものだ。「私は______を肉体的にも感情的にも精神的にも欲している」「自分の考えをコントロールできないときがある。______についての強迫観念が頭から離れない」「______に触れられると自分の身体が反応すって決まるものではない。中学校くらいでも同じだろうが、いじめと、身体的攻撃の脅しだけで十分序列が成り立つ。この研究は非常に興味深い。M. E. Wilson, J. Fisher, A. Fischer, V. Lee, R. B. Harris, and T. J. Bartness, "Quantifying food intake in socially housed monkeys: social status effects on caloric consumption," *Physiology & Behavior* 94 (2008): 586-94.

(20) D. Saal, Y. Dong, A. Bonci, and R. C. Malenka, "Drugs of abuse and stress trigger a common synaptic adaptation in dopamine neurons," *Neuron* 37 (2003): 577-82.

(21) J. Hahn, F. W. Hopf, and A. Bonci, "Chronic cocaine enhances corticotropinreleasing factor-dependent potentiation of excitatory transmission in ventral tegmental area dopamine neurons," *Journal of Neuroscience* 29 (2009): 6535-44.

(22) P. M. Johnson and P. J. Kenny, "Dopamine D2 receptors in addiction-like reward dysfunction and compulsive eating in obese rats," *Nature Neuroscience* 13 (2010): 635-41。Johnson and Kennyの論文について有用な要約と批評はD. H. Epstein and Y. Shaham, "Cheesecake-eating rats and the question of food addiction," *Nature Neuroscience* 13 (2010): 529-31を参照。

第4章 性的な脳

(1) 幼年期の長さで人類に次ぐのはオランウータンのようだ。オランウータンの子どもは6〜8歳で母親の元を離れる。しかしオランウータンの父親は単独で生活し、子育てにはまったく関与しない。

(2) マスターベーションをする動物のリストはまだまだ続く。チスイコウモリは足で、セイウチはヒレ脚で、カンガルーは前脚で、ヒヒは尾で、それぞれ自分を刺激する。自然界ではオスもメスもマスターベーションが盛んに行われているという事実は直視しておこう。

(3) 噴気孔ということで、どうしても「ブロージョブ」〔訳注：フェラチオ〕というジョークが思い浮かぶが、あえて書かない。科学読み物を書くというのは真剣な仕事なのだ。あらためて真面目な話をすると、ここで進化の核心に迫る疑問が生じる。なぜ動物が、少なくとも直接的には繁殖につながらない性的行動をとるのか、ということだ。この疑問に、N. W. BaileyとM. Zukが最近発表した明晰なレビュー論文 "Samesex sexual behavior and evolution," *Trends in Ecology and Evolution* 24 (2009): 439-46で

tioned hypereating)」という表現を使い始めた。脂肪と塩分と糖がたっぷり入った「嗜好性がきわめて高い（Hyperpalatable)」食品により引き起こされる強迫的で反復的な過食のことだ。

(16) 神経伝達物質 NPY には少なくとも 6 種類の受容体が知られている。そのうち食欲刺激に関係するのは NPY1 と NPY5 の 2 つだけのようだ。NPY1 と NPY5 の働きを遮断する薬が抗肥満薬として研究されているが、NPY が作用する脳や脊髄のほかの部分で生じる副作用のせいで最終的にはうまくいかない可能性もある。たとえば血圧の調節、痛みの知覚、インシュリンの分泌などにも NPY が関わっている。

(17) 薬の副作用にはさまざまな原因がある。ひとつは、その薬物が標的分子だけに作用するものではない場合だ。たとえばリモナバンが CB1 以外の神経伝達物質の受容体に影響してしまうとしたら、副作用が起こりうる。しかし今のところ、それが原因とは考えられていない。リモナバンの問題は、おそらくもっと根本的なところにある。リモナバンは CB1 だけに作用しているが、CB1 は食欲だけでなく気分や吐き気などに関係する脳の多くのシステムに関わっている。しかし一縷の希望はある。リモナバンはインバースアゴニスト（逆作動薬）と呼ばれるタイプの CB1 ブロッカーだ。つまりリモナバンは、CB1 受容体がエンドカンナビノイド（あるいは大麻吸引者ならば THC）の刺激を受けたときの活性を抑えるだけでなく、平常時の CB1 の活性も抑える。インバースアゴニストではない普通のアンタゴニストの CB1 ブロッカーならば、平常時の CB1 の信号を遮断しないため、副作用も少ない可能性がある。CB1 に作用する抗肥満薬の薬理学的詳細と今後の開発の見通しについて関心をお持ちの方には、D. R. Janero and A. Markiyannis, “Cannabinoid receptor antagonists: pharmacological opportunities, clinical experience, and translational prognosis,” *Expert Opinion on Emerging Drugs* 14 (2009): 43-65 をお勧めする。

(18) レプチンだけを用いる方法では肥満治療にほとんど効果はないが、レプチンと膵臓ホルモンのアミリンを組み合わせて使うと有効なことがあるという初期の結果がいくつか出ている。ある研究ではレプチンとアミリンの長期的併用で肥満被験者の体重が平均で約 13% 下がった。これが有効な理由は、アミリンが何らかのしかたで視床下部のニューロンに対するレプチンの反応性を回復するからとも考えられる。

(19) メスのサルの小集団における社会的序列は、通常、身体的暴力によ

signaling in midbrain dopamine neurons regulates feeding," *Neuron* 51 (2006): 801-10.
(8) I. S. Farooqi, E. Bullmore, J. Keogh, J. Gillard, S. O'Rahilly, and P. C. Fletcher, "Leptin regulates striatal regions and human eating behavior," *Science* 317 (2007): 1355.
(9) B. M. Geiger, G. G. Behr, L. E. Frank, A. D. Caldera-Siu, M. C. Beinfeld, E. G. Kokkotou, and E. N. Pothos, "Evidence for defective mesolimbic dopamine exocytosis in obesity-prone rats," *FASEB Journal* 22 (2008): 2740-46.
(10) 食べ物への依存と薬物依存との対応関係については、N. D. Volkow and R. A. Wise, "How can drug addiction help us understand obesity?" *Nature Neuroscience* 5 (2005): 555-60 のまとめが役に立つ。
(11) E. Stice, S. Spoor, C. Bohon, and D. M. Small, "Small DM. Relation between obesity and blunted striatal response to food is moderated by *Taq*IA A1 allele," *Science* 322 (2008): 449-52.
(12) Eric Stice, 2008 年 10 月 16 日の National Public Radio でのインタビュー。
(13) アメリカをはじめ、多くの豊かな国の国民の平均体重は近年大きく増加したが、「肥満が○倍になった」という統計的な表現には注意する必要がある。数字が誤っているというのではないが、肥満の定義は恣意的な閾値によるものだということを指摘しておきたい。BMI が 29.9 なら肥満ではないが、30.1 なら肥満となる。つまり平均体重のごくわずかな増加で多くの人が閾値を越えるということが起こりうるのだ。結果として、傾向が不自然に大きく見えてしまう。
(14) 祖先が周期的な飢饉にさらされていた人のほうが、自由にカロリーが摂れる環境に置かれたときに肥満しやすい傾向が大きいという結論を示唆する証拠がいくつかある。これに関連する問題は Michael L. Power and Jay Schulkin, *The Evolution of Obesity* (Baltimore: Johns Hopkins University Press, 2009) で考察されている。
(15) 食品企業のテスト・キッチンで、人々が求める食品を作り出すためにどのような努力がなされているか、について、David A. Kessler 博士の *The End of Overeating* (New York: Rodale, 2009)〔邦訳:『過食にさようなら』伝田晴美訳、エクスナレッジ〕に優れた考察がある。 米食品医薬品局(FDA)の委員を務めていた Kessler 博士は、「条件付け超過食(condi-

を送り、脳のほかの領域に神経伝達物質を放出させる。一方で内分泌機能においては、血流中にホルモンを分泌し、ホルモンが全身を巡ることで幅広い効果をもたらすことができる。

(3) ディービー系統のマウスで変異している遺伝子は少々複雑だ。mRNAスプライシングというプロセスにより、1つの遺伝子が複数の転写産物を生み出している。それらの産物はすべてサイトカイン受容体と呼ばれるグループに属するが、その中でObRbと呼ばれる形の受容体だけがレプチンからの信号を変換する。ディービー遺伝子のほかの産物は身体に広く分布するが、ObRbだけは視床下部の食欲を司る部分やVTAなど、いくつかの脳内の領域に集中的に分布する。レプチンとレプチン受容体の研究領域については、J. M. Friedman, "Leptin at 14 years of age: an ongoing story," *American Journal of Clinical Nutrition* 89 (2009): 973S-79Sにうまくまとめられている。

(4)「肥満」や「病的肥満」という表現は曖昧で軽蔑的な印象を与えるが、実際にはきわめて限定的な意味を持つ。医師は、BMI 30以上を肥満、40以上を病的肥満と定義する。具体的に言うと、身長が175センチなら、体重が92キロで肥満、122.5キロで病的肥満となる。

(5) I. S. Farooqi, S. A. Jebb, G. Langmack, E. Lawrence, C. H. Cheetham, A. M. Prentice, I. A. Hughes, M. A. McCamish, and S. O'Rahilly, "Effects of recombinant leptin therapy in a child with congenital leptin deficiency," *New England Journal of Medicine* 341 (1999): 879-84; K. Baicy, E. D. London, J. Monterosso, M. L. Wong, T. Delibasi, A. Sharma, and J. Licinio, "Leptin replacement alters brain response to food cues in genetically leptin-deficient adults," *Proceedings of the National Academy of Sciences of the USA* 104 (2007): 18276-79.

(6) ここでは簡単な形で紹介したが、食欲を司る回路は実はもっと複雑なところまでわかっている。たとえば後室周囲核にはNPY以外にも食欲を刺激する伝達物質（AGRPと呼ばれる）があり、POMC以外にも食欲を抑える伝達物質（CART）がある。同様に、視床下部外側部から分泌される食欲刺激ホルモンはオレキシンだけでなく（MCHというホルモンも使われる）、室傍核から分泌される食欲抑制ホルモンはCRHだけではない（TRHとオキシトシンも使われる）。

(7) J. D. Hommel, R. Trinko, R. M. Sears, D. Georgescu, Z. W. Liu, X. B. Gao, J. J. Thurmon, M. Marinelli, and R. J. DiLeone, "Leptin receptor

(23) ウェイクフォレスト大学医学部のマイケル・ネイダーらがアカゲザルを使って行った研究がある。1頭ずつ檻に入れておいたアカゲザルの脳をスキャンすると、線条体のD2ドーパミン受容体のレベルはみな同じだった。20頭のアカゲザルを1つの檻に入れると、この種に特有の社会的上下関係が生じる。社会階層がかたまった段階で再び脳をスキャンすると、支配的な個体ではD2受容体が22%増加していたのに対し、服従側の個体では有意な変化は見られなかった。その後でスキナー箱に入れてコカインの自己摂取をさせると、服従的な個体の方が摂取量が有意に多かった。社会階級の発生を対話療法のモデルとして見るのは適当とは言えないだろうが、社会的経験が快感回路の機能と依存的行動に変化を引き起こしうるという一般的な点は明確になった。D. Morgan, K. A. Grant, H. D. Gage, R. H. Mach, J. R. Kaplan, O. Prioleau, S. H. Nader, N. Buchheimer, R. L. Ehrenkaufer, and M. A. Nader, "Social dominance in monkeys: dopamine D2 receptors and cocaine self-administration," *Nature Neuroscience* 5 (2002): 169-74.

第3章 もっと食べたい

(1) 文化的現象としての頭と心の二重性についてはご存じのとおりだ。私たちは日常的に自分の情緒的状態や信仰については簡単に「心」と言い、認知や理性的な部分を指すときには「頭」と言う。頭に従うべきか、心に従うべきか、といった具合だ。「頭」も「心」も、字義上は身体の一部の名称でありながら、非身体的な現象、精神的なプロセスを表す言葉として一般に使われる。しかし、「身体的な自己」を明示的に指したいときに使う身体の部分はどこだろうか。そう、ご存じのとおり(英語では)「ass」だ。ギャングスタ・ラップの草分け、ニガーズ・ウィズ・アティチュード(NWA)の古典となった「ストレート・アウタ・コンプトン」の中にこんな詞がある。"Niggaz start to mumble / They wanna rumble / Mix'em and cook'em in a pot like gumbo / Goin'off on a motherfucker like that / With a gat that's pointed at yo ass." NWAのメンバーは、銃が下のほうを、つまりお尻のほうを向いていると言いたいのだろうか。もちろん違う。この文脈で「ass」が「身体的自己」を指していることを私たちは理解している。
(2) 視床下部は、神経機能と内分泌機能を併せ持つ、脳の中でも興味深い領域だ。通常の神経機能においては、軸索を伝わるスパイクによって信号

(16) 喫煙による健康への悪影響は深刻なものだが、直接的に社会生活を崩壊させる面はほとんどない。たとえばヘロイン依存症者とは違い、ニコチン依存症者が育児放棄することは稀である。だが、1989年に旅行をした際にネブラスカ州のサービスエリアで、騒々しい子どもに業を煮やした母親がタバコの煙を子どもの顔に吹きかけてしつけをしようとしているのを目撃したことはある。

(17) 紙巻きタバコの発明は世界にニコチン依存症を広めるのに大きな役割を果たした。19世紀初頭には、タバコ消費の60%は嗅ぎタバコによるもので、残りの大半はパイプまたは嚙みタバコの形で用いられた。19世紀も終わり近くまで紙巻きタバコは手巻きだったが、1875年にタバコ会社のアレン&ジンターが紙巻きタバコを素早く巻く機械に7万5000ドルの賞金を掛けると、ヴァージニア州ロアノークに住んでいたジェイムズ・ボンサックという少年がこの課題に取り組み、1880年に1時間に1万2000本のタバコを巻ける機械の特許を申請した。1900年までに紙巻きタバコは嗅ぎタバコをタバコ市場のわずか1%にまで追いやり、ニコチン供給法として中心的な存在となった。

(18) レモとブリスは、最初の研究発表から30年を経て、長期増強研究の黎明期を振り返り、それぞれに回想録を出版している。T. Lømo, "The discovery of longterm potentiation," *Philosophical Transactions of the Royal Society of London*, Series B 358 (2003): 617-20; T. V. P. Bliss, "A journey from neocortex to hippocampus," *Philosophical Transactions of the Royal Society of London*, Series B 358 (2003): 621-23.

(19) S. Schenk, A. Valadez, C. M. Worley, C. McNamara, "Blockade of the acquisition of cocaine self-administration by the NMDA antagonist MK-801 (dizocilpine)," *Behavioral Pharmacology* 4 (1993): 652-59.

(20) 報酬回路の長期的変化に関する文献については、J. A. Kauer and R. C. Malenka, "Synaptic plasticity and addiction," *Nature Reviews Neuroscience* 8 (2007): 844-58 にうまくまとめられている。

(21) 薬物やアルコールその他の道楽にふけった歴史上の人物について興味をお持ちの方には、Paul Martin の *Sex, Drugs and Chocolate* (London: Fourth Estate, 2009) をお勧めする。

(22) 遺伝性が同程度（約50%）の複雑な行動形質としては、ほかに幼児期の内気さや、いわゆる「一般知能」があるが、これらも単一の遺伝子に関係するのではなく、多くの遺伝的効果の反映である可能性が高い。

(11) Griffith Edwards, *Matters of Substance: Drugs - and Why Everyone's a User* (New York: Thomas Dunne/St. Martin's Press, 2004), xix.
(12) アセチルコリンは、神経伝達物質として、2種類の受容体に作用する。ムスカリン性受容体はGタンパク質共役受容体で作用が遅く、ニコチン性受容体（その名の通りニコチンで活性化する）はイオンチャンネル型の受容体で、作用が速い。

植物のタバコによるニコチンの合成をめぐっては、現在も進化上の化学戦争が続いている。昆虫も神経伝達物質としてアセチルコリンを利用するため、多くの昆虫は、タバコの葉などを食べてニコチンを消化すると麻痺してしまう。タバコを食べないよう進化した昆虫（ニコチンレベルの低い部分だけを食べるものも含む）もいるが、神経系をタバコの作用から守る生物学的戦略をとった昆虫（体内でニコチンを即座に分解する酵素を発達させたものや、ニコチンが神経に届かないよう細胞に特別な覆いを発達させたものなど）もいる。
(13) エタノール（普通のアルコール飲料に含まれるアルコールの形）は脳内でさまざまな作用を及ぼすが、アルコール依存にとってどれがいちばん大きいのかは、はっきりとはわかっていない。エタノールはVTA報酬回路内で、スパイク発生に関わるGABA（A型）受容体やイオンチャンネルに直接作用する。エタノールがドーパミンとは無関係に向精神作用を発揮すると考える理由はほかにもある。ドーパミン遮断薬を投与しても（あるいは高度な遺伝子工学的手法でマウスのドーパミン受容体の働きを遮断しても）、エタノール依存を止めることも、エタノールの自己投与を止めさせることもできないのだ。
(14) 大麻の依存性についてはなお議論がある。現在の最良の証拠に基づくなら、ある程度の依存症リスクはあり、おそらくアルコールと同程度だ。大麻の依存症研究が進まないのは、有効成分THCや、THCに近い合成分子が油性で粘りけがあるせいだ。このためラットやマウスの脳に注入するのが難しく、動物モデルでのデータがあまり得られない。
(15) アンデス地方の一部の人々の間では一般にコカの葉を「噛む」という言い方がされるが、これは本当は間違った表現だ。伝統的な使用法では、コカの葉を樹木の灰と混ぜ、アルカリ性を強くする。これによりコカインの抽出が進む。こうして処理したコカの葉の塊を、噛まずに、歯茎と頬の間に詰めておくと、少量のコカインを持続的に1時間か2時間摂り続けることができる。

(5) エーテルは、取り扱いに際しても飲用に際してもきわめて危険なものだった。1903年の『ブリティッシュ・メディカル・ジャーナル』には、現在のロシアにあたるカリーニングラード近郊のトロスノの町で起こった恐ろしい事故の報告が寄せられている(同誌326[2003]37に再掲)。「エーテルは農民たちが祝祭に際して飲用する。手桶に何杯も消費されるように思われる。ある農民が息子の結婚式で精一杯のもてなしの気持ちから手桶2杯分のエーテルを注文した。これを瓶に詰め替えているとき激しい爆発が起こり、子供6人が死亡、大人1人が重傷を負い、他にも14人が大怪我をした」

(6) アヤワスカというのはこの調合薬を表すケチュア語の単語だが、ケチュア語はアマゾン流域の人々が本来話す言語ではなく、この飲み物については他にカーピ、ヤヘイ、ピルデなどいくつもの呼び方がある。ドン・エミリオ・アンドラーデ・ゴメスに関する記述は以下の2つの論文を基にした。Dr. Luis Eduardo Luna: "The healing practices of an Amerindian shaman," *Journal of Ethnopharmacology* 11 (1984): 123-33; "The concept of plants as teachers among four mestizo shamans of Iquitos, northeastern Peru," *Journal of Ethnopharmacology* 11 (1984): 135-56.

(7) 薬物に陶酔する動物に関心をお持ちの方には、Ronald K. Siegel, *Intoxication: The Universal Drive for Mind-Altering Substances* (Rochester, VT: Park Street Press, 2005) をお勧めする。

(8) ベニテングタケ自体に含まれるイボテン酸とムッシモールの割合は10対1程度である。つまり、ベニテングタケを食べた人の脳に入るムッシモールの大半はキノコ自体に含まれていたものではなく、イボテン酸が体内で酵素により脱炭素化されたものである。ムッシモールとイボテン酸のニューロンに対する生化学的作用はまったく異なる。ムッシモールは抑制性の神経伝達物質GABAの受容体を活性化するが、イボテン酸は興奮性の神経伝達物質であるグルタミン酸の受容体を活性化する。しかし、イボテン酸がグルタミン酸受容体に直接及ぼす作用もベニテングタケの向精神作用に寄与しているかどうかは不明だ。

(9) この話に「getting pissed」という表現に関する凝ったジョークを入れずにいることが、どれほどの自制心を要したことか。〔訳注：getting pissedは直訳すると「おしっこをかけられる」だが、慣用表現として「酔っぱらう」ことを意味する。〕

(10) Siegal, *Intoxication*, p. vii.

(Oxford: Oxford University Press, 2010) に収められている。

第2章　やめられない薬

(1) Mordecai Cooke, *The Seven Sisters of Sleep* (London: James Blackwood, 1860).
(2) マルクス・アウレリウス・アントニヌスのストア派的哲学の中心教義は、『自省録』第8巻の以下の記述に見て取ることができる。「外物に苦しめられているとき、お前を困らせているのはその外物ではなく、それに関するお前の判断だ。お前は自分の力でその判断をいますぐ捨て去ることができる」
(3) 16世紀以前、硫酸はヴィトリオール〔訳注：辛辣な批評という意味がある〕と呼ばれており、硫酸とアルコールを混ぜて作られるエーテルは、スウィート・ヴィトリオールと呼ばれていた。詩的な魅力を持った言葉だ(ロックバンドの名前にも向いているだろう)。混ぜるアルコールの種類により、できるエーテルにも種類がある。エタノール（炭素原子２つ）はエチルエーテル、メタノール（炭素原子１つ）はメチルエーテルといった具合だ。19世紀のアイルランドでエーテル飲用が流行したときにエーテル製造に使われたアルコールは、メタノールとエタノールを混合した変性アルコールだった。これは、イギリス政府が純粋エタノールには課税していたが変性アルコールには課税しなかったためだ。このアルコールを硫酸と混ぜると、メチルエーテルとエチルエーテルが約1対6で混じったエーテルができた。
(4) アイルランドのエーテル飲用について同時代人が残した記述としては、以下の資料を参照。H. N. Draper, "On the use of ether as an intoxicant in the north of Ireland," *Medical Press & Circular* 9 (1870): 117-18; H. N. Draper, "Ether drinking in the north of Ireland," *Medical Press & Circular* 22 (1877): 425-26. エーテル飲用の流行が衰えた時期に過去の記録として書かれた報告としては、以下のものがある。 E. Hart, "Ether-drinking: on its prevalence and results," *British Medical Journal* 2 (1890): 885-90; N. Kerr, "Ether inebriety," *Journal of the American Medical Association* 17 (1891): 791-94. この現象に関する現代のレビューとしては、次の論文がある。R. A. Strickland, "Ether drinking in Ireland," *Mayo Clinic Proceedings* 71 (1996): 1015.

ャンネルを開き、電気的にスパイクの発火を抑える効果をもたらす。このため GABA は抑制性伝達物質と呼ばれる。グルタミン酸や GABA のように作用の速い神経伝達物質以外にも、ゆっくりと働く伝達物質がある。これらの伝達物質と結合する受容体には、イオンチャンネルは組み込まれていない。これらは伝達の遅い生化学的信号を送り出し、受け手側のニューロンの電気的な振る舞いに間接的影響を与える。これはしばしば複雑なプロセスをとり、単純に興奮性／抑制性と分類できない。ドーパミン、セロトニン、ノルアドレナリンなどの伝達物質がこのグループに属し、その作用は数百ミリ秒から数十秒間持続する。

(5) VTA に隣接する黒質という組織の中にもドーパミン・ニューロンの集まりがある。黒質のニューロンは背側線条体、前頭前皮質、扁桃体に投射する。黒質のドーパミン・ニューロンもやはり快感と報酬に関係しているが、VTA のドーパミン・ニューロンとは微妙に違う役割を果たしているようだ。

(6) 受容体と結合して受容体を活動させる薬物をアゴニストと呼ぶ。受容体と結合するが受容体を活動させない薬物をアンタゴニスト（遮断薬、拮抗薬、ブロッカー）と呼ぶ。アンタゴニストは、受容体が本来の結合物質（リガンド）と結びついて作用することを抑える働きをする。

(7) パーキンソンのオリジナル論文の現代的分析は P. A. Kempner, B. Hurwitz, and A. J. Lees, “A new look at James Parkinson’s essay on the shaking palsy,” *Neurology* 69 (2007): 482-85 を参照。

(8) パーキンソン病と病的なギャンブルについての報告は生物医学の文献に数多く見られる。本文で取り上げた症例は以下による。 M. Avanzi, E. Uber, and F. Bonfa, “Pathological gambling in two patients on dopamine replacement therapy for Parkinson’s disease,” *Neurological Science* 25 (2004): 98-101. この問題を扱っている最近の科学文献については、次のレビューにうまくまとめられている。 V. Voon, T. Thomsen, J. M. Miyasaki, M. de Souza, A. Shafro, S. H. Fox, S. Duff-Canning, A. E. Lang, and M. Zurowski, “Factors associated with dopaminergic drug-related pathological gambling in Parkinson’s disease,” *Archives of Neurology* 64 (2007): 212-16.

(9) 言うまでもないが、神経生理学上の根本問題であるクオリアについては何もわかっていない。VTA 領域でのドーパミン放出がなぜ快く感じられるのか、という問題である。最先端の有意義な議論は最近出た論文集 Morten L. Kringelbach and Kent C. Berridge, eds., *Pleasures of the Brain*

原注

第1章　快感ボタンを押し続けるネズミ

(1) ラットの 脳の自己刺激に関するオールズの最初の記述を読み直してみると面白い。J. Olds and P. M. Milner, "Positive reinforcement produced by electrical stimulation of septal area and other regions of rat brain," *Journal of Comparative and Physiological Psychology* 47 (1954): 419-27. 快感回路の発見から数年後に書かれた以下のレビューも興味深い。J. Olds, "Self-stimulation of the brain: its use to study local effects of hunger, sex, and drugs," *Science* 127 (1958): 315-24.

(2) C. E. Moan and R. G. Heath, "Septal stimulation for the initiation of heterosexual behavior in a homosexual male," *Journal of Behavioral Therapy and Experimental Psychiatry* 3 (1972): 23-30. 科学がどれほど手に負えないところまで道を外れてしまうか知りたい方には、この論文をお勧めする。

(3) R. K. Portenoy, J. O. Jarden, J. J. Sidtis, R. B. Lipton, K. M. Foley, and D. A. Rottenberg, "Compulsive thalamic self-stimulation: a case with metabolic, electrophysiologic and behavioral correlates," *Pain* 27 (1986): 277-90.

(4) 神経伝達物質とその受容体の分類法はいくつかあるが、その1つとして「速いか遅いか」という分類軸がある。グルタミン酸もGABAも、隣接するニューロンから放出されると素早く電気的変化を引き起こす。その作用は1000分の1秒（ミリ秒）単位だ。この反応は、孔構造を持つ受容体が神経伝達物質と結合することで引き起こされる。この種の受容体は、神経伝達物質が結合すると、形が微妙に変化してイオンチャンネルと呼ばれる開口部を開く。すると、信号を受け取ったニューロンの内側と外側を荷電粒子（イオン）が行き来できるようになる。イオンチャンネルが開いて何らかのイオン（たとえばカルシウムイオンやナトリウムイオン）を通過させると、その細胞は興奮しやすくなる。作用の速い神経伝達物質の中でもグルタミン酸はこのように働き、スパイクの発火を促進することから興奮性伝達物質と呼ばれる。これに対して、同じく作用の速い神経伝達物質でもGABAは、受容体がこれと結合すると塩素イオンを通すイオンチ本書は二〇一二年一月、小社より単行本として刊行されました。

快感回路《かいかんかいろ》
なぜ気持《きも》ちいいのか　なぜやめられないのか

二〇一四年八月一〇日　初版印刷
二〇一四年八月二〇日　初版発行

著者　デイヴィッド・J・リンデン
訳者　岩坂彰《いわさかあきら》
発行者　小野寺優
発行所　株式会社河出書房新社
〒一五一－〇〇五一
東京都渋谷区千駄ヶ谷二－三二－二
電話〇三－三四〇四－八六一一（編集）
〇三－三四〇四－一二〇一（営業）
http://www.kawade.co.jp/

ロゴ・表紙デザイン　粟津潔
本文フォーマット　佐々木暁
本文組版　KAWADE DTP WORKS
印刷・製本　中央精版印刷株式会社

Printed in Japan ISBN978-4-309-46398-8

アーティスト症候群　アートと職人、クリエイターと芸能人

大野左紀子　41094-4

なぜ人はアーティストを目指すのか。なぜ誇らしげに名乗るのか。美術、芸能、美容……様々な業界で増殖する「アーティスト」への違和感を探る。自己実現とプロの差とは？　最新事情を増補。

日本人の神

大野晋　41265-8

日本語の「神」という言葉は、どのような内容を指し、どのように使われてきたのか？　西欧のGodやゼウス、インドの仏とはどう違うのか？　言葉の由来とともに日本人の精神史を探求した名著。

言葉の誕生を科学する

小川洋子／岡ノ谷一夫　41255-9

人間が“言葉”を生み出した謎に、科学はどこまで迫れるのか？　鳥のさえずり、クジラの泣き声……言葉の原型をもとめて人類以前に遡り、人気作家と気鋭の科学者が、言語誕生の瞬間を探る！

憂鬱と官能を教えた学校 上　【バークリー・メソッド】によって俯瞰される20世紀商業音楽史　調律、調性および旋律・和声

菊地成孔／大谷能生　41016-6

二十世紀中盤、ポピュラー音楽家たちに普及した音楽理論「バークリー・メソッド」とは何か。音楽家兼批評家＝菊地成孔＋大谷能生が刺激的な講義を展開。上巻はメロディとコード進行に迫る。

憂鬱と官能を教えた学校 下　【バークリー・メソッド】によって俯瞰される20世紀商業音楽史　旋律・和声および律動

菊地成孔／大谷能生　41017-3

音楽家兼批評家＝菊地成孔＋大谷能生が、世界で最もメジャーな音楽理論を鋭く論じたベストセラー。下巻はリズム構造にメスが入る！　文庫版補講対談も収録。音楽理論の新たなる古典が誕生！

M／D 上　マイルス・デューイ・デイヴィスⅢ世研究

菊地成孔／大谷能生　41096-8

『憂鬱と官能』のコンビがジャズの帝王＝マイルス・デイヴィスに挑む！東京大学における伝説の講義、ついに文庫化。上巻は誕生からエレクトリック期前夜まで。文庫オリジナル座談会には中山康樹氏も参戦！

M／D 下 マイルス・デューイ・デイヴィスⅢ世研究

菊地成孔／大谷能生 41106-4

最盛期マイルス・デイヴィスの活動から沈黙の六年、そして晩年まで——『憂鬱と官能』コンビによる東京大学講義はいよいよ熱気を帯びる。没後二十年を迎えるジャズ界最大の人物に迫る名著。

日本料理神髄

小山裕久 40790-6

日本料理とは何か。その本質を、稀代の日本料理人が料理人志望者に講義するスタイルで明らかにしていく傑作エッセイ。料理の仕組みがわかれば、その楽しみ方も倍増すること請け合い。料理ファン必携！

心理学化する社会 癒したいのは「トラウマ」か「脳」か

斎藤環 40942-9

あらゆる社会現象が心理学・精神医学の言葉で説明される「社会の心理学化」。精神科臨床のみならず、大衆文化から事件報道に至るまで、同時多発的に生じたこの潮流の深層に潜む時代精神を鮮やかに分析。

世界一やさしい精神科の本

斎藤環／山登敬之 41287-0

ひきこもり、発達障害、トラウマ、拒食症、うつ……心のケアの第一歩に、悩み相談の手引きに、そしてなにより、自分自身を知るために——。一家に一冊、はじめての「使える精神医学」。

幻想図書館

寺山修司 40806-4

ユートピアとしての書斎の読書を拒絶し、都市を、地球を疾駆しながら蒐集した奇妙な書物の数々。「髪に関する面白大全」「娼婦に関する暗黒画報」「眠られぬ夜の拷問博物誌」など、著者独特の奇妙な読書案内。

内臓とこころ

三木成夫 41205-4

「こころ」とは、内蔵された宇宙のリズムである……子供の発育過程から、人間に「こころ」が形成されるまでを解明した解剖学者の伝説的名著。育児・教育・医療の意味を根源から問い直す。

生命とリズム

三木成夫　41262-7

「イッキ飲み」や「朝寝坊」への宇宙レベルのアプローチから「生命形態学」の原点、感動的な講演まで、エッセイ、論文、講演を収録。「三木生命学」のエッセンス最後の書。

新教養主義宣言

山形浩生　40844-6

行き詰まった現実も、ちょっと見方を変えれば可能性に満ちている。文化、経済、情報、社会、あらゆる分野をまたにかけ、でかい態度にリリシズムをひそませた明晰な言葉で語られた、いま必要な〈教養〉書。

人生作法入門

山口瞳　41110-1

「人生の達人」による、大人になるための体験的人生読本。品性を大切にしっかり背筋を伸ばして生きていきたいあなたに。生き方の様々なヒントに満ちたエッセイ集。

おとなの小論文教室。

山田ズーニー　40946-7

「おとなの小論文教室。」は、自分の頭で考え、自分の想いを、自分の言葉で表現したいという人に、「考える」機会と勇気、小さな技術を提出する、全く新しい読み物。「ほぼ日」連載時から話題のコラム集。

おとなの進路教室。

山田ズーニー　41143-9

特効薬ではありません。でも、自分の考えを引き出すのによく効きます！　自分らしい進路を切り拓くにはどうしたらいいか？　「ほぼ日」人気コラム「おとなの小論文教室。」から生まれたリアルなコラム集。

人とつながる表現教室。

山田ズーニー　40981-8

ここから、人とつながる！　孤独の哀しみを乗り越えて、ひらき、出逢い、心で通じ合う、自分にうそをつかないで、人とつながる勇気のレッスン。「ほぼ日刊イトイ新聞」の「おとなの小論文教室。」から第二弾。

増補　地図の想像力

若林幹夫　40945-0

私たちはいかにして世界の全体をイメージすることができるのか。地図という表現の構造と歴史、そこに介在する想像力のあり様に寄り添い、人間が生きる社会のリアリティに迫る、社会学的思考のレッスン。

人間はどこまで耐えられるのか

フランセス・アッシュクロフト　矢羽野薫〔訳〕　46303-2

死ぬか生きるかの極限状況を科学する！　どのくらい高く登れるか、どのくらい深く潜れるか、暑さと寒さ、速さなど、肉体的な「人間の限界」を著者自身も体を張って果敢に調べ抜いた驚異の生理学。

大洪水

J・M・G・ル・クレジオ　望月芳郎〔訳〕　46315-5

生の中に遍在する死を逃れて錯乱と狂気のうちに太陽で眼を焼くに至る青年ベッソン（プロヴァンス語で双子の意）の十三日間の物語。二〇〇八年ノーベル文学賞を受賞した作家の長篇第一作、待望の文庫化。

［ウィジェット］と［ワジェット］とボフ

シオドア・スタージョン　若島正〔編〕　46346-9

自殺志願の男、女優を夢見る女……下宿屋に集う者たちに、奇蹟の夜が訪れる――表題作の中篇他、「帰り道」「必要」「火星人と脳なし」など全六篇。孤高の天才作家が描きつづけたさまざまな愛のかたち。

FBI捜査官が教える「しぐさ」の心理学

ジョー・ナヴァロ／マーヴィン・カーリンズ　西田美緒子〔訳〕　46380-3

体の中で一番正直なのは、顔ではなく脚と足だった！「人間ウソ発見器」の異名をとる元敏腕FBI捜査官が、人々が見落としている感情や考えを表すしぐさの意味とそのメカニズムを徹底的に解き明かす。

古代文明と気候大変動　人類の運命を変えた二万年史

ブライアン・フェイガン　東郷えりか〔訳〕　46307-0

人類の歴史は、めまぐるしく変動する気候への適応の歴史である。二万年におよぶ世界各地の古代文明はどのように生まれ、どのように滅びたのか。気候学の最新成果を駆使して描く、壮大な文明の興亡史。

歴史を変えた気候大変動

ブライアン・フェイガン　東郷えりか／桃井緑美子〔訳〕 46316-2

歴史を揺り動かした五百年前の気候大変動とは何だったのか？　人口大移動や農業革命、産業革命と深く結びついた「小さな氷河期」を、民衆はどのように生き延びたのか？　気候学と歴史学の双方から迫る！

「困った人たち」とのつきあい方

ロバート・ブラムソン　鈴木重吉／峠敏之〔訳〕 46208-0

あなたの身近に必ずいる「とんでもない人、信じられない人」――彼らに敢然と対処する方法を教えます。「困った人」ブームの元祖本、二十万部の大ベストセラーが、さらに読みやすく文庫になりました。

人生に必要な知恵はすべて幼稚園の砂場で学んだ

ロバート・フルガム　池央耿〔訳〕 46148-9

本当の知恵とは何だろう？　人生を見つめ直し、豊かにする感動のメッセージ！　“フルガム現象”として全米の学校、企業、政界、マスコミで大ブームを起こした珠玉のエッセイ集。大ベストセラー。

精子戦争　性行動の謎を解く

ロビン・ベイカー　秋川百合〔訳〕 46328-5

精子と卵子、受精についての詳細な調査によって得られた著者の革命的な理論は、全世界の生物学者を驚かせた。日常の性行動を解釈し直し、性に対する常識をまったく新しい観点から捉えた衝撃作！

犬の愛に嘘はない　犬たちの豊かな感情世界

ジェフリー・M・マッソン　古草秀子〔訳〕 46319-3

犬は人間の想像以上に高度な感情――喜びや悲しみ、思いやりなどを持っている。それまでの常識を覆し、多くの実話や文献をもとに、犬にも感情があることを解明し、その心の謎に迫った全米大ベストセラー。

ゾウがすすり泣くとき　動物たちの豊かな感情世界

ジェフリー・M・マッソン／S・マッカーシー　小梨直〔訳〕 46331-5

動物にも人間のような感情はあるのか？　ときにゾウは涙し、ゴリラは歌う。長い間、その存在が否定されてきた動物の感情を、多くの実例、エピソードをもとに論証し、欧米で大論争を巻き起こした話題の書。